Inter Professional Health Care
インタープロフェッショナル・ヘルスケア

実践 チーム医療論

実際と教育プログラム

水本清久, 岡本牧人, 石井邦雄, 土本寛二／編著

医歯薬出版株式会社

This book was originally published in Japanese
under the title of :

JISSEN CHIMU IRYOURON
JISSAI TO KYOUIKU PUROGURAMU
(InterProfessional Health Care
 —Practice and Education)

Editors :
MIZUMOTO, Kiyohisa et al.
MIZUMOTO, Kiyohisa
Kitasato University, Emeritus Professor

© 2011 1st ed.

ISHIYAKU PUBLISHERS, INC.
 7-10, Honkomagome 1 chome, Bunkyo-ku,
 Tokyo 113-8612, Japan

はじめに

　近年の生命科学の進展は著しいものがあり，それに伴って医学・医療技術は急速に高度化し，専門化・細分化している．また，社会における人口構造や疾病構造も大きく変化しつつある．そのようななかで，医療に対する社会のニーズは多様で複雑になってきており，単に病気を治すばかりでなく，どのように診断・治療が行われているかというプロセスや，さらには病気治癒後の社会復帰までをも含めて，患者に対する心理的・倫理的・社会的側面も含めた対応が必要になるなど，医療の質が大きく問われている．また，医療安全という観点からも，医療行為に対して複数の目が注がれることによって危機管理が行われる必要がある．このように，患者を中心とした良質で安全な医療を提供するためには，多種類の医療関連専門職の能動的な「協働」による「チーム医療」の実践が不可欠である．

　このように医療の質が問われる現在，積極的な「チーム医療」は必須であるが，現状ではそれを実践するときに，専門性も教育課程も別々である複数の医療専門職同士の連携・協働がうまく機能しない場面が問題となることがある．「チーム医療」の実践は，医療現場に出て直ちにできるようなものではなく，学生時代から専門領域を超えて，同じ場所でともに学びながら，相互の職能を理解し合い，問題解決をはかる訓練をして初めてその能力が培われるものである．「チーム医療」は現代医療の機能形態そのものと言っても過言ではなく，それを担う優れた人材の育成は急務と言える．そのためには，各専門職がその基本的な資質として「チーム医療を前提とした知識・技能・態度」を身につける必要がある．本書はそのような資質を醸成するために必要な内容を盛り込むことを意図した．

　本書の構成は，I．チーム医療概論，II．実践編　チーム医療の実際，III．インタープロフェッショナル教育（IPE），IV．チーム医療の今後の展望の4編からなる．概論では，保健医療福祉システム，各専門職の職能，チーム医療における倫理，コミュニケーション論，医療安全と医療経済の問題等を論じ，実践編では，臨床での疾患別医療チームと課題別医療チームの実際例，チーム医療演習の展開例を各職種・職能を意識しつつ記述した．また，インタープロフェッショナル教育（IPE）においては，教育・演習の内容に関する総論，今後の教育プログラムの開発・実践のヒントとなる日本における3つの大学の先駆的取り組み，さらに国際的なIPEの取り組み状況の紹介を含めた．今後の展望においては，医療の基本としてのチーム医療の概念の歴史と今後のあるべき姿について述べている．

　本書は，医療関連職をめざす学生の基本テキストとして，また医療現場スタッフにとってのチーム医療実践のための参考書として役立てば幸いである．

　最後に，出版にあたり多くの領域の多人数にわたる執筆者の諸調整にご尽力頂いた医歯薬出版の編集担当者に深く感謝致します．

2011年9月　編者を代表して　水本 清久

執筆者一覧

● 編　　集

水本　清久	北里大学名誉教授	
岡本　牧人	北里大学名誉教授	
石井　邦雄	横浜薬科大学　学長補佐（教授）	
	北里大学名誉教授	
土本　寛二	北里大学名誉教授	

● 執　　筆────────（執筆順）

水本　清久	編集に同じ	
中村　賢	北里大学名誉教授	
岡本　牧人	編集に同じ	
黒山　政一	北里大学　薬学部　薬物治療学Ⅱ	
藤田　美江	創価大学　看護学部　地域在宅看護学	
上澤　悦子	京都橘大学　看護学部　母性看護学・助産学	
久木元理恵	元北里大学　看護学部　生涯発達看護学	
多賀　昌樹	和洋女子大学　家政学部　健康栄養学科	
秋山　茂	元北里大学　医療衛生学部　健康科学科　環境衛生学研究室	
伊与　亨	北里大学　医療衛生学部　健康科学科　公衆衛生学研究室	
太田　久吉	北里大学名誉教授	
薮田　十司	北里大学　医療衛生学部　健康科学科　衛生管理学・産業保健学研究室	
大部　誠	北里大学名誉教授	
野城　真理	北里大学名誉教授	
齋藤　京子	元北里大学　医療衛生学部　医療工学科　診療放射線技術科学専攻	
松永　篤彦	北里大学　医療衛生学部　リハビリテーション学科　理学療法学専攻	
淺井　憲義	北里大学名誉教授	
原　由紀	北里大学　医療衛生学部　リハビリテーション学科　言語聴覚療法学専攻	
庄司　信行	北里大学　医学部　眼科学	
高梨　利満	帝京大学　医療技術学部スポーツ医療学科　救急救命士コース	
田ヶ谷浩邦	北里大学　医療衛生学部　健康科学科　精神保健学研究室	
早坂由美子	北里大学病院　トータルサポートセンター	
竹下　啓	東海大学医学部基盤診療学系医療倫理学	
齋藤有紀子	北里大学　医学部　附属医学教育研究開発センター　医学原論研究部門	
有田　悦子	北里大学　薬学部　薬学教育研究センター　医療心理学部門	
渋谷　明隆	北里研究所	
田中　彰子	横浜創英大学　看護学部　看護管理学	
山田　悟	北里大学　北里研究所病院　糖尿病センター	

鈴木 幸男	北里大学　北里研究所病院　呼吸器内科／感染管理室・北里大学薬学部	
草次かおり	北里大学　北里研究所病院　感染管理室	
木村 佳史	東京都済生会中央病院　皮膚科	
大作 昌義	北里大学　北里研究所病院　腫瘍センター	
熊谷 直樹	北里大学　北里研究所病院　肝臓病センター	
芹澤 宏	株式会社日立システムズ　健康推進センタ・元北里大学北里研究所病院在宅医療室	
今井 寛	三重大学　医学部附属病院　救命救急センター	
小池 朋孝	北里大学病院　集中治療センター　RST/RRT 室	
氏原 淳	北里大学　北里研究所病院　薬剤部／臨床研究適正運用管理室	
増田 卓	北里大学名誉教授	
服部 潤	北里大学　医学部　救命救急医学	
福田 倫也	北里大学　医療衛生学部　リハビリテーション学科　作業療法学専攻	
守屋 達美	北里大学　健康管理センター	
人見麻美子	北里大学病院　栄養部	
荻野美恵子	国際医療福祉大学　医学部　医学教育統括センター・市川病院　神経難病センター	
横場 正典	北里大学　医療衛生学部　医療検査学科　臨床生理学	
井村 貴之	北里大学　医学部　整形外科	
吉田 一成	北里大学　医学部　新世紀医療開発センター　先端医療領域開発部門　臓器移植・再生医療学	
石井 邦雄	編集に同じ	
小河原はつ江	群馬パース大学　保健科学部　検査技術学科	
前野 貴美	筑波大学　医学群　医学教育企画評価室	
渡邊 秀臣	高崎健康福祉大学　保健医療学部	
土本 寛二	編集に同じ	

もくじ

I チーム医療概論 —— 001

1. チーム医療とは —— 002
1. 定義, 目的, 効果 —— 002
2. 臨機応変のプロジェクトチーム —— 002
3. 用語について —— 004
4. 背景・経緯 —— 004
5. 「チーム医療」教育 —— 006

2. 保健医療福祉のシステムと職能 —— 008
1) 保健医療福祉のシステム —— 008
1. 保健医療福祉のシステム —— 008
2. 諸外国の医療システム —— 011
3. 今後の問題点 —— 012

2) 各専門職の職能と
医療従事者のとらえるチーム医療 —— 014

医師…014／ 薬剤師…015／ 保健師…016／ 助産師…017／ 看護師…019／ 管理栄養士・栄養士…021／ 食品衛生管理者…023／ 健康食品管理士…024／ 衛生管理者…025／ 作業環境測定士…027／ 臨床検査技師…029／ 臨床工学技士…030／ 診療放射線技師…031／ 理学療法士…032／ 作業療法士…034／ 言語聴覚士…035／ 視能訓練士…036／ 救急救命士…037／ 産業カウンセラー…040／ 臨床心理士…041／ 医療ソーシャルワーカー…041

3. チーム医療の倫理 —— 044
1) 臨床におけるチーム医療の倫理 —— 044
1. 倫理とは —— 044
2. 専門職論と倫理綱領 —— 045
3. 医療現場における倫理的問題への対応 —— 049

2) 研究におけるチーム医療の倫理 —— 055
1. 人を対象にした研究とはなにか —— 055
2. 多職種で倫理原則を共有する —— 055
3. 倫理原則を総合的に解釈する意義 —— 056
4. 研究倫理の歴史 —— 056
5. チームで行う研究の倫理 —— 059
6. むすびにかえて —— 060

4. チーム医療におけるコミュニケーション —— 061
1. はじめに:
   チーム医療はコミュニケーション医療 —— 061
2. 医療従事者間で必要なコミュニケーション —— 061
3. 患者―医療従事者関係の特徴 —— 063
4. チーム医療のなかでの
   医療従事者, 患者, 家族の役割 —— 065
5. 患者―医療従事者間のコミュニケーション —— 066
6. チーム医療における
   問題解決型コミュニケーション —— 068
7. チーム医療における
   コミュニケーションの必要性 —— 070

5. 医療の効率・経済的観点からみたチーム医療 —— 071
1) 医療安全 —— 071
1. 病院における医療安全のシステム —— 071
2. インシデントレポートの課題 —— 073
3. チーム医療で医療の安全は守れるか —— 073
4. ノンテクニカルスキルとチームマネジメント —— 074
5. 医療情報技術(IT)の活用 —— 075

2) 医療経済 —— 077
1. 栄養サポートチーム
   (NST；nutrition support team) —— 077
2. クリニカルパス —— 078
3. がん化学療法 —— 078
4. 診療アシスタント —— 079
5. まとめ —— 079

3) クリニカルパス —— 081
1. クリニカルパスの開発 —— 081
2. クリニカルパスの基本的事項 —— 082
3. クリニカルパスの具体例 —— 084
4. クリニカルパスと診療報酬 —— 084
5. クリニカルパスとチーム医療 —— 085
6. クリニカルパスの効果 —— 087

II 実践編　チーム医療の実際 —— 089

1.チーム医療の実際 —— 090

1) 栄養サポート —— 090
1. 総論 —— 090
2. 医師の役割 —— 091
3. 管理栄養士の役割 —— 092
4. 薬剤師の役割 —— 093
5. 看護師の役割 —— 094
6. 言語聴覚士の役割 —— 095
7. 理学療法士・作業療法士の役割 —— 096
8. 臨床検査技師の役割 —— 097

2) 緩和ケア —— 099
1. 総論 —— 099
2. 目的 —— 101
3. 職種と具体的行動 —— 101
4. チームの効果と評価 —— 106

3) 院内感染対策 —— 108
1. 総論 —— 108
2. 目的 —— 108
3. ICT活動における3つの視点 —— 111
4. 職種と具体的行動 —— 112
5. 感染制御におけるチーム医療の評価 —— 118

4) 褥瘡対策 —— 120
1. 総論 —— 120
2. 目的 —— 120
3. 職種と具体的行動 —— 121
4. チームの効果 —— 122
5. 各専門職の関わり —— 123

5) 化学療法外来 —— 129
1. 総論 —— 129
2. 目的 —— 130
3. 職種と具体的行動 —— 131
4. チーム医療の活性化 —— 135
5. まとめ —— 137

6) 肝臓病センター —— 138
1. 総論 —— 138
2. 医師の役割 —— 139
3. 臨床検査技師の役割 —— 140
4. 診療放射線技師の役割 —— 141
5. 看護師の役割 —— 142
6. 薬剤師の役割 —— 143
7. 管理栄養士の役割 —— 144
8. 医事課の役割 —— 145

7) 糖尿病センター —— 146
1. 総論 —— 146
2. 医師の役割 —— 147
3. 看護師の役割 —— 148
4. 管理栄養士の役割 —— 149
5. 薬剤師の役割 —— 150
6. 健康運動指導士(理学療法士)の役割 —— 151
7. 臨床検査技師の役割 —— 152
8. 事務部門の役割 —— 153

8) 在宅ケア(在宅医療) —— 155
1. 総論―在宅医療とは —— 155
2. 目的 —— 155
3. 職種 —— 157
4. 具体的行動 —— 160
5. 在宅医療によって得られる効果と評価 —— 163

9) 呼吸ケア —— 165
1. 総論 —— 165
2. 目的 —— 166
3. RSTを構成する職種とチームの発展 —— 167

	4	職種と具体的行動 ――― 169
	5	RSTの機能と将来展望 ――― 170

- 10) **治験・臨床研究における多職種連携** ――― 172
  - 1 総論 ――― 172
  - 2 臨床研究コーディネーター（CRC;clinical research coordinator） ――― 174
  - 3 治験・臨床研究における各部門の連携体制の実際 ――― 176
  - 4 チームの効果と評価 ――― 180

2.チーム医療演習の展開例 ――― 181

- 1) 救急医療―心筋梗塞患者の急性期治療と心臓リハビリテーション ――― 181
  - 1 症例 ――― 182
  - 2 関わりあう職種 ――― 185
  - 3 地域との関わり ――― 185
  - 4 チーム医療の目的 ――― 187
  - 5 キーワード ――― 187

- 2) 大災害時の医療現場―大災害時の初期救急医療 ――― 188
  - 1 設定 ――― 188
  - 2 関わりあう職種 ――― 191
  - 3 チーム医療の目的 ――― 191
  - 4 キーワード ――― 193

- 3) 脳血管障害―脳梗塞後遺症としての嚥下障害，言語障害，運動障害など ――― 194
  - 1 症例 ――― 194
  - 2 関わりあう職種 ――― 198
  - 3 地域における関わりあい ――― 198
  - 4 チーム医療の目的 ――― 199
  - 5 キーワード ――― 200

- 4) 糖尿病と合併症―腎症診療におけるチーム医療の重要性 ――― 201
  - 1 腎症診療におけるチーム医療の重要性 ――― 202
  - 2 症例 ――― 202
  - 3 関わりあう職種 ――― 204
  - 4 チームが目指す方向―チーム医療の実際 ――― 205
  - 5 おわりに ――― 207
  - 6 キーワード ――― 208

- 5) 神経難病 ――― 209
  - 1 症例 ――― 209
  - 2 関わりあう職種 ――― 211
  - 3 地域における関わりあい ――― 213
  - 4 チーム医療の目的 ――― 213
  - 5 キーワード ――― 214

- 6) インフルエンザの流行 ――― 215
  - 1 症例 ――― 215
  - 2 関わりあう職種 ――― 217
  - 3 地域との関わり ――― 217
  - 4 チーム医療の目的―入院患者にインフルエンザが発症した場合 ――― 218
  - 5 キーワード ――― 219

- 7) 咽頭がん医療 ――― 220
  - 1 症例 ――― 220
  - 2 関わりあう職種 ――― 222
  - 3 地域における関わりあい ――― 223
  - 4 チーム医療の目的 ――― 224
  - 5 キーワード ――― 224

- 8) 末期がん・骨転移 ――― 225
  - 1 症例 ――― 225
  - 2 関わりあう職種 ――― 226
  - 3 地域との関わり ――― 226
  - 4 チーム医療 ――― 227
  - 5 キーワード ――― 227

- 9) 臓器移植　腎移植 ――― 228
  - 1 症例 ――― 229
  - 2 関わりあう職種 ――― 230

- 3 チームでの関わり —— 231
- 4 キーワード —— 235

Ⅲ インタープロフェッショナル教育（IPE；interprofessional education） —— 237

1. チーム医療教育 —— 238
- 1 チーム医療教育の意義と実施の時期 —— 238
- 2 チーム医療教育の目標 —— 239
- 2 チーム医療教育の内容 —— 240

2. チーム医療実習 —— 242
- 1 概要 —— 242
- 2 実習対象となる医療チーム —— 243
- 3 実習参加者 —— 246
- 4 チーム医療体験実習プログラム —— 246
- 5 チーム医療体験実習の評価 —— 247
- 6 チーム医療実習の今後の課題 —— 249

3. 日本の大学における取り組み例の紹介 —— 250
1）北里大学 —— 250
- はじめに —— 250
- 1 チーム医療教育の取り組みの背景と目標 —— 250
- 2 チーム医療教育の実施内容 —— 252
- 3 チーム医療教育プログラムの取り組み体制 —— 256
- 4 本プログラムに対する評価 —— 257
- 5 将来構想 —— 259
- むすび —— 260

2）群馬大学 —— 261
- 1 群馬大学におけるIPEの沿革およびその運営 —— 261
- 2 IPEの実際 —— 262
- 3 IPEにおける学習成果と評価 —— 265
- 4 今後の課題と展望 —— 268

3）筑波大学 —— 269
- 1 背景 —— 269
- 2 ケア・コロキウム（チームワーク演習） —— 269
- 3 プログラムの実施体制 —— 274
- 4 今後の展望 —— 275

4. チーム医療教育における国際的な状況 —— 276
- 1 はじめに —— 276
- 2 Community Health Worker活用におけるIPEの必要性 —— 277
- 3 21世紀の医療・保健人教育におけるIPEの位置づけ —— 277
- 4 国際的IPE教育の取り組み —— 278
- 5 今後の課題 —— 279

Ⅳ チーム医療の今後の展望 —— 281

1. 今後の展望
インタープロフェッショナル・ヘルスケア
—チーム医療の実際と教育プログラム —— 282
- はじめに —— 282
- 1 チーム医療の基本 —— 284
- 2 病院（医療現場）におけるチーム医療の実践 —— 286
- 3 展望 —— 287

I　チーム医療概論

チーム医療とは

1 定義，目的，効果

「チーム医療」とは，「医療に従事する多種多様な専門職が，それぞれの高い専門性を前提に，目的・到達目標・手段に関する情報を共有し，業務を分担しつつも互いに連携・補完し合い，患者の状況に的確に対応した医療を提供すること」[1]と定義できる[*1]．近年，国でも「チーム医療」の推進を図っており，2008年に厚生労働省から出された「安心と希望の医療確保ビジョン」[2]のなかでは「患者・家族にとって最適の医療を効率的に提供するためには職種間協働にもとづく『チーム医療』の推進が必要である」と述べられている．また最近，チーム医療に対する診療報酬点数の見直しも行われている（2010年）．

「チーム医療」を行う第一の目的は，「医療の質の向上」である．ここで言う医療の質には，医療行為としての質（行為の内容，適合性，技術的質，学問的質），主観的な質（患者満足度や医療従事者の満足度），および安全性の担保・安心感としての質などが含まれる．チームは共通の目的・到達目標・手段に合意し，その達成のために責任を分担する相互補完的な技能をもつプロフェッショナルにより構成される．「チーム医療」では，その構成メンバー1人ひとりが高い専門性を発揮しながら，これをチームのなかで再統合するという行為によって，いかにすれば患者により良質の医療を提供することができるかという意志決定に結びつける．これにより，次のような具体的効果が期待される：①疾病の早期発見・回復促進・重症化防止などのケアの質の向上，②早期の家庭復帰・社会復帰への支援，在宅医療・介護による患者のQOLの向上，③医療の効率の向上と最適化，④医療における安全性の向上，すなわち医療過誤・副作用の抑制・予防，⑤医療における患者の主体性の確保（患者中心の医療），すなわち患者も「チームの一員」として医療に参画し，意志決定に関与，⑥以上のことはいずれも，「医療費の削減」に，そして結果的には⑦「患者（家族）および医療者双方の信頼関係や満足度の向上」に結びつく．

2 臨機応変のプロジェクトチーム

医療サービスに対する社会のニーズが次々と複雑化・拡大してくると，それに対応して

多くの医療関連専門職（それらの多くは国家資格を有する）が生み出されてきた．病院職員の例を考えただけでも，医師，看護師，保健師，助産師，薬剤師，臨床検査技師，診療放射線技師，理学療法士，作業療法士，視能訓練士，言語聴覚士，臨床工学技士，管理栄養士，栄養士，義肢装具士，社会福祉士（あるいは医療ソーシャルワーカー），臨床心理士，放射線取扱主任者，診療録管理士，介護福祉士，衛生管理者，医療クラークをはじめとする多種類の事務職員など，その他を合わせると合計30以上に上る．

一方で，多数の専門職集団による縦割り組織が大きくなってくると，次第に各専門領域の視点を主張・強調したサービスの提供を行おうとする傾向すなわち「分化」が強くなり，共通の目標や価値観をもって横断的に連携するための意思疎通が希薄になるという結果を生みやすい．むろん，医療の実施単位としては，縦割りの組織のみでは実践は困難であり，多職種間の連携と協働が不可欠になってくる．近年，医療の現場では「チーム医療」という言葉がしきりに使われ始め，多職種による連携や協働があるべき医療のスタイルというイメージさえ定着してきた．しかし，その概念はいまだに定まっているとは言い難いし，形の上では整っていても真の実践は困難を伴うことも多い．細田[3]は，『「チーム医療」には，医療の「専門化」や「合理化」を推し進め，また同時に「専門化」や「合理化」でマイナスとなった部分を補うことを可能にするものとして期待が込められてきた．つまり，「チーム医療」は近代医療を補完するもの，さらに言えば，近代医療そのものと把握されてきたと言ってもよいだろう』と述べている．

この問題は，「チーム医療」を「問題解決型のプロジェクト」と捉える[4]と理解しやすくなる．プロジェクトというのは，同じ目標を共有したメンバーが協力して，特定の使命を達成することである．例えば，建設プロジェクトなどで実行主体となるプロジェクトチームは，設計や施工など複数の専門職から構成され，それぞれの立場から能動的に関わるのが常である．そして，このチームはけっして固定されたものではなく，多様なニーズの状況とフェーズに応じて異なる構成のチームが形成される．医療の場合も同様であり，患者ごとに異なる疾病の治療または予防という目標を共有し，職種ごとに異なる機能を属性としてもつ人材が，離合集散しながら医療チームを形成しているのである．このことは，300床の病院では300の異なったプロジェクトが同時進行しており，理想的には患者ごとに最適化されたプロジェクトチームが形成されるべきであることを意味している．つまり，単に医師の指示を受動的に分担し請け負うのではなく，自らの責任にもとづき，能動的に関わることが求められているのである．

なお，「チーム医療」におけるプロジェクトマネジメントを考えた場合，前述の「医療の質」に加えて，「コスト」（治療費）と「時間」（入院期間や治癒までの時間）の管理[4]という側面も加わってくることから，その概念は今後変化し拡大してくるものと思われる．

3 用語について

「チーム医療」とほぼ同義に用いられる言葉として「IPW；interprofessional work」[5]が,そしてその日本語訳として「多職種連携」,「多職種協働」,「専門職連携」,「専門職協働」,「職種間協働」などがある.「医療」という言葉には,狭義の「診療：診察と治療（medical care）」と広義の「健康全般に関するケア（health care）」の両面がある[6].「医療」を狭義の意味に捉えた場合,保健・医療・福祉に関連する行為全体を対象とすることを強調してIPWが好んで用いられることがある.ただ,一般には「医療」を診療も含めた広義の意味に解釈して「チーム医療」と呼ぶことが多く,教育機関では「IPW」も同様に用いられることが多い.また,「チームケア」という表現が使われることもある[7].本書では,「医療」を診療も含めた広義のhealth careと捉えて「チーム医療」の表現を用いることとする.

当然,昔から医療はチームで行われてきた.しかし多くの場合,極端な言い方をすれば,それは医療の一部を担う専門職が集合したものにすぎず,ただ単に互いの技術を持ち寄るのみの,いわば「医療チーム（集合体）」であり,そこでは受動的な「医療の分配」が行われていたにすぎない.この場合に使われる「チーム」という言葉は組織論的なチームではなく,単なる集合体を意味するものである.これに対して,われわれが実践しようとしている「チーム医療」は,「みんなで創る医療,連携して創る医療」であり,そこではより能動的な「チームワークによる医療の協働的創造」が行われ,チームメンバーの力が相加的ではなく相乗的に発揮されるものである.

4 背景・経緯

近年の生命科学の進展は著しいものがあり,それに伴って医学・医療技術は急速に「高度化」し,「専門化・細分化」している.また,社会における「人口構造」や「疾病構造」も大きく変化しつつある.そのようななかで,医療に対する社会のニーズは「多様で複雑」になってきており,「単に病気を治すばかりでなく,どのように診断・治療が行われているかというプロセスや,患者に対する心理的・倫理的・社会的側面も含めた対応が必要」になるなど,医療の質が大きく問われている.また,「医療安全」という観点からも,医療行為に対して複数の医療人の目が注がれることによって危機管理が行われる必要がある.

このように,「患者を中心」とした高度で安全な医療を提供するためには,多種類の医療関連専門職の能動的な「協働」による「チーム医療」の実践が不可欠である.

①**医療技術の進歩**：近年の医療技術の進歩には著しいものがある.例えば,薬の概念ひとつとってみても,旧来からの「薬としての低分子有機化合物」から,「薬としての蛋白質」

（特に抗体医薬をはじめとする蛋白質医薬），「薬としての遺伝子」（遺伝子治療など），および「薬としての細胞」（再生医療・細胞治療）へと次々に変遷し，その範囲も広がってきている．また，ヒトゲノムが解読され，ゲノム情報にもとづく診断・治療・予防に大きな革新がもたらされつつある．特に人の遺伝子多型情報（一塩基多型：SNPsなど）にもとづくテーラーメイド（オーダーメイド）医療が急速に進展し始めている．これらの進歩を理解し，的確に対応していくことは，とても単一の職種では無理であり，多くの職種の知識・知恵・技能の結集が必要である．

②**人口構造・疾病構造の変化**：人口の高齢化は世界的な傾向であるが，日本の少子高齢化の進行は驚くほどであり，現在世界で最も早い速度で進んでいる．すなわち，1970（昭和45）年に「高齢化社会」（65歳以上の人口が総人口に占める割合，すなわち高齢化率が7～14%）に，1994（平成6）年に「高齢社会」（同14～21%）になり，2007（平成19）年には「超高齢社会」（同21%以上）となった．そしてその高齢化率も，近い将来いまだどの国も経験したことのない値にまで達するという予測すらなされている．これは，特に医療・介護費用といった社会保障制度上重大な問題を提起している．2008（平成20）年の社会保障国民会議最終報告書の「医療・介護費用のシミュレーション」[8]にもあるように，「急性期医療の充実・効率化とともに，平均在院日数の短縮を図り，病院病床の高齢化需要増に対応した機能分化，在宅医療・在宅介護における訪問診療の充実，居住系サービスの充実における人的資源の確保」がうたわれている．高齢化，生活習慣病などの慢性疾患の急激な増加を背景に，医療には複雑で多様な問題を抱える患者に対する継続的な（切れ目のない）ケアを提供することが強く求められており，こうしたニーズへの対応は，当然，限られた医療職のみでは不可能である．

③**患者の権利・社会ニーズ**：近年，医療に対する社会のニーズがより広範囲かつ包括的になり，全人的なケアが求められるようになっている．すなわち，これまで以上に医療のプロセスが問われたり，また患者の心理的，倫理的な面にも配慮した対応が必要になってきている．さらに，最善の医療を受ける権利が患者にあるという「患者の権利」の主張も明確になりつつある（参照：患者の権利に関する世界医師会リスボン宣言，1995年改訂）．すなわち，1）自由な意志にもとづいて最前の医療を受ける権利，2）自己の健康状態について必要な情報を得る権利，3）医療を受ける際の選択・拒否の権利，4）プライバシーの保護を受ける権利，5）医学研究・医学教育の被験者・教材となることを拒否する権利，6）他の施設の医療者の意見を求める権利，などがあげられる．これら多様なニーズに対応したり，患者からインフォームドコンセントを取得したりする場合には，コメディカルスタッフを含めたさまざまな医療人の知識・意見を結集する必要がある．

④**医療安全**：医療事故，医療過誤，薬物の副作用などの抑制・予防などの医療安全への

配慮は，良質で安全な医療を提供するという点で極めて重要である．特に副作用（薬物有害反応）発現によって生じる，想定外の医療費の増額は膨大であるとされる．この場合，例えばクリニカルパスの利用も効果を発揮する．チーム内で，治療スケジュールの確認（薬剤の種類・投与量・投与法など）が複数の職種による目視やカンファレンスで行われるので，副作用の抑制・予防を図ることができる．この場合，チーム構成員間のコミュニケーションが最も重要となる．また，病院などの医療施設では医療事故・医療過誤に対するリスクマネージメントの一環として，複数の職種から構成される施設内委員会などを立ち上げて対応しているところも多い．

5 「チーム医療」教育

　チーム医療の実践は，医療現場に出て直ちにできるようなものではなく，学生時代から専門領域を超えて，同じ場所でともに学びながら，相互の職能を理解し合い，問題解決を図る訓練をして初めてその能力が培われるものである．これが「チーム医療教育」あるいは「IPE；interprofessional education[*2]」・「専門職連携教育」といわれるものである．従来の専門職教育では，専門ごとの縦割り教育が主体であり，チーム医療や各医療職の役割・職能などに関する内容は「講義」としては取り扱われていたが，異なる分野の学生同士が一堂に会して学ぶ教育方法はほとんど取り入れられていなかった．どの専門分野においても，それぞれの学問領域は次々と高度化・細分化しているため，学ぶべき専門科目カリキュラムは年々過密さを増し，ともすれば専門教育に偏重せざるを得ない状況が現実であるかもしれない．しかし，上述のように，患者を中心とした良質の医療を提供するためには「チーム医療」が不可欠であり，それを担う優れた人材の育成が急務となっている．そのためには，各専門職が，その基本的な資質として「チーム医療を前提とした知識・技能・態度」を身につける必要がある．チーム医療教育と専門教育はけっして"mutually exclusive"（相互排他的）ではなく，むしろ"mutually dependent"（相互依存的）である．各専門職者が専門の学問分野を全うし，自身のアイデンティティをもたないかぎり，連携・協働は上辺だけの浅薄なものになってしまうからである．そのようなわけで現代は，まさに「医療教育のパラダイムシフト」の時期を迎えているといえる．

　医療現場においても，「チーム医療」実践のための教育体制の構築が必要である．病院組織は強い機能型組織の1つで，職員のほとんどが国家資格をもつスペシャリストの集団であり，厳密な役割分担がある．そのため，部門をまたぐ人事的配置転換はほとんど行われないし，他部門の業務内容に対する理解・興味は一般に希薄で，各部門の独立・自主性が強い，というのがこれまでの傾向であった．すなわち，「医療チーム」は存在するが，

「チーム医療」は必ずしも十分に機能してない，というのが実情ではないだろうか．しかし，今，われわれ医療人は「チーム医療」を通して「医療のパラダイムシフト」に直面しており，従って病院内でもチーム医療実践のための「教育」を充実させることが急がれる．

[水本 清久]

[注]
*1 文献1）より改変．
*2 IPE（interprofessional education）：英国では国の施策として専門職連携教育センター（Centre for the Advancement of Interprofessional Education：CAIPE）が設立され（1987年），国内外でIPEを精力的に推進している．わが国の「チーム医療」教育やIPEでも，その理念や方法が取り入れられている．

[文献]
1) 厚生労働省「チーム医療の推進について」（チーム医療の推進に関する検討会報告書．2010.3.19）ならびに「医療スタッフの協力・連携によるチーム医療の推進について」（厚生労働省医政局長通知，医政発0430第1号．2010.4.30）
   http://www.mhlw.go.jp/shingi/2010/03/dl/s0319-9a.pdf
   http://www.mhlw.go.jp/shingi/2010/05/dl/s0512-6h.pdf
2) 厚生労働省「安心と希望の医療確保ビジョン」2008.6
   http://www.mhlw.go.jp/shingi/2008/06/dl/s0618-8a.pdf
3) 細田満和子：「チーム医療」の理念と現実．日本看護協会出版会，2003．
4) 村田晃一郎，吉田秀美，山崎博志：診療におけるプロジェクトマネジメントサイクル．プロジェクトマネジメント学会誌，7：30-33，2005．
5) 埼玉県立大学編：IPWを学ぶ －利用者中心の保健医療福祉連携．中央法規出版，2009．
6) 蒲生智也：「医療の質」と「チーム医療」の関係性の一考察．立命館経営学，47：163-183，2008
7) 鷹野和美：チームケア論 －医療と福祉の統合サービスを目指して．ぱる出版，2008．
8) 社会保障国民会議「社会保障国民会議最終報告」2008.11.4
   ttp://www.kantei.go.jp/jp/singi/syakaihosyoukokuminkaigi/saishu/siryou_1.pdf

保健医療福祉のシステムと職能

2-1 保健医療福祉のシステム

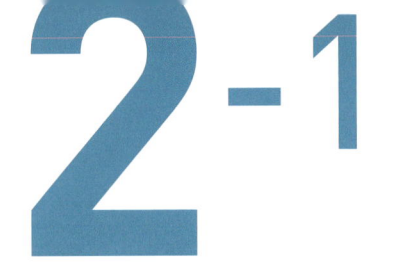

　チーム医療には，個別の医療機関ごとに医療スタッフが協力しあって患者に対し医療サービスを提供する「院内管理」と，個別の医療機関がすべての医療ニーズに対応するのではなく，地域の医療資源と連携して患者に対し医療サービスを提供する「院外管理」がある．本項では後者の「院外管理」システムを中心に述べる．

1 保健医療福祉のシステム

　日本国憲法第 25 条第 1 項は「すべて国民は，健康で文化的な最低限度の生活を営む権利を有する」と国民に生存権を付与し，それを承け第 2 項では「国は，すべての生活部面について，社会福祉，社会保障及び公衆衛生の向上及び増進に努めなければならない」と国に行政的対応を求めている．この憲法第 25 条の規定にもとづいて，わが国の保健医療福祉システムは構築されている．

❶保健システム

　「保健」は憲法第 25 条の公衆衛生に相当し，行政機関としては保健所が疾病の予防，健康増進，環境衛生など疾病の発生を未然に防止することを目的とし，地域住民の生活と健康に極めて重要な役割をもっている．

　1994 年に制定された地域保健法では都道府県と市町村の役割を見直し，都道府県が設置する保健所は地域保健の広域的・専門的・技術的拠点として機能を強化した．それに対し市町村が設置する市町村保健センターが，健康相談，保健指導および健康診査その他地域保健に関し，地域住民に身近な対人保健サービスを総合的に行う拠点として整備された．

　このように保健所は市町村保健センターとともに，地域保健活動の中心的役割を果たしており，このような行政サービスについて国民は，原則無料か一部負担でサービスの提供を受けることが可能である．

　2010 年 4 月現在，保健所は全国に 494 カ所，2008 年 10 月現在，市町村保健センターは 2,726 カ所設置されており，両者の常勤職員の設置状況をみると，合計 54,002 人である．その内訳をみると，①保健師 24,262 人，②その他（医療監視員・食品衛生監視員・環境衛生監視員など）15,227 人，③薬剤師 3,006 人，④獣医師 2,408 人，⑤医師 1,097 人，

⑥看護師1,049人,⑦臨床検査技師882人,⑧診療放射線技師694人などである.

都道府県保健所保健師と市町村保健センター保健師の業務の相違をみると,保健所保健師は直接的なサービス提供である保健福祉事業の割合は32.2%であるのに対し,市町村保健センター保健師は55.0%で,保健所保健師は企画調整に関する活動が主たる業務となっている[1].

❷医療システム

「医療」は憲法第25条の社会保障のうちの1つに相当し,集団健診など疾病の早期発見と治療を目的とする.医療を提供するのは医療機関であり,医療機関は医療法により病床数19床以下の診療所と20床以上の病院に分類されている.病院はその機能により地域医療支援病院と特定機能病院に分けられる.「地域医療支援病院」は病床数200床以上で,紹介患者への医療の提供を目的とした機関である.「特定機能病院」は病床数400床以上で高度の医療の提供を目的とした機関であり,現在80の医科大学病院・国立がんセンター・国立循環器病センター・大阪府立成人病センターの83施設が指定されている.

(1) 医療計画

医療の特性の1つとして,医療サービスを提供する医師と,受ける患者が直接出会う必要がある.すなわち,医師および医療機関がある地域に偏在することや地域の人口構成に対応した医療サービスが提供されないと,国民は平等に医療サービスを受けることができなくなる.国は医療提供体制を確立するため,「医療法」にもとづき各都道府県知事に医療計画を策定する義務を課している.

ⅰ) 医療連携体制に関する事項

わが国では患者が受診する医療機関を自由に選択できるが,資源を有効に利用するためには診療所-小規模病院-地域医療支援病院-特定機能病院という患者の流れを作る必要がある.そのためには医療機関の連携が図られなければならない.

ⅱ) 2次医療圏の設定に関する事項

都道府県ごとに主として病院の「療養病床」と「一般病床」の整備を図るべき地域的単位を,2次医療圏として設定している.2008年4月現在,全国に348存在する2次医療圏ごとに適正な療養病床数および一般病床数を設定して,医療機関の地域偏在をコントロールしている.

ⅲ) 3次医療圏の設定に関する事項

病院の「特殊病床」「精神病床」「感染症病床」「結核病床」の整備を図る単位として3次医療圏を設定している.3次医療圏は各都府県を単位として46の圏域が設定され,北海道は地域が広大なため6つの圏域が設定されている.したがって3次医療圏は2008年4月現在,全国に52圏域が設定されている.

ⅳ）基準病床に関する事項

　各都道府県知事は2次医療圏ごとの人口などを考慮して病院の「療養病床」と「一般病床」の適正病床数を算定し，病床過剰地域においては病床の新設および増設を認可しない．

　同様に3次医療圏についても都道府県知事は，圏域ごとの人口などを考慮して病院の「特殊病床」「精神病床」「感染症病床」「結核病床」の適正病床数を算定し，病床過剰地域において病床の新設および増設を認可しない．

　このように地域ごとに病院病床数をコントロールすることにより，病院病床の地域偏在を防止するとともに，病診連携，病病連携の推進を図っている．

(2) 医療保険制度

　医療のもう1つの特性として，医療の不確実性がある．人がいつ発病し，いつ治癒するかは不確実である．それに伴う費用がいくら必要になるかも不確実である．このような不確実な保健事故（疾病）の発生を予測して，各個人が所得に応じて納付した一定額の保険料をプールし，集団的に危険負担を行うシステム，すなわち国民が経済面から平等に医療を受けられるシステムが医療保険制度である．

　したがって，医療保険は一定の資格要件を満たす者は法律により強制加入する国民皆保険であり，疾病罹患リスクの低い者や高額所得者がこの制度から漏れることを防止している．

　医療保険を大別すると，中小企業に勤務する人とその家族が加入する「協会けんぽ」，大企業に勤務する人とその家族が加入する「組合健康保険」，一定規模以上の船舶に乗船する船員とその家族が加入する「船員保険」，国家公務員とその家族が加入する「国家公務員共済組合」，地方公務員とその家族が加入する「地方公務員等共済組合」，私立学校の教職員とその家族が加入する「私立学校教職員共済事業団」，その他自営業者や年金生活者等とその家族が加入する「国民健康保険」に分けられる．

　この医療保険制度は原則加入者（被保険者）と雇用者（保険者）が納付した保険料で運営されているが，総額の約1/3は国庫が負担し，医療サービスを受けた者は受益者負担として医療費の3割を窓口で自己負担している．

❸ 福祉システム

　普通一般の社会生活をするうえでハンディキャップがあるなど，社会的弱者である国民（障害者・老人・児童・母子）に対して，国・地方公共団体などが援助するのが社会福祉システムである．しかし社会福祉サービスについては，行政が受け手のサービス内容を決定する「措置制度」から，障害のある者が自らサービスの内容を決定し，事業者と対等な立場としての，契約によりサービスを利用する「支援費制度」への転換が図られた．

(1) 障害者福祉

　2005年に成立した「障害者自立支援法」により提供されるサービスは，①日中活動系サー

ビス，②訪問系サービス，③居住系サービス，④短期入所（ショートステイ），⑤自立支援医療費で，サービス受給者は原則1割の自己負担が求められる．

(2) 高齢者福祉

ⅰ）介護保険制度

社会保険として40歳以上の者が加入し，65歳以上の第1号被保険者と40歳以上65歳未満の第2号被保険者に分けられる．介護保険加入者が介護保険サービスを利用するためには，市町村に設置されている介護認定審査会において要介護認定を受けなければならない．要介護度により，居宅サービスまたは施設サービスが選択できるが，費用の1割を自己負担しなければならない．

ⅱ）後期高齢者医療制度

2008年から75歳以上の者は，1割の患者負担とともに被扶養者であっても保険料の負担を求められることになった．しかし高齢者の医療費抑制を目的としたこの制度は国民の評判が悪く，政府は現在改革案を検討中である．

(3) 公的扶助など

経済的弱者に対し生活保護制度においては，要保護者の生活需要に応じて，生活，教育，住宅，医療，介護，出産，生業，葬祭の扶助が行われる．社会保険である医療保険や介護保険に加入できない者が医療サービスや介護サービスを受けた場合，全額公費で負担する．また医療保険の適用外である出産サービスについても，全額公費で負担する．

2 諸外国の医療システム

❶英国の医療システム

英国では1948年から国民保健サービス（NHS；The National Health Service）という医療保障システムが構築され，すべての国民は予防から治療，リハビリテーションまでの包括医療サービスが公費により無料で提供されている．したがって，英国では日本のような公的医療保険は存在しない．

すべて国民は自分の家庭医（診療所）をあらかじめ登録しており，救急医療以外は，まず家庭医を受診する．しかし予約制のため，日本のように当日受診できるとは限らない（家庭医1人当たりの平均登録人口は1,613人）．

国民が病院や専門医のサービスを受診する場合は，登録している家庭医の紹介を通して病院をベースとする専門医の医療サービスを受ける．原則として病院や専門医のサービスは無料である．しかし，これらのサービスを受診する場合も，待機時間が長いことが多い．

個室・小部屋を備えている病院では，利用者から差額を徴収して入院させることができ

るし，私費ベッドを用意している病院では，入院希望者から入院費と診療費の全額を徴収して入院させることができる．したがって人口の約11％は民間の医療保険に加入しているが，この保険の加入者も含み，ほとんどの国民が国民保健サービスを利用している．

母子保健サービス，在宅看護サービス，救急医療などの地域保健サービスは，無料で国民に提供されている．

しかし，①長期化した低医療費政策，②国民保健サービスの組織が巨大化・官僚化，③繰り返される制度改革による混乱，④医療従事者・職員の士気低下などの問題が起こり，国民保健サービスは疲弊してきているのが現状である[2]．

❷ 米国の医療システム

米国医療保険の最大の特徴は，国民全体を対象とする公的医療保険がないことである．その理由として，①政府や公権力の介入を嫌う米国の一般的な風潮，②企業の成長が国民を豊かにするという企業神話の存在，③「成功と出世物語」が好きな国民性：社会福祉や弱者救済は慈悲，④米国医師会の強い反対，があげられる．

しかし1965年以来，65歳以上の老人と一定以上の障害者を対象とした連邦プログラムである「メディケア（Medicare）」と，貧困者を対象とした医療扶助である「メディケイド（Medicaid）」は存在している．

それ以外の国民は，民間の営利または非営利の保険会社が提供する医療保障プランに加入する．その多くは，勤務先の会社が契約している保険会社に加入することになる．自営業や勤務先が保険会社と契約していない場合は，個人で保険会社に加入することになる．したがって，景気の悪化などにより企業を解雇された従業員は，生活費とともに医療保険も失うことになる．その結果，米国では国民の6人に1人に相当する約4,600万人が無保険者となり，社会問題となった[3]．

2010年3月23日，国会で医療保険制度改革法案が成立し，米国における国民皆保険制度への歴史的第一歩が始まった．今回の改革で，今後10年間に約84兆円の財源が必要だが，高所得者に対する増税などを盛り込んでいる．そのため，国民の半数以上が今も改革に反対している．

3 今後の問題点

日本では戦後，すべての国民が平等に医療を受けられるようにという観点から，医療提供体制の整備と国民皆保険制度が推進されてきた．これまで日本の社会保障を支えてきたのは，高度経済成長とピラミッド型の人口構成である．しかし，今後の医療制度を考える場合は以下の事項に留意しなければならない．

①経済については1960年代,1970年代初めにかけての高度成長期から,現在はリーマンショック,ギリシャを発端とする欧州の債務危機や東日本大震災により先行き不透明である.

②雇用についても,民間企業の業績回復に向けた雇用政策変更により,正規社員が減少している.それに代わり派遣・請負労働者などの非正規社員が増加し,雇用形態は不安定化してきた.

③戦後急速に増加した人口は2008年の1億2,808万人をピークに減少に向かい,2055年には8,993万人まで減少すると推計されている.

④人口の年齢構成は今後ますます高齢化し,2005年に総人口の20.2%であった老年人口(65歳以上人口)割合は2055年には倍の40.5%になると予測されている[4].

民主党政権下の医療保険制度改革は,職域,地域,年齢で分立している制度を地域ごとの保険に再編成する「地域医療保険構想」であるが,年金をどうするかなど解決すべき多くの課題が残されている.

[中村　賢]

[文献]
1) (財)厚生統計協会編:国民衛生の動向 2010/2011. pp.18-23, 厚生統計協会, 2010.
2) (財)厚生統計協会編:保険と年金の動向 2009/2010. pp.254-258, 厚生統計協会, 2009.
3) 前掲書2), pp.254-258.
4) 前掲書1), pp.37-39.

保健医療福祉のシステムと職能

2-2 各専門職の職能と医療従事者のとらえるチーム医療

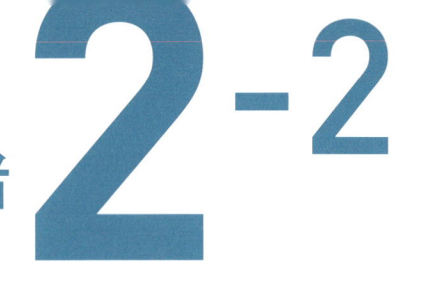

医師

❶職能と権限

　医師法第17条には「医師でなければ，医業をなしてはならない」とある．権限には義務も伴っており，医師法第19条には応召の義務（「診療に従事する医師は，診察治療の求があった場合には，正当な事由がなければ，これを拒んではならない」）がある．医師は基本的には，医療のすべてを行わなければならないし，そのために生涯にわたり知識の獲得と技能の向上に努めなければならない．また，医師法第7条2では人格者たることも求められている（「＜前略＞医師としての品位を損するような行為のあったときは，厚生労働大臣は，＜中略＞処分をすることができる」）．

❷教育内容と教育年数

　医学部医学科の就学年数は6年間である．一般教養科目，基礎医学，臨床医学，社会医学など所定の単位を修得する．後半には臨床実習が行われる．現在は，臨床実習開始前に共用試験が行われる．共用試験とは，実際の患者に接する（診察や採血などの医行為も含まれる）に際し，学生が一定のレベルにあることを評価するために社団法人医療系大学間共用試験実施評価機構が行うもので，知識を問うCBT；computer based testと態度および技能を問うOSCE；objective structured clinical examinationの2つの試験が行われる．6年終了時（卒業認定後）には厚生労働省による医師国家試験が行われ，合格者に医師免許が与えられる．その後，所定の研修施設で2年間の初期研修を行わなければ保険医の資格が得られず，臨床医として実質医療は行えない．つまり，医師になるための教育年数は実質8年間といえる．

❸チームのなかでの役割

　医師法第17条にあるように，基本的には医療行為は医師でなければできない．しかし，現在の医療において，医療のすべての課程を医師が担うことは現実的に難しい．そこで，医師が行うべきものの一部については，種々の医療職に分担してもらえるようになってきた．医師は，このように，本来自分がやるべきことを分担してもらっていることを忘れず，任せきりにしないで，内容・過程・結果を十分理解・把握し，医療がスムーズに遂行され

るよう統率していかねばならない．医師は医療における最終責任者であるが，一方で，独善的，自己中心的とならず，各医療者の声に耳を傾ける姿勢を忘れてはならない．

　チーム医療は単に医療を分担することではない．各医療者が専門性を生かして最高の医療を提供するのはもちろん，その遂行において，チームとしての戦略的な組み立てがなければならない．医師は患者を中心とした医療者の輪の一員であると同時にその核となるべき存在である．

　医業には法律上の問題があって，医師法第20条には「医師は，自ら診察しないで治療を〈中略〉してはならない」とあり，個々の医療行為を他職種が分担するには制約がある．医療行為の分担の問題や未認可の医療職の問題は，今後徐々に解決されていくと思われるが，そのために，医療者には，自己の専門性を高め，医師と同様，倫理感や高邁な人格や責任感など，自己規範を保って医療に参加する姿勢が求められる．

［岡本　牧人］

薬剤師

❶職能と権限

　薬剤師は，「調剤，医薬品の供給その他薬事衛生をつかさどることによって，公衆衛生の向上及び増進に寄与し，もって国民の健康な生活を確保する」ことを任務とする職種である（薬剤師法第1条）．これら任務（業務）のうち，調剤が薬剤師の専属的（独占的）業務である．

　現在，病院に勤務する薬剤師は，①調剤（処方内容の確認と薬剤の調製）以外にも，②医薬品の購入・在庫・供給と品質管理（薬品管理），③市販されていない薬剤の調製（製剤），④医薬品情報の収集・評価・加工・提供（医薬品情報業務，DI；drug information），⑤注射剤の無菌調製・患者別供給（注射剤調剤），⑥抗がん剤に関する患者への指導・レジメン管理，⑦入院患者への総合的な薬学的管理（服薬指導を含む，薬剤管理指導業務），⑧薬物の血中濃度測定・解析・投与設計（薬物治療モニタリング，TDM；therapeutic drug monitoring），⑨医薬品関連事故防止のためのリスクマネジメントなど幅広い業務に携わっている．

❷教育内容と教育年数

　従来までの薬学教育は，知識教育に偏った教育内容で，臨床教育の不足，詰め込み教育などの問題点が指摘されていた．そのため，医療に貢献できる高い資質を有する薬剤師の育成を目的に，2006年から薬学教育が4年制から6年制に移行した．そして，「ヒト（患

者）」を対象とした薬物治療に直結する教育内容へ変わり，従来までの知識教育に加え，技能教育，態度教育が充実し，「統合的カリキュラム」が実施されるようになった．これに伴い，従来，2〜4週間程度であった実務実習も大幅に延長され，病院実習，薬局実習がそれぞれ11週間ずつ実施されるようになった．

❸チームのなかでの役割

チーム医療において果たすべき薬剤師の役割は，医薬品の適正な供給（含む，調剤）・管理と医薬品情報の提供を通して，医薬品の適正使用を推進させ，薬物治療の適正化に貢献することにある．そして，他の医療従事者と情報の共有を図り，さまざまな観点から互いの専門性を発揮させ，有効性・安全性の高い医療を実施することである．

病院に勤務する薬剤師はチーム医療の一員として，病棟などにおいて回診・カンファレンスなどに参加し，患者の病状や診断・治療方針の把握に努めるとともに治療の現場において適切な医薬品情報の提供などを行っている．そして，TDMなどを実施することにより医師の行う処方設計にも関与している．また，病棟などにおいて医薬品を使用している患者に直接面談し，服薬指導を実施するとともに服薬状況や治療効果・副作用などの情報を収集している．これらの情報を他の医療従事者（医師，看護師など）に提供し，情報の共有化を図り，処方の適正化に努めている．さらに，薬剤師は，①感染制御チーム（ICT；infection control team），②栄養管理チーム（NST；nutrition support team）などの重要な一員としても活躍している．このように，薬剤師はチーム医療の一員として薬物治療において大きな役割を果たしている．

［黒山 政一］

保健師

❶職能と権限

保健師は，保健師助産師看護師法で「厚生労働大臣の免許を受けて，保健師の名称を用いて保健指導に従事することを業とする者」と定められている．これは名称独占であり，業務独占資格ではない．働く場は行政，産業，学校，医療機関など多岐にわたるが，最も多いのは都道府県・市町村などの保健所・保健センターなどに従事する行政保健師である．具体的な活動として，健診・検診，健康教育，保健指導・健康相談，家庭訪問などがあげられる．対象は，乳幼児から高齢者まですべてのライフステージにわたり，母子，生活習慣病，高齢者，感染症，精神，難病まですべての健康問題に対応する職種である．

❷教育内容と教育年数

保健師教育は，看護師の基礎教育修了者が専門教育を受ける「保健師学校」（1年）と「保

健師・看護師統合カリキュラム」において4年間で看護師と保健師の受験資格を同時に得るものがあり，現在では大学における教育が多くを占めている．大学における教育は，現在学部選択制，専攻科，大学院など，各校の教育理念に基づき展開されている．教育内容は，指定規則の改正があり，平成23年4月より公衆衛生看護学，疫学，保健統計学，保健医療福祉行政論，臨地実習（公衆衛生看護学実習）を修得しなければならないと規定された．

❸ チームのなかでの役割

チーム医療のなかでの保健師の役割として，1) 早期発見から医療につなげる役割，2) 保健指導，3) 退院支援，4) 在宅ケアにおけるマネジメントがあげられる．

1) 健診・検診で異常の早期発見ができた場合でも，「仕事が忙しい」「自覚症状がないから大丈夫」との理由で受診を遅らせたり，受診後に治療を自己中断してしまう者もいる．保健師は，健康状態や治療の必要性を根気強く説明し，医療ルートにのせる役割を担うことができる．

2) 生活習慣病対策では，治療と併せて食事や運動など生活の指導が重要である．保健師は生活の実態を把握することができるため，セルフケア能力の向上を目指した実践的な指導を長期的に行うことができる．

3) 入院期間の短縮化に伴い，医療や介護が必要な状況で退院を余儀なくされる人が増えている．家族の介護力も低下しており，退院時の不安は強いものである．保健師は，健康状態だけでなく，環境，介護力，経済力など多角的なアセスメントを行い，在宅療養に向けた退院支援を行っている．具体的には，医療処置など在宅療養に求められる知識や技術の指導，サービスの紹介，退院後に関わる職種・機関と連携をとるなどである．

4) 在宅ケアにおいて，各専門職の所属する機関は異なり，訪問日時も重ならないことが多いことから，関係者が一堂に会する機会は乏しい．患者・家族の状況は変化するものであり，情報や目標の共有化は，ケアの質の保証や患者のQOL向上にとって重要なポイントとなる．保健師は，医療，看護だけにとどまらず，介護などの福祉領域，社会資源すべてにおいて関わることができる職種として，在宅ケアチームの中心的役割をとるのに適役であるといえよう．

[藤田 美江]

助産師

❶ 職能と権限

助産師とは，「厚生労働大臣の免許を受けて，助産と妊娠・分娩・産褥および新生児の

健康診査と保健指導を独自の判断で実施できる女子」と保健師助産師看護師法に定義されている．すなわち，妊娠・分娩・産褥期の母親と子どもの生命を守る業は，助産師と医師のみの独占業務である．しかし，助産師が関わる助産とは正常な分娩を意味し，臨時応急な場合を除いて医師の指示なしでは医薬品使用の処置はできない．妊娠，出産という女性の正常な生理的現象の経過において，助産師が診断し，助産ケアを実施できるという権限を有している．

そのため，助産師は医療施設内で助産師外来，院内助産所を開設し，妊婦健診，助産，褥婦と新生児のケアを実施している．また，自ら助産所を開設し，助産業務を営む開業権を有しているため，地域に密着した助産，子育て支援を実施し，女性の生涯に関わるリプロダクティブヘルスを支援する専門的役割が助産師の職能といえる．

❷教育内容と教育年数

日本の助産学教育は看護学教育を基礎にしているため，助産師資格を取得するには，看護師資格を取得する必要がある．現在の高度な周産期医療や女性の健康問題に対応できる高度な専門能力をもつ助産師の養成には，看護師国家資格修得後1年間の養成学校・専攻科，2年間の大学院，または4年間の大学教育で学び，看護師免許と助産師免許を取得する必要がある．

しかし，助産学教育の内容は各国の母子保健事情により相違があり，国際助産師連盟（ICM）は，各国の事情に合わせて決定されるべきとしている．例えば，米国・英国などでは男性助産師が存在し，途上国では母子保健水準向上のために準医師として医師と同等な専門能力を期待し，特別な助産師教育をする諸外国も少なくない．

❸チームのなかでの役割

2006年，日本の産科医は8,000人に減少し，「お産難民」という言葉も生まれ，就業助産師数も25,000人程度である．助産師数は徐々に増加傾向にあるものの，看護師就業数に比較すると極端に少ない現状である．しかし，助産師は，すべての個人の安全で最高に幸せな出産と子育て支援，女性のライフサイクル全般を支援するという専門領域の特徴を生かし，医師，看護師とチームを組み，専門職としての役割をチームで発揮している．

今後，地域医療におけるチーム医療は特に重要であり，特に災害時の助産師の役割は大きい．2011年3月に起きた東日本大震災時には，地域で開業している助産所が災害支援拠点となった．交通手段がなく，医療施設に通院できない妊産婦の妊婦健診，母乳支援，乳幼児の健康管理，さらに女性特有の心身の悩み相談，避妊指導など，さまざまな母子保健情報の発信基地となり，さらに女性や子どもたちが安心して過ごせる安全基地としての活動を開始した．

助産師は産婆時代から伝承されてきた「助産師の手技」を使い，そばに寄り添うことで

女性の潜在能力を引き出す．生命を生み出し養育するという次世代育成に関わるチーム医療のリーダーを担う役割があると考える．

助産師が自立して助産実践できる評価ツールとして，日本看護協会が「助産実践能力習熟度段階[1]（クリニカルラダー）」を開発し，認証機関である一般財団法人日本助産評価機構は，助産師外来を担当できるレベルⅢ認証制度（CLoCMiP®〈クロックミップ〉）において，2020年1月現在12,739名を認証した．

[上澤 悦子]

[文献]
1) 日本看護協会：助産実践能力習熟段階（クリニカルラダー）活用ガイド, 2013.

看護師

❶ 職能と権限

看護とは，あらゆる年代の個人，看護，集団，地域社会を対象とし，健康の保持増進，疾病の予防，健康の回復，苦痛の緩和を行い，生涯を通してその最後まで，その人らしく生を全うできるように支援を行うことである（日本看護協会看護業務基準集2007年改訂版より抜粋）．

看護師は，保健師助産師看護師法第5条によって，「厚生労働大臣の免許を受けて，傷病者若しくは褥婦に対する療養上の世話又は診療の補助を行うことを業とする者」と定められている．診療の補助とは，医師の指示を必要とする行為であり，診療機械の使用や医薬品の投与などが含まれる．多くの看護師は医療機関で従事しているが，他に訪問看護ステーションや介護保険施設，福祉施設や学校の保健室，企業の開発部門や海外での看護活動などに従事する者もいる．

❷ 教育内容と教育年数

看護師になるためには，看護師国家試験に合格する必要がある．受験資格は，専門学校（3年・4年制），高等学校（5年制），短期大学（3年），大学（4年）などの指定された教育機関の卒業により得る．大学や一部の専門学校では，卒業と同時に看護師と保健師（助産師を併設している大学もある）の国家試験受験資格を得ることができる．

大学における教育内容は，一般教養の他に「基礎分野」で科学的思考の基盤を身につけ，人間と生活・社会を理解する．「専門基礎分野」では，人体の構造と機能，疾病の成り立ちと回復の促進，健康支援と社会保障制度などを学ぶ．「専門分野」では，看護学概論や看護技術，などを学び，演習や臨地実習で実践能力を身につけ，「統合分野」では，在宅

看護論やチーム医療などを学び，身につけた看護の知識や技術の統合と実践について学ぶ．

❸ チームのなかでの役割

(1) 医療チームの方針と患者の日常生活支援とをつなぐ役割

　医療機関での看護ケアは，看護チームとして行われることが多い．看護師は，日々の看護ケアへ他職種と共有した方針を反映させ，ケアの評価を医療チームの方針へ反映していく．例えば，リハビリテーション室で行っている訓練を患者が積極的に生活動作に取り入れて継続できるように，看護師は患者の疾患・病態をふまえ，ADLを評価し，精神的なサポートを行い，安全に実施できる環境を整えながら支援する．看護師は患者の生活場面に直接関わっているため，患者をよく観察しケア評価し，医師・理学療法士や作業療法士などチームメンバーへ必要な情報提供を行い，医療チームと看護チームの相互が協働・連携していけるように調整していく役割もある．

(2) 必要な職種に，タイムリーに働きかけ連携を推進する役割

　看護師は，病棟などでは他の専門職との接点が多く，コミュニケーションを取りやすい環境にある．各々の専門職と協働しながら，各専門職同士が連携を取れるように関わっていくことができる．

　例えば，がんで入院している患者の精神的な問題に対して，より専門的な職種の介入が必要であると判断した場合，看護師は主治医と精神科受診を検討したり，臨床心理士へ看護チームカンファレンスへ参加してもらい意見を求めるといったことがある．このように看護師が他職種と関わるプロセスのなかで，連携が始まることがある．最近では，栄養サポートチーム（NST），緩和ケアチーム，褥瘡対策チームなどといった，目的化された医療チームがあるが，カンファレンスの際に各専門職が互いに肯定的な影響を及ぼしながらチームワークを発揮できるようにファシリテイトしていくことも，普段から看護チームのなかでケアを行っている看護師が力を発揮できるところであろう．

　また，医療チームは，急性期・回復期・退院前など経過に伴って変化するが，特に退院前には，施設を超えたチームの構築が必要となる．患者，家族の現在そして今後にどのような職種の支援が必要かを考え，タイムリーに医療チームを作っていく必要があり，医師と共にチームの基盤作りの中心的役割を担うことが多い．

(3) 患者・家族の状況について情報共有を推進する役割

　看護師は患者にとって身近な存在であり，他職種と比べると家族と接する機会も多い．例えば，現在にいたるまでのプロセスを患者や家族がどのように受け止めてきているのか，病気とともにこれからどのような生活を送っていきたいのかなど，患者や家族一人ひとりの思いを傾聴する．また，経済的問題や患者の入院により変化した家族員の生活についてなど，日常の会話から情報を得ていることも多い．患者・家族が常に医療チームの中心と

して主体的に参加できるよう，医療チームの情報共有を推進する役割がある．

(4) ケアのアドバイザー

医療機関のなかでは，看護助手や医療ボランティアなど資格を有しない職種やボランティアの存在もとても大きい．配置の有無や人数はさまざまだが，検査室への搬送や遊びの介助など，そのサポートは今後より大きくなると予測される．例えば，看護助手に搬送時の安全に対する留意点を伝えるなど，協働していくうえで，ケアのアドバイザーとなる役割があり，同時に彼らから看護ケアをしていくうえで貴重な情報を得ることも多い．

❹チーム医療の拡大に伴う権限の広がり

(1) 資格認定制度

高度化・専門分化が進む医療現場において，看護ケアの広がりと看護の質向上を目的として，1994年，日本看護協会が認定する資格認定制度が発足した．現在，専門看護師（10分野）と認定看護師（21分野），認定看護管理者の3つの資格が存在し，それぞれに専門特化した分野の知識と技術をもっている．前述したNSTなど組織化された医療チームには，専門看護師，認定看護師がメンバーとして関わることが多い．

(2) 特定看護師（仮称）

平成23年度現在，看護師のさらなる役割の拡大がチーム医療推進の一助とみなされ，専門的な臨床実践能力を有する看護師が，医師の指示（場面によっては包括的指示）を受けて，従来一般的には看護師が実施できないと理解されてきた医療行為（創部ドレーンの抜去など）を幅広く実施できるために構築する新たな枠組みとして，特定看護師（仮称）の導入が検討されつつある．

[久木元 理恵]

管理栄養士・栄養士

❶職能と権限

管理栄養士・栄養士は栄養学および関連分野を基礎として，国民の健康づくり，疾病予防，疾病の治療などを担う保健・医療職として位置づけられる．管理栄養士・栄養士については「栄養士法」により定められている．栄養士は都道府県知事の免許を受けて「栄養の指導に従事することを業とする者」，管理栄養士は厚生労働大臣の免許を受けて「疾病者に対する療養のため必要な栄養の指導，個人の身体状況，栄養状態等に応じた高度の専門的知識及び技術を要する健康の保持増進のための栄養の指導，並びに特定多数人に対して継続的に食事を供給する施設における利用者の身体の状況，栄養状態，利用の状況等に応じた特別の配慮を必要とする給食管理およびこれらの施設に対する栄養改善上必要な指

導等を行うことを業とする者」と規定され，どちらも名称独占として規定されている．特に医療分野においては，管理栄養士は患者の栄養状態の評価，栄養ケアプランの作成および栄養ケアマネジメントの実施，適切な栄養管理の遂行を業務としている．

❷教育内容と教育年数

管理栄養士養成のための教育内容と教育目標は，①管理栄養士が果たすべき多様な専門領域に関する基本となる能力を養うこと，②管理栄養士に必要とされる知識，技能，態度および考え方の総合的能力を養うこと，③チーム医療の重要性を理解して他職種や患者とのコミュニケーションを円滑に進める能力を養うこと，④保健・医療・福祉介護システムのなかで，栄養給食関連サービスのマネジメントを行うことができる能力を養うこと，⑤健康の保持増進，疾病の1次，2次，3次予防のための栄養指導の実施を基本的な考え方としている．

履習内容は，基礎専門分野として，公衆衛生学，解剖生理学，生化学，疾病の成り立ち，食品学，調理学など，専門分野として，基礎栄養学，応用栄養学，栄養教育論，臨床栄養学，公衆栄養学，給食経営管理論などである．

管理栄養士は，厚生労働省の定める管理栄養士国家試験に合格の後，管理栄養士免許を取得することができる．4年制の管理栄養士課程（大学または専門学校）卒業者は卒業と同時にこの国家試験を受験できるが，4年制の栄養士養成課程卒業者では1年間，3年制では2年間，2年制では3年間の実務経験の後に受験できる．

❸チームのなかでの役割

管理栄養士の業務は多岐にわたるが，ここでは医療現場における役割を述べる．医療現場における業務は，①入院患者の病態に応じた給食の献立・衛生管理，②病態に応じた栄養指導，③NSTを中心とした入院患者の栄養評価，④在宅栄養管理の4つに分類できる．これらの業務のなかで管理栄養士は，患者から得られる身体的所見，背景（嗜好，社会的背景，身体活動量），栄養アセスメント，嚥下機能評価，褥瘡リスクアセスメント，主観的包括的アセスメント（SGA；subjective global assessment）といった他職種からの情報をもとに，栄養指導，栄養の維持・改善を図る具体的指針を提案し，他職種と協働して患者の治療の一端を担っている．

[多賀 昌樹]

[文献]
1) 寺元房子：管理栄養士教育のあり方．静脈経腸栄養，23（1）：31-36, 2008.
2) 小山広人：医師から見た管理栄養士の専門性．静脈経腸栄養，21（4）：3-7, 2006.
3) NPO法人日本管理栄養士・栄養士の夢編：管理栄養士・栄養士の教育―専門性の向上を目指して―建帛社，2011.

食品衛生管理者

❶職能と権限

　食品の製造もしくは加工を衛生的に管理するとともに従事者を教育・監督する職責を有する者をいう．その資格（食品衛生法第48条第6項）[1]は，①医師，歯科医師，薬剤師，獣医師，②大学（旧制大学および旧制専門学校を含む）において医学，歯学，薬学，獣医学，畜産学，水産学または農芸化学の課程を修めて卒業した者，③厚生労働大臣の指定した食品衛生管理者の養成施設（登録養成施設）において所定の課程を修了した者，④食品の製造または加工の衛生管理の業務に3年以上従事し，かつ厚生労働大臣の指定した講習会の課程を修了した者に与えられる．ただし，事業所においては専任者でなければならず，他の業務と兼務することはできない．

　営業者（事業主）に対してコンプライアンスと食品衛生上の危害の発生の防止のための衛生管理方法や必要な意見を述べ，従業員の衛生教育を行うとともに指導監督することをその職責とする．営業者はその意見を最大限に尊重しなければならない（食品衛生法第48条第5項）[1]．

❷教育内容と教育年数

　食品衛生管理者の資格要件③に定める登録養成施設の登録基準[2]（食品衛生法施行規則第50条1，2，3）は，食品衛生法施行規則に定められており，履修教科目と履修単位数にも規定がある．登録養成施設の大半は大学および大学院で短期大学はわずか2施設[3]にすぎない．

❸チームのなかでの役割

　病院など医療施設において食品を取り扱う部署は，患者のための給食施設であり（これを特定給食施設という），食品衛生管理者の選任は必要としない．患者への給食の衛生確保は，多くの場合，栄養士が兼務で食品衛生責任者となって調理従事者の衛生指導，健康管理，衛生教育，施設設備の衛生管理などの業務を行っている．

　病院における給食業務は営利目的の営業行為ではないので，食品衛生法で規定している営業許可は不要であるが，食中毒発生などの危険性は営業施設と同様のため給食の開始にあたっては届け出を必要とし，管轄保健所による給食施設内部の点検や衛生指導が行われる．2009年には，病院給食施設を原因施設とした食中毒事件が8件発生し，255名の食中毒患者が出ている[4]．病院などの医療施設で，食品衛生管理者の専任者がその業務を行うことは差し支えない．専任がいれば栄養士は栄養学的見地からの本来業務に専念することで医療に貢献できるし，給食の安全は食品衛生管理者が担うことができる．患者給食を介して疾病の治癒を遅らせることがあってはならず，医療チームの一員として，食品衛生

管理者は，より安全で安心した給食の提供を遂行するという認識と自覚が求められる．

[秋山　茂]

[文献]
1) 食品衛生研究会編：食品衛生関係法規集①．pp.144, 中央法規, 1990.
2) 食品衛生研究会編：食品衛生関係法規集①．pp.315, 中央法規, 1990.
3) 食品衛生研究会編：食品衛生関係法規集⑤．pp.6281-6307, 中央法規, 1990.
4) 厚生労働省医薬食品局食品安全部監視安全課：平成21年度　原因施設別食中毒発生状況
http://www.mhlw.go.jp/topics/syokuchu/09hassei/xls/H21joukyou.xls

健康食品管理士

❶職能と権限

　21世紀の医療は，治療から予防に大きくシフトし，予防の視点から日々の「食」は極めて重要である．しかし，食品を医薬品と同様に捉える，すなわち，食品に対する過大な期待であるフードファディズムの問題が近年発生するとともに，医薬品と食品との相互作用には不明な点が多いのが現状である．このような状況を鑑み，厚生労働省医薬局から，「保健機能食品に関わるアドバイザリースタッフの要請に関する基本的な考え方（平成14年2月）」が提示された．健康食品管理士とは，このガイドラインを受けて，一般社団法人健康食品認定協会が認定する「科学的根拠に基づき健康食品や保健機能食品などに対する消費者の安全を保障する」職種である．

　健康食品管理士は，健康食品や保健機能食品などの安全性，効果や副作用，医薬品との相互作用およびその取り扱いに関する知識を有し，これらを摂取する消費者に対して適正利用に関するアドバイスを行う．

❷教育内容と教育年数

　前述のガイドラインでは，健康食品や保健機能食品などに関して，①有用性・安全性を考慮した適正な摂取（過剰摂取の防止などを含む），②医薬品との相違，③医薬品との相互作用および保健機能食品同士の相互作用，④栄養強調表示と健康強調表示，⑤有効性・安全性に関する科学的根拠の理解，⑥食品および食品添加物の安全性や衛生管理，⑦健康状態および栄養状態に応じた適正な利用，⑧食品安全基本法，食品衛生法，JAS法，健康増進法，薬事法，景品表示法，特定商取引法，PL法などの関係法規，⑨消費者の視点に立った情報提供や適切な助言および消費者保護，⑩保健機能食品やその市場および海外情報に関する正しい知識が求められている．そこで，栄養学，疾患と栄養，食品学・健康食品総論，健康食品各論，食品衛生学，医薬品との相互作用，関係法規，臨床検査学に関する講義・実習により，健康食品管理士の認定試験に合格できる技能知識をもった人材が養成さ

れている.

　また，資格認定は5年に1度の更新が必要であり，健康食品管理士としての一定の水準を確保するため，生涯教育制度が採用されている．健康食品管理士の認定資格更新のためには，毎年実施される更新試験（インターネット受験）に合格し，研修会・講演会に5年間で3回以上出席したうえで，指定された学会での研修会・講演会への参加および学会発表・論文発表などを行って，所定の更新基準をクリアする必要がある．

❸チームのなかでの役割

　「食」の安全・安心に関する正確で新しい情報を消費者に発信できる人材として，一定レベルの能力を有するアドバイザリースタッフである．健康食品や保健機能食品の誤った利用から消費者を守る「食情報の担い手」として機能する必要がある．

　経管栄養や脈管（血管）栄養などの栄養療法のため，臨床医，管理栄養士，看護師，臨床検査技師，薬剤師などからなる栄養サポートチーム（NST）が編成される．栄養療法で絶えず問題となる「医薬品と食品との相互作用」に関する知識をもった専門家として，NSTにアドバイスを行うことや，NST構成員が健康食品管理士の認定資格を得て，栄養療法の効率的な実施に貢献することが考えられる．

［伊与　亨］

衛生管理者

❶職能と権限

　衛生管理者は，労働安全衛生法にもとづき，鉱業・建設業・製造業・電気機械産業・運送業・自動車産業・医療業・清掃業など多種多様の職場で法的に選任が義務づけられている国家資格で，職場における労働者の健康の確保と，安全で快適な職場環境作りを行う専門スタッフである．工業的な職種では，第一種衛生管理者免許と衛生工学衛生管理者，その他の一般業種（非工業的職種）では，第二種衛生管理者が原則その事業場に専属することとされ，1,001人以上の事業場では少なくとも1人は衛生管理業務に専従する衛生管理者を選任しなければならない．

　労働者の健康障害（職業病や生活習慣病，疲労やストレス，感染症など）の予防に努め，労働災害の防止，危害防止基準の確立，労働者の安全と健康の確保，快適な職場環境の形成の業務を行う．主な業務は，①健康の異常の早期発見（職場健康診断のマネジメント），②職場環境の衛生上の調査対策，作業条件や施設などの改善，労働衛生保護具，救急用具などの点検および整備（作業環境管理，作業管理），③衛生教育，健康相談，健康保持に必要な事項，④労働者の負傷および疾病，死亡，欠勤などに関する統計調査である．

❷教育内容と教育年数

　衛生管理者には，第一種衛生管理者と第二種衛生管理者がある．第一種と第二種の免許は，国家試験に合格することにより取得できる．試験の受験資格は，大学，高等専門学校，高校卒業後，一定の実務を要する．一方，衛生管理者養成の大学教育では，自然科学，解剖学，生理学，病理学などの基礎医学，衛生公衆衛生学，分析化学，作業環境管理学，産業保健学，労働衛生学，労働生理学，労働法関係法令，リスク管理学，医療経済，医の倫理，医療統計学，国際保健，感染症管理学などの教育が行われている．さらに工学的な専門性を付加した衛生工学管理者は，指定講習の受講と修了試験により免許が取得できる．

❸チームのなかでの役割

　医療スタッフの職場の環境管理，作業管理，健康管理などをよりよく改善するスタッフとして，その活躍する業務範囲は広い．

　医療職場の衛生管理は，一般企業職場にない特殊性があるが，同様に医療職場も一般企業職場と変わりなく，そこで働く人々の健康に関わる種々の要因を管理し，よりよい職場を形成することは重要である．医療職場のファシリティーマネジメント[*1]は，院内感染予防や医療従事者の職業的負荷の軽減に寄与するものである．基礎医学やチーム医療の教育を受け，医療社会の課題を理解し，感染症管理や産業保健の知識をもった衛生管理者は，医療職場のマネジメント・スタッフとしてチーム医療に欠かせない特色ある活躍が期待できる．

[注]

*1　ファシリティーマネジメント：医療施設の環境施設・整備管理と効率的運営，感染防止に関する消毒や清潔清掃管理，廃棄物処理，安全管理，災害時の対応，医療従事スタッフの快適職場環境の形成など，医療施設を利用する患者や医療従事スタッフにとっての環境（医療環境，執務空間，地域環境地等）を含めた満足度の向上に関する「戦略の策定と実践」を図ること．

[太田 久吉]

[文献]

1) 中央労働災害防止協会：労働衛生のしおり　平成22年度．中央労働災害防止協会，2010．
2) 和田　攻編：産業保健マニュアル．改訂5版，南山堂，2006．
3) 柿田　章編：医療リスクマネジメントに向けて．別冊・医学のあゆみ，医歯薬出版，2003．
4) 太田久吉・他著：院内感染予防のためのクリーンメンテナンス．医歯薬出版，2004．
5) 土屋健三郎監修：健康診断ストラテジー．バイオコミュニケーションズ，1998．

作業環境測定士

❶職能と権限

　労働安全衛生法（以下，安衛法）第65条には，「ある一定の有害業務を行う屋内作業場その他の作業場について，必要な作業環境測定を行うこと，また，その結果に基づき作業環境の改善により労働者の健康を保持する必要が認められたときは，事業者に対し，必要な事項を指示すること」と規定されている．作業環境測定は，「作業環境の実態を把握するために空気環境その他の作業環境について行うデザイン・サンプリングおよび分析（解析を含む）をいう」と安衛法第2条第4号に定義されているが，従来，作業環境測定を実施する者の資格には特別の制限はなかった．しかし，1975（昭和50）年作業環境測定法の制定に伴い，作業環境測定を行うべき作業場として，安衛法施行令第21条に示された10種類の作業場のうち，相当程度の知識・技術を有し，かつ，当該業務に従事する労働者に重篤な健康障害を生じる恐れのあることなどを選定基準として，粉じん，有機溶剤などの発生する数種類の作業場を指定作業場とした．当該作業場の作業環境測定を行うときは，この法律にもとづく有資格者の作業環境測定士に実施させなければならない．

❷教育内容と教育年数

　作業環境測定士は，厚生労働省が認定する国家資格であり，当該資格を有するためには，①受験資格の取得（例：理科系の4年制大学の卒業後，空気環境に関わる業務に1年間以上従事）後，②国家試験に合格し，③厚生労働大臣または都道府県労働局の登録を受けた者が行う講習を修了し，④厚生労働大臣が指定する作業環境測定士登録機関に登録することが必要になる[*1]．

> [注]
> [*1] 北里大学医療衛生学部健康科学科および産業医科大学産業保健学部環境マネジメント学科では，厚生労働大臣の登録を受け，厚生労働大臣が認定する作業環境に関する科目（講義・演習・実習（学内・学外）など延べ最低525時間）をすべて履修し，卒業した者は従事経験なしに「試験」および「講習」の両方が免除され，登録を行うことにより資格を取得することができる．

❸チームのなかでの役割

　このように作業環境測定士は，労働環境に存在する有害要因により生じる恐れのある健康障害を未然に防ぐために，有害要因を除去し，よい環境を維持するものである．管理の対象となるのは，有害要因の使用量，発散量および環境中濃度であり，管理の目的は有害因子の発散量の抑制，隔離，除去・希釈である．

　作業環境測定士が医療施設で直接的にその業務に携わることはないと考えられる．しかし，医療現場に存在する種々の有害物質，例えば，医療器具などの滅菌に用いられるエチ

[表1] 作業環境測定を行うべき作業場

作業場の種類（労働安全衛生法施行令第21条）		省令の定め	測　　定
<u>1</u>	土石，岩石，鉱物，または炭素の粉じんを著しく発散する屋内作業場	粉じん則25条	空気中の粉じんの濃度および粉じん中遊離けい酸含有率
2	暑熱，寒冷または多湿の屋内作業場	安衛則587条	気温，湿度およびふく射熱
3	著しい騒音を発する屋内作業場	安衛則588条	等価騒音レベル
4	坑内作業場　イ．炭酸ガスが停滞する作業場	安衛則589条	炭酸ガスの濃度
	ロ．28℃を超える作業場	安衛則589条	気温
	ハ．通気設備のある作業場	安衛則589条	通気量
5	中央管理方式の空気調和設備を設けている建築物の室で，事務所の用に供されるもの	事務所則7条	一酸化炭素および二酸化炭素の含有率，室温及び外気温，相対湿度
	室の建築，大規模の修繕又は大規模の模様替えを行ったとき	事務所則7条の2	ホルムアルデヒドの量
6	放射線業務を行う作業場　イ．放射線業務を行う管理区域	電離則53条	外部放射線による線量当率または，線量当量
	<u>ロ．放射性物質取扱作業室</u>	電離則53条	空気中の放射性物質の濃度
	ハ．坑内の核燃料物質の掘採業務を行う作業場		
<u>7</u>	特定化学物質（第1類物質または第2類物質）を製造し，または取り扱う屋内作業場	特化則36条	第1類物質または第2類物質の空気中濃度
	令第21条第7号の作業場（特定石綿に係るものに限る）	石綿則36条	特定石綿の空気中濃度
<u>8</u>	一定の鉛業務を行う屋内作業場	鉛則52条	空気中の鉛濃度
9	酸素欠乏危険場所において作業を行う場所の当該作業場	酸欠則3条	第1種酸素欠乏危険場所に係る作業場にあっては，空気中の酸素の濃度
			第2種酸素欠乏危険場所に係る作業場にあっては，空気中の酸素および硫化水素の濃度
<u>10</u>	第1種有機溶剤または第2種有機溶剤を製造し，または取り扱う業務を行う屋内作業場	有機則28条	当該有機溶剤の濃度

※アンダーラインは指定作業場を示す．

レンオキシド（特化物第2類），病理標本などの作成に用いるホルムアルデヒド（特化物第2類），キシレン（第2種有機溶剤）などの化学物質などについて，抑制・制御を行ううえで必要な知識をもっている．作業環境因子の管理は働く人たちを守り，「チーム」を担保する重要な職務である．

[藪田 十司]

臨床検査技師

❶職能と権限

　臨床検査技師の業務は広範であるが，大別して検体検査と生理学的検査に分けられ，前者には微生物・血清・血液・生化学・病理検査があり，後者には心電図・心音図・超音波・脳波・呼吸機能・筋電図・聴力・その他の検査が含まれる．さらに採血や病理解剖助手も行っている．

❷教育内容と教育年数

　臨床検査技師は厚生労働省が施行する国家試験に合格した者に与えられる国家資格であり，その受験資格は文部科学大臣が指定した学校または厚生労働大臣が指定した臨床検査技師養成所において，3年以上所定の知識および技能を修得した者（卒業見込みの者も含む），または大学において保健衛生学の正規の課程を修めて卒業した者（卒業見込みの者も含む）に与えられる．試験科目は医用工学概論（情報科学概論および検査機器概論を含む），公衆衛生学（関係法規を含む），臨床検査医学総論（臨床医学総論および医学概論を含む），臨床検査総論（検査管理総論および医動物学を含む），病理組織細胞学，臨床生理学，臨床化学（放射性同位元素検査技術を含む），臨床血液学，臨床微生物学および臨床免疫学である．

　北里大学医療検査学科での教育を例に挙げる．幅広い教養を身につけるべく1年次に人文科学，自然科学（数学，物理，化学，生物），語学（英語）を学び，2年次から専門基礎科目（解剖学，生理学，生化学，病理学）の講義と実習，専門科目（微生物学，免疫学，血液学，臨床化学，臨床検査学，臨床生理学，臨床細胞学）の講義と実習を履修する．これら一連の総仕上げとして3年次後半に1週間を通してテュートリアル教育「感染症」[*1]を行っている．これは7人の学生が1グループとなり，テューターが課題を3段階に分けて与え，グループ討論をすすめ，最終日に発表会と全体討論を行うものである．その後，病院臨床実習と各研究室における卒業研究が課される．

❸チームのなかでの役割

　すべての疾患の確定診断には臨床検査が必要であり，臨床検査技師は常にチーム医療の担い手であるといえる．医療施設内で特に重要な役割は，院内感染委員会における微生物の同定と薬剤感受性試験結果の正確かつ迅速な提供で，これは感染の拡大防止に関わる極めて責任の大きい職務である．また近年，日本糖尿病療養士の資格を得て糖尿病療養指導に関わったり，不妊治療に関わるエンブリオロジストとして，さらなる活躍の場を拡げていく人たちも多い．

　チーム医療における今後の臨床検査技師の関わり方としては，施設内における後方支援

だけではなく，前線で行える役割も考える必要があろう．例えば，救急医療において臨床検査技師は動脈血ガス分析，輸血クロスマッチなどを行っているが，大災害時には何ができるのかを真剣に考えておく必要がある（このテーマは北里大学チーム医療教育における主要課題の1つとなっている）．従来の枠を超えられる斬新な発想が期待される．

[注]
*1 北里大学医療検査学科のなかでも最も特色あるプログラムである．このプログラムを通して，それまで受身的であった学生が初めて自ら問題点を見いだし，解決策を探り，積極的に発言し意見を交換する，といった能動的学習を体験することによって，大きな教育成果が得られている．

[大部　誠]

臨床工学技士

❶職能と権限

臨床工学技士は，臨床工学技士法によって「生命維持管理装置の操作及び保守点検を行うことを業とする者」と定められている．また同法によれば，「生命維持管理装置」は「人の呼吸，循環又は代謝の機能の一部を代替し，又は補助することが目的とされている装置」であると定義されている．さらに具体的な業務が説明されているのは，「臨床工学技士基本業務指針2010」である．従来は厚生労働省が「臨床工学技士業務指針」を示してきたが，2010年に新しい指針を臨床工学合同委員会が定め，古い指針は廃止された．新しい指針によれば，臨床工学技士の主な業務は「呼吸治療」「人工心肺」「血液浄化」「手術領域」「集中治療」「心・血管カテーテル治療」「高気圧酸素治療」「その他の治療業務（除細動器，ペースメーカ，植込み型除細動器）」「医療機器管理」である．操作を行う主な装置の例は，人工呼吸装置，血液透析装置，人工心肺装置などである．臨床工学技士は医師の指示のもとに，前述の業務を行うことができる．

❷教育内容と教育年数

臨床工学技士が学ぶのは，基礎分野として「科学的思考の基盤」「人間と生活」，専門基礎分野として「人体の構造及び機能」「臨床工学に必要な医学的基礎」「臨床工学に必要な理工学的基礎」「臨床工学に必要な医療情報技術とシステム工学の基礎」，専門分野として「医用生体工学」「医用機器学」「生体機能代行技術学」「医用安全管理学」「関連臨床医学」「臨床実習」である．これをみると，臨床工学技士は工学と医学のかなり広い分野を学ぶことがわかるであろう．平易に表現すると，その業務は「機器を用いて医療を行う」ことなので，幅広く多くを学ぶことは，どうしても必要なのである．

したがって，教育年数を内容の理解に必要なだけの長さにすることが不可欠と考えられ

るが，現在定められている教育年数は必ずしも十分とはいえない．そのような制約のあるなかで，各教育施設が教育の目的を達成すべく工夫を凝らして教育を行っている．基本的な教育年数は 3 年（専修学校）あるいは 4 年（大学）である．この他に，大学や医療系の専修学校などの既卒者あるいは中退者を対象とする専攻科に 1 年以上在学して，国家試験受験資格を得ることもできる．

❸チームのなかでの役割

臨床工学技士法第 39 条には「医師その他の医療関係者との緊密な連帯を図り」と記され，チーム医療の精神が法律に明記されている．これは，臨床工学技士法の，他にはみられない大きい特徴である．臨床工学技士は，臨床の場で広い工学的知識をもっている唯一の職種であるので，その責任は重い．同時に，患者の身体の中のことは医師や看護師に任せなければならないので，チームでなければその業務を達成することができない職種でもある．

臨床工学技士のチーム内での役割は拡大しつつある．例を 2 つあげる．1 つは喀痰の吸引が業務に加えられたことであり（2010 年 4 月厚生労働省医政局長通知），もうひとつは植込み型ペースメーカが業務対象装置に加えられたことである（臨床工学技士基本業務指針 2010）．さらに，院内の電波利用コーディネータ（EMC 管理者）として（2014 年電波環境協議会による指針），医療ガス安全管理委員会の構成員として（2017 年 9 月厚生労働省医政局長通知），臨床工学技士が正式に認められた．

[野城 真理]

診療放射線技師

❶職能と権限

放射線検査（骨・関節や胸部などの X 線単純撮影，X 線透視検査，X 線 CT 検査，骨塩定量検査），放射線以外を用いた検査（MR 検査，超音波検査，眼底検査），放射性医薬品を用いた核医学検査（シンチグラフィ，SPECT 検査，PET 検査）の撮影・検査と画像解析に従事し，これらの装置の保守管理を行う．また，がん治療においては，患者の QOL を高める放射線治療（X 線・γ 線の光子線，電子線，重粒子線を用いた外部照射，線源を子宮などの腔内に挿入する腔内照射，線源を前立腺や舌に刺す組織内照射）に従事する．外部照射では医師による治療計画にもとづき，照射部位に放射線を正確に照射する．加えて，装置および線量の品質管理を行う．さらに，オーダリングシステム，画像管理システムなどの医療情報システムの管理・運営，医療被ばくの軽減や被ばく防護・環境放射線の安全管理の業務に携わる．

❷**教育内容と教育年数**

　診療放放射線技師になろうとするとものは，文部科学大臣が指定した学校または厚生労働大臣が指定した診療放射線技師養成所において，3年以上診療放射線技師として必要な知識および技能の習得を終え，診療放射線技師試験の国家試験に合格し，厚生労働大臣の免許を受けなければならない．

　人体の構造と機能および疾病の成り立ちを学ぶ科目として，解剖学，生理学，病理学，基礎医学大要などを修め，保健医療福祉における理工学的基礎ならびに放射線の科学および技術に関しては放射線物理学，放射線生物学，放射線計測学，医用工学，放射化学など，専門分野としては診療画像技術学，核医学検査技術学，放射線治療技術学，医用画像情報学，放射線安全管理学，臨床実習を履修する．これらを通して，放射線の利益とリスクを理解し，安全かつ有効に医療放射線を利用する専門的知識・技術を身につけ，他医療専門職との連携やコミュニケーションスキルを習得する．

❸**チームのなかでの役割**

　診療放射線技師は，医師または歯科医師の指示のもと，撮影・検査ならびに放射線治療を実施する．その業務を行うにあたっては，医師その他の医療関係者との緊密な連携を図り，適正な医療の確保に努めなければならない．すなわち，画像検査（X線単純撮影・CT検査・MR検査など）の際には，診断に適した画像を提供できるように医師との連携を密に図る．また，病棟X線ポータブル撮影や救急撮影，造影剤や放射性医薬品などの薬剤投与が必要な検査時は，医師および看護師とともに患者状態を確認しながら，検査を安全に実施する．放射線治療では治療期間が1～2カ月と長く，患者との信頼関係を築く必要がある．患者状態を常に注意深く観察し，医師および看護師と情報を共有し，患者の疑問や不安に応えられるように配慮する．

　チーム医療の拡大に伴う権限の拡がりとしては，2010年厚生労働省局長通知において，チーム医療での役割として，①画像診断における読影の補助を行うこと，②放射線検査などに関する説明・相談を行うことがあげられている．

［齋藤 京子］

理学療法士

❶**職能と権限**

　1965年6月に公布された「理学療法士及び作業療法士法」（法律第137号，第1章総則第2条）に，理学療法とは，「身体に障害のある者に対して，主としてその基本的動作能力の回復を図るため，治療体操その他の体操を行なわせ，及び電気刺激，マッサージ，

温熱その他の物理的手段を加えることをいう」とある．つまり，起き上がる，立つ，歩くといった日常の基本的な動作に障害がある者に対して，その回復を図る目的で，運動療法ならびに物理療法などの治療手段を加えることを理学療法と定めている．なお，世界理学療法士連盟が掲げる定義には，各種検査を通して身体の機能上の障害を客観的に把握したうえで理学療法を展開することが示されている．

理学療法士は，「厚生労働大臣の免許を受けて，理学療法士の名称を用いて，医師の指示の下に，理学療法を行うことを業とする者」（法律第137号）と定められている．つまり，理学療法士とは，診療の補助として，対象者の障害の程度を評価し，治療目的に則した理学療法を実施することを業とする者である．

❷ 教育内容と教育年数

理学療法士を養成する学校は，2010年度現在，総数249校，入学定員13,339名となっている．内訳をみると，4年制大学が33％，短期大学が2％，4年制もしくは3年制の専門学校は65％である．文部科学省および厚生労働省の指定規則によって，カリキュラムは基礎科目，専門基礎科目（解剖学，生理学，運動学，リハビリテーション医学など）および専門科目（理学療法評価法，運動療法，物理療法など）の3つの科目群に分けられている．最近では，指定規則の枠組みにとらわれず，筋・骨関節（運動器）障害，神経障害および内部障害といった対象疾患別に領域を定め，病態，評価および治療プログラムを一貫して教授する科目を設置している養成校が増えている．なお，4年制大学のうち，53％が大学院（修士課程のみ23％，修士および博士課程30％）を設置している．また，日本理学療法士協会は，会員の職能ならびに学術の向上を目指し，卒後3年間の新人教育プログラム終了後に認定理学療法士ならびに専門理学療法士を制定している．

❸ チームのなかでの役割

全国の理学療法士数は飛躍的に増加し，2010年3月に実施された国家試験合格者を含めると82,794名となっている．職業分布の内訳は，医療施設が73％，医療福祉中間施設9.4％，福祉施設2.4％および教育・研究施設3.6％となっている．

2006年に診療報酬に関する大幅な改定が実施され，リハビリテーションの領域は疾患別に，①脳血管疾患等，②運動器，③呼吸，④心大血管リハビリテーションの4つに大別されている．領域ごとに，リハビリテーション医療の適切な実施計画の作成と治療効果を評価する体制を備えていることが条件として提示され，人員配置の基準も定められている．なかでも，理学療法士はすべての領域において必要な人員として配置されており，疾患に特定な理学療法の知識と技術が求められている．また，いずれの領域においても，「立つ」，「歩く」といった基本動作の早期回復とともに，生活ならびに社会的活動範囲の拡大が重要な治療目標の1つとなっている．そのため，チームのなかの理学療法士は，運動

機能とその障害の程度を客観的に評価し，移動能力の低下の予防や改善を図るための有効な手段を的確に提供することが求められている．

[松永 篤彦]

作業療法士

❶職能と権限

作業療法士は1965年6月に公布された「理学療法士及び作業療法士法」で，「身体または精神に障害のある者に対し，主としてその応用的動作能力又は社会適応能力の回復をはかるため，手工芸その他の作業を行わせることをいう」と定義されている．作業療法士は厚生労働大臣の免許を受けて医師の指示のもとに作業療法を行うことを業とする者で，診療の補助業務が含まれ，守秘義務が課せられ，名称独占が明記されている．

❷教育内容と教育年数

教育は3年または4年の養成施設で行われる．養成施設の内訳は，3年制専門学校56校，4年制専門学校56校，大学60校である（平成22年度）．教育内容は，①基礎分野（科学的思考の基礎，人間と生活など），②専門基礎分野（人体の構造，疾病と障害の成り立ち，保健医療福祉など），③専門分野（作業療法評価学，治療学，地域作業療法学，臨床実習など）がある．そして，養成施設で指定の課目を履修後，国家試験を受験して国家資格を取得できる．

❸チームのなかでの役割

作業療法は人が活動することで心身の機能が活発になるとする考えにもとづいている．人は手足を動かし，ものを操作し，創造して日々の暮らしを営んでいることから，これらすべてが活動（作業）であるといえる．人にとって最も重要な作業が日常生活活動である．

人は病気やけがが原因で手足が動かなくなったり，活動ができなくなったりすると，その症状を治療するために病院を訪れる．そして医師に，「頭が痛い」「吐き気がする」「不安で動悸がおさまらない」などの症状を訴え，医師は薬を処方し内科的治療や外科的治療を行う．しかし，患者は症状が治まっても，もとの生活様式にすぐには戻れないことがある．病気が原因で体力や気力が衰え，その結果，日常生活を行うために必要な正確な動作や，動作に必要な耐久性が回復しないことも多いためである．

生活は身の回りのことを中心とした日常生活から，就労，就学，地域ボランティア活動などの社会生活まで幅が広い．生活を行うには，バランスのとれた心身活動，広い行動範囲，十分な心身のエネルギーが必要となる．作業療法を実施する際は，最初の情報収集と情報提供が必要不可欠である．医師からは病気の症状や治療経過を，看護師からは病棟で

の生活を，理学療法士からは日常生活活動に欠かせない身体機能を，言語療法士からは社会参加に必要なコミュニケーション能力を，家族からは退院後の希望や自宅での様子，ケースワーカーからは退院後の就労形態などの情報を集める．これらの情報をもとに，作業療法士は患者の意思を尊重し，生活での目的や意味を明確にしたうえで，作業療法を実施する．具体的な方法は，上肢を使った動作訓練で身体機能の回復を図ったり，手工芸などを使って，創造する楽しさを提供して精神機能を良好にしたりする．さらには入浴，更衣，ダンス，絵画など種々の活動を通じて社会参加への準備を行う．また，機能が回復せずに日常生活活動や社会参加などができないときには活動ができる方法を工夫し，活動しやすい環境を整える．そして，実施した内容を他職種に正確かつ迅速に提供することも大切である．つまり，このような情報のやり取りを踏まえて，作業療法士が他職種間で仕事内容の一部を協業しながら作業療法を行うことで，チームは患者の生活再建に向けて漏れのない医療を提供することができる．

[淺井 憲義]

言語聴覚士

❶職能と権限

「言語聴覚士」は，厚生労働大臣の免許を受けて，言語聴覚士の名称を用いて，音声機能，言語機能，嚥下機能，または聴覚に障害のある方々に，評価，訓練，助言，指導などの専門的サービスを提供する．そうした機能の維持向上を通して，より高い社会生活の実現に向け，支援していく職種である．業務を行うにあたって医師・歯科医師・その他の医療関係者，対象者の福祉に関わる業務を行う者と緊密に連携を図っていかなければならない．嚥下訓練・人工内耳の調整，機器を用いる聴力検査や音声・言語機能に関わる検査および訓練（他動運動もしくは抵抗運動を伴う，または薬剤や器具を使用するもの），耳型の採型，補聴器装用訓練を診療の補助として，医師または歯科医師の指示のもとで行う．言語聴覚士は，医療現場はもちろんのこと，福祉や教育などの領域においても業務に従事している．

（言語聴覚士法 第2条，第42条，第43条，言語聴覚士法施行規則第22条より）

❷教育内容と教育年数

言語聴覚士国家試験の受験資格を得るためには，基礎医学・臨床医学・臨床歯科医学，音声・言語・聴覚医学などの医学領域をはじめとして，心理学，音声学，言語学，社会福祉などの幅広い領域での専門基礎科目の習得が必要とされている．さらに，専門領域として，失語・高次脳機能障害学，言語発達障害学（脳性麻痺および学習障害を含む），発声発語・嚥下障害学（音声障害，構音障害および吃音を含む），および聴覚障害学など言語

聴覚障害全般の習得と臨床実習が必要である．以上の指定科目を履修するため，4年制大学，および大卒後2年間，高卒後3年間の養成課程がある．

❸チームのなかでの役割

　言語聴覚士は，チームの一員として，医師・歯科医師・看護師・保健師・理学療法士・作業療法士・栄養士・社会福祉士・介護福祉士・教員などと連携をとって働く．例えば嚥下障害のリハビリテーションでは，言語聴覚士は中心的役割を担い，チームのコーディネート役を務めることが多い．全身管理を行う医師の指示のもと機能評価を行い，栄養士とは食事形態や栄養管理について，理学療法士や作業療法士とは食事時の姿勢保持や補助具について，情報を共有しながら，適切な訓練方法を立案，実施する．認知面・言語面の評価も実施し，他のスタッフへ情報提供する．さらに，看護師・介護者への適切な食事介助方法の伝達を行う．言語・聴覚障害では，対象者のコミュニケーションの困難さの原因を評価して機能改善の訓練を実施するだけではない．対象者の状態を他のスタッフに伝達して，対象者とのコミュニケーションの橋渡し役となる．また社会復帰の支援のためには，地域の教育・療育・福祉・介護施設のスタッフと情報交換し，連携をとっていく．

［原　由紀］

視能訓練士

❶職能と権限

　視能訓練士とは，1971（昭和46）年制定の「視能訓練士法」にもとづく国家資格をもった医療技術者である．もとは斜視など両眼視機能に障害のある患者に対する矯正訓練に従事する専門技術者として始まった．しかし，医療関係者間の効率的かつ適正な役割分担を図るため，人体に及ぼす影響の程度が高くない眼科検査も行えるようになった．具体的には，①眼科一般検査：屈折異常に関する検査，白内障・緑内障などの疾患に関する検査，眼鏡やコンタクトレンズの処方に関する検査，②斜視・弱視などの訓練指導：両眼視機能を回復させるための視能訓練およびこれに必要な検査，③検診業務：眼疾患の予防，特に生活習慣病の早期発見のために行われる眼科検診業務，④低視力者のリハビリ指導：残存視力を有効に利用し，日常生活を高めるための提案および必要な補助具の選定や使い方の指導などが主な職務内容である．これらの業務は，基本的に医師の指示のもとで行わなければならないことが，前述の視能訓練士法で定められている．

❷教育内容と教育年数

　視能訓練士の養成施設で学ぶ主な項目は，視器の解剖・生理，視覚生理の分野（色覚，形態覚，視野，電気生理など），生理光学の分野（眼球光学系や屈折・調節異常などの検査・

矯正法），眼疾病学，薬理学，神経眼科学（瞳孔や眼球運動の異常など），視能矯正学（眼球運動や両眼視機能検査，斜視・弱視訓練など），幼小児の発達や心理学の分野，ロービジョンケアに必要な拡大鏡や拡大読書器などの知識・使い方などである．臨床実習は患者を対象とした検査や治療の現場を体験するだけでなく，さまざまな職種と連携して治療にあたるチーム医療の一端を学ぶ場としても重要である．

通常は高校卒業後，指定された視能訓練士養成施設で3年以上かけて必要な知識や技術を習得し，国家試験の受験資格を得ることになる．大学や短大卒以上の場合や看護師・保育士の場合は，不足している履修科目を学び，1年以上かけて単位を取得すると視能訓練士国家試験の受験資格を得ることができる．

❸ チームのなかでの役割

視能訓練士に求められる役割は，眼疾患の検査にもとづく全身疾患の早期発見，眼鏡の処方など幅広い．例えば，眼底写真によって全身疾患（糖尿病など）のコントロール状況を把握したり，視野検査によって頭蓋内病変の部位の予測や治療効果を判定するなど，内科や脳神経外科と連携する場面も多い．逆に，眼科的治療だけでは眼底疾患の治療が不十分で，内科医や栄養サポートチームなどと連携して治療にあたる場合もある．他の疾患に視覚障害を合併した場合には，残存視機能を活用する日常生活訓練を行うこともある．視覚の質の向上は，生活の質の向上に直結する．視能訓練士は視機能のスペシャリストとして高度な知識と技能が必要とされ，視機能の維持や向上のために，すべての医療スタッフと協働して治療にあたる役割を担う．

[庄司 信行]

救急救命士

❶ 背景

救急医療において，病院前救護に救急救命士（以下，救命士）は中心的役割を果たす，なくてはならない存在である．他の医療職は病院内での活動が主なのに対し，救命士は救急（災害）現場の最前線で傷病者の容態を把握し，的確な処置と搬送病院の選定を行うプロフェッショナルであることは近年幅広く認知されてきた．

もともとは救急現場に出動する救急隊に対して作られた国家資格である．1963（昭和38）年の「消防法」改正で，救急業務は消防機関が実施するものとして法制化された．1986（昭和61）年の改正では救急搬送先の病院（1次，2次，3次病院）の整備もなされ，日本の傷病者搬送システムは世界水準に達したといわれるようになった．だが，プレホスピタルの質（救急隊員の質）については必ずしも十分とはいえなかった．救急隊員の行う

処置内容が限定されていたため，救急隊員により心肺蘇生処置が施された傷病者のうち社会復帰した者の割合は，欧米に比べ低い水準となっていた．そのため，救命率の向上を図るべく具体的な方策が検討され，1991（平成3）年に「救急隊員の行う応急処置等の基準」が一部改正された．同時に「救急救命士法」が制定され，厚生大臣（当時）の免許にもとづく「救急救命士」が誕生した．

❷職能と権限

国家資格であっても，救命士が現場で行える「救急救命処置」は限られている．医師以外に看護師は医師の指示下で「場所を選ばず」診療の補助としての医療行為を行うことができるが，救命士は「限られた現場」でしか救急救命処置*1を行えない．限られた現場とは，「傷病者を病院へ搬送するまでの間」で，現行法ではそれ以外の場所での処置は禁じられている．また，行える処置は［表1］の通りである．

救急救命処置のなかには，具体的な指示は必要としないものの医行為に相当するものも含まれる．救急現場では傷病者に対して医師の代わりに確実な処置をする必要があるため，救命士の活動には医師による救急隊員の質の管理が必要で，常に医師との連携をとる必要がある．また，リアルタイムの指示だけではなく，行われた行為が適正であったかの検証も必要である．医師は救急隊に対し法的にも指導監督する立場にあるため，地域ごとにメディカルコントロール（以下，MC）協議会を設置し，常に顔の見える関係を築き，救急隊員の質の管理を行っている．MCとは，地域の救急医療において救急隊が行う処置の質の管理を行うシステムである．MCには特定行為の指示要請や助言・指導などを現場とリアルタイムに行う直接MCと，救急隊の行った処置についての検証やプロトコル作成などの間接MCがある．このMCこそが，病院前救護と病院内医療とをつなぐ救急医療におけるチーム医療だといえる．

［注］
*1　一般市民が行うものを「応急手当」，救命士以外の救急隊が行う処置を「応急処置」，救命士が行う処置を「救急救命処置」という．

❸教育内容と教育年数

救命士の資格取得には大きく分けて3通りがある．①救急隊や消防職員としての現場経験を積み救命士養成所に入校し国家試験受験資格を得て取得する，②大学や専門学校で教育を受け国家試験受験資格を取る，③外国の学校で教育を受けたか，または外国で救命士と同等以上の免許を取得している者である．教育期間には違いがあり，消防職員は養成所で6カ月以上の専門教育，専門学校では2〜3年，大学では4年の専門教育と実習が必要である．これは資格取得後，救急現場に戻り即戦力になる者とこれから消防に入職し救急隊として学び始める者との違いである．

[表1] 救急救命処置の範囲（平成四年指第十七号「救急救命処置の範囲等について」改正：平成26年1月31日　医政指発0131第1号より）

(1) 自動体外式除細動器による除細動
　・処置の対象となる患者が心臓機能停止の状態であること
(2) 乳酸リンゲル液を用いた静脈路確保のための輸液
(3) 食道閉鎖式エアウェイ，ラリンゲアルマスクまたは気管内チューブによる気道確保
　・気管内チューブによる気道確保については、その処置の対象となる患者が心臓機能停止の状態および呼吸機能停止の状態であること
(4) アドレナリンの投与（(10)の場合を除く）
　・アドレナリンの投与（(10)のの場合を除く）については，その処置の対象となる患者が心臓機能停止の状態であること
(5) 乳酸リンゲル液を用いた静脈路確保および輸液
(6) ブドウ糖溶液の投与
　・ブドウ糖溶液の投与については，その処置の対象となる患者が血糖測定により低血糖状態であると確認された状態であること．
(7) 精神科領域の処置
　・精神障害者で身体的疾患を伴う者および身体的疾患に伴い精神的不穏状態に陥っている者に対しては，必要な救急救命処置を実施するとともに，適切な対応をする必要がある
(8) 小児科領域の処置
　・基本的には成人に準ずる
　・新生児については，専門医の同乗を原則とする
(9) 産婦人科領域の処置
　・墜落産時の処置…臍帯処置（臍帯結紮・切断）
　　　　　　　　　　胎盤処理
　　　　　　　　　　新生児の蘇生（口腔内吸引，酸素投与，保温）
　・子宮復古不全（弛緩出血時）…子宮輪状マッサージ
(10) 自己注射が可能なアドレナリン製剤によるアドレナリンの投与
　・処置の対象となる重度傷病者があらかじめ自己注射が可能なアドレナリン製剤を交付されていること
(11) 血糖測定器（自己検査用グルコース測定器）を用いた血糖測定
(12) 聴診器の使用による心音・呼吸音の聴取
(13) 血圧計の使用による血圧の測定
(14) 心電計の使用による心拍動の観察および心電図伝送
(15) 鉗子・吸引器による咽頭・声門上部の異物の除去
(16) 経鼻エアウェイによる気道確保
(17) パルスオキシメーターによる血中酸素飽和度の測定
(18) ショックパンツの使用による血圧の保持および下肢の固定
(19) 自動式心マッサージ器の使用による体外式胸骨圧迫心マッサージ
(20) 特定在宅療法継続中の傷病者の処置の維持
(21) 口腔内の吸引
(22) 経口エアウェイによる気道確保
(23) バッグマスクによる人工呼吸
(24) 酸素吸入器による酸素投与
(25) 気管内チューブを通じた気管吸引
(26) 用手法による気道確保
(27) 胸骨圧迫
(28) 呼気吹込み法による人工呼吸
(29) 圧迫止血
(30) 骨折の固定
(31) ハイムリック法および背部叩打法による異物の除去
(32) 体温・脈拍・呼吸数・意識状態・顔色の観察
(33) 必要な体位の維持，安静の維持，保温

　教育内容としては基礎医学は必須分野である．その他に臨床救急医学総論，病態別臨床救急医学各論，特殊病態別臨床救急医学各論などで，救急医学に特化した分野を学ぶ．実

習では基礎的な傷病者観察要領,資機材の使用方法・搬送方法に加え,シミュレーションを行う.救急現場をイメージしたシミュレーションは他の医療資格の教育にはない救命士独特の教育法である.

資格を取得してもすぐに現場に出られるわけではない.救命士として業務を遂行する前に研修があり,現場に就いても定期的に研修が組み込まれる.地域MCごとにカリキュラムを決め,新しい知識の習得や自己研鑽ができるシステムになっている.

❹チームのなかでの役割

救急現場では1つの時間軸で傷病者の処置・搬送・治療を行う.そのため病院前救護を担う救命士の役割は大きい.傷病者を観察して,必要な救急救命処置を行うにあたり,医師の目となり耳となり,そして手となることが必要である.1人の傷病者を救うために,救急現場からチーム医療は始まっている.チェーン・オブ・サバイバル(救命の連鎖)は,バイスタンダー→救急隊→医療機関という流れが円滑に進んだとき,傷病者の救命が可能となる.

平成26年に救急救命士に新たに実施できる処置が増えた.①血糖測定と低血糖発作症例へのブドウ糖投与,②心肺機能停止前の静脈路確保と輸液である.この処置は拡大2行為と呼ばれ,所定の教育を受けた救急救命士は実施可能である.これまで特定行為は心肺停止傷病者に限られていたため,心肺停止前の傷病者に行う拡大2行為の実施には医師の具体的な指示が必要となる.そのため,ますます救急隊と医師との間で,よりいっそうの顔の見える関係を作り上げる必要があり,チーム医療としてさらなる強固な関係を築くことが必要であるといえる.

[高梨 利満]

[文献]
1) 救急救命士標準テキスト編集委員会編:救急救命士標準テキスト.改訂第10版,へるす出版,2020.
2) 救急隊員用教本作成委員会編:救急隊員標準テキスト.改訂第3版,へるす出版,2008.
3) 厚生労働省:「救急救命処置の範囲等について」の一部改正について. www.mhlw.go.jp/topics/2009/03/dl/tp0306-3a.pdf
4) 厚生労働省:救急救命士の業務のあり方等に関する検討会報告書. www.mhlw.go.jp/shingi/2010/04/s0428-16.html

産業カウンセラー

❶職能と権限

産業カウンセラーは,産業組織で働く人々とその家族を対象とした産業カウンセリングを通じて,メンタルヘルスの維持・増進・早期解決,職場人間関係開発,キャリア開発・

形成による個人と組織のサポートを行う．

❷教育内容と教育年数

日本産業カウンセラー協会が資格試験を行い，認定する．受験資格は以下のいずれかによる．①成年に達した者で，日本産業カウンセラー協会が指定する講習を修了した者．②4年制大学学部および大学院研究科修士課程を修了し（学士あるいは修士），在学中に取得した単位（心理，カウンセリング，産業カウンセリングに関連する科目）につき，日本産業カウンセラー協会の審査を受け，①と同等と認められた者．

また，産業カウンセラーの上位資格として，シニア産業カウンセラーとキャリア・コンサルタントがある．

❸チームのなかでの役割

チーム医療での役割としては，産業医，健康管理室，衛生管理者，人事担当者と連携しての健康増進・疾病予防，および病気休職者のサポートや復職支援などがあげられる．

臨床心理士

❶職能と権限

多くの心理関連の資格や検定があるなかで，最も難易度が高く，さまざまな機関の心理職採用の資格要件とされているのが，日本臨床心理士資格認定協会による臨床心理士である．

臨床心理士の活動領域は，教育分野（スクールカウンセラーやスクールアドバイザーとして，教育相談，学生相談，教職員・保護者へのコンサルト），医療・保健分野（心理セラピー，心理検査，デイケアやコンサルテーション，リエゾン・サービスなどのチーム医療活動，自治体の保健センターにおける乳幼児健康診断・発達相談など），福祉分野（児童相談所，高齢者福祉施設，女性相談センター，療育施設，障害者作業所などで心理的側面からの援助），司法・矯正分野（家庭裁判所や少年鑑別所などにおいて，心理的側面からの調査・検査・鑑定や，矯正に向けての心理面接など），労働・産業分野（企業内でのメンタルヘルス対策），その他，災害被災者や犯罪被害者の支援など幅広い．

❷教育内容と教育年数

日本臨床心理士資格認定協会が資格試験を行い，認定する．受験資格は以下のいずれかによる．①日本臨床心理士資格認定協会が指定する大学院，あるいは専門職大学院の修士課程を修了した者．②諸外国で①と同等の教育歴および心理臨床経験を有する者．③医師免許取得者で必要な心理臨床経験を有する者．

❸**チームのなかでの役割**

　チーム医療での役割としては，精神科での心理テスト，心理療法に加え，がん患者など精神科以外の科での心理評価・心理サポート，災害被災地での派遣医療チームの一員としての活動などがあげられる．

[田ヶ谷浩邦]

医療ソーシャルワーカー

❶**職能と権限**

　医療機関などで働く医療ソーシャルワーカーは，病気や障害を契機とするさまざまな生活上の問題の解決を支援する専門職である．患者を「家庭や社会で生活をしている人」と捉え，病気や障害によって生じたさまざまな生活上の変化，あるいは新たな問題の解決に向け，患者・家族の取り組みを支援する．具体的には医療費や生活費などの経済的問題解決，入院や退院に伴う問題解決，在宅療養環境整備，さまざまな保健・医療・福祉サービスの紹介，人間関係の問題調整，不安や心配に対する精神的サポートなどを行う．厚生労働省による「医療ソーシャルワーカー業務指針」では以下の6つに業務が分類され詳しく定められている．

　①療養中の心理的・社会問題の解決，調整援助
　②退院援助
　③社会復帰援助
　④受診・受療援助
　⑤経済的問題の解決，調整援助
　⑥地域活動

　支援の方法は患者，家族との面接を中心としたケースワークあるいはグループワークが中心になる．面接ではまず患者・家族との信頼関係を形成すると同時に，主訴などを聴取して問題を把握し，課題を整理・検討する．次に患者・家族から得た情報に他のスタッフなどからの情報を加え，方向性を検討し，保健・医療・福祉（介護）機関やサービスなどを活用し連携をとりながら支援を実施する．このように，医療ソーシャルワーカーは医療チームの一員として機能している．

❷**教育内容と教育年数**

　医療ソーシャルワーカーの基礎資格は国家資格である社会福祉士，または精神科領域で働く精神保健福祉士である．社会福祉士の受験資格は社会福祉系（指定科目を履修できる）4年制大学を卒業して得られるが，その他の4年制大学を卒業後，通信教育で指定科目を

履修する，または養成施設などと実務経験を加えて受験資格を得るなどいくつかの方法がある．

❸チームのなかでの役割

医療ソーシャルワーカーが医療チームのなかで果たす役割の1つ目は，心理社会的問題の解決支援である．この支援が治療と並行して行われることで患者の不安を軽減し，前向きに治療に取り組めるようになる．2つ目は仲介的役割である．患者・家族の社会的心理状況を理解し，医療スタッフに伝達する．3つ目は通訳的役割である．患者・家族と医療スタッフの理解に食い違いが生じている場合，その相違点を明らかにし，双方に働きかけて，コミュニケーションを促進する．4つ目は権利擁護的役割である．治療を受ける側の患者・家族は弱い立場であることを踏まえ，社会福祉の専門職として患者・家族の基本的人権が守られているかを常に配慮する．最後にネットワーキングの役割である．個々の事例において，院内連携のコーディネートをしたり，地域の保健・医療・福祉（介護）機関やサービスとの円滑な連携のための窓口機能を担っている．質の高い医療の提供のためには関わる人と人のつながりの円滑さは重要な要素である．そのため今後の課題としては，医療が病院完結型から地域完結型になることを踏まえ，特に院外の関係機関やサービスとのネットワーキングの充実が必要であると考える．

［早坂由美子］

本項では，医療・福祉に関する職種の一部をとりあげて紹介している（順番は任意である）が，これら以外にも多くの専門職が，病院・地域の中で連携してチーム医療を支えている．

チーム医療の倫理

3-1 臨床における チーム医療の倫理

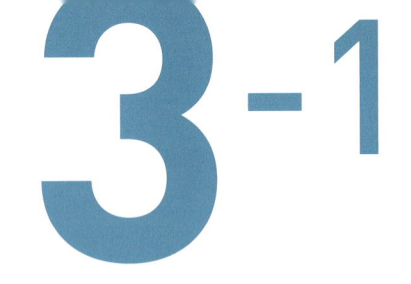

1 倫理とは

みなさんは「倫理」や「倫理委員会」について，どのような印象をもっているだろうか．大学の教養課程や高等学校の社会科で習った倫理学を思い出して，あの小難しいやつと思うかもしれない．テレビで放送されたサンデル教授の講義を見た人は，奇想天外な例え話から正義を語ることだと思うかもしれない．あるいは，倫理委員会というと，国会の政治倫理審査会のように，何か疑惑をもたれた人が呼び出されて査問されるような怖いところと思っているかもしれない．

日本語の「倫」には仲間とか世間とかという意味があり，「理」とは筋目とか模様のことだそうで，「倫理」には人間模様とか世間風景という意味があり，狭義には「人と人とが関わり合う場でのふさわしいふるまい方」，「仲間のあいだで守るべき秩序」という意味合いがあるとされている[1]．「倫理」は仲間内のルールといわれれば，そんなに堅苦しくないものと思えるのではあるまいか．

「仲間のあいだで守るべき秩序」が倫理なら，「法律」とどう違うのだろうか．日本には，医療法や医師法など，医療それ自体や医療に関係する職業について規定した法律がたくさんある．法律があるのだから，倫理なんていらないと考える人がいても不思議ではない．法律は，国民の代表が決めた規範なのだから，法に反しなければよいと思うのにも一理ありそうだ．

ベン・ジョンソンという陸上選手の名前を知っているだろうか．彼は，1988年に開催されたソウルオリンピック陸上競技の男子100 m決勝で，9秒79という当時の世界記録を樹立して優勝した．しかし，競技後の検査でドーピングが発覚し，金メダルは剥奪され，公式競技への出場停止処分を受けた．彼は，別に法律に違反したわけではないが，スポーツの仲間のあいだで守るべき秩序＝倫理に背く行為をしたために，処分されたわけだ．法律よりも厳しいルールがあるからこそ，スポーツで活躍した選手たちは多くの人々からの尊敬を集められるのだろう．もし，どんなに社会的地位が高くても，法律に違反しなければなにをやってもよいという人がいたとしたら，尊敬を得ることはできないかもしれない．

世界医師会の「医の倫理マニュアル」[2]では，「倫理は法律よりも高い基準の行為を要求」

すると述べられている．医療に従事する専門職が，法律よりも高い基準のルールで動くからこそ，社会から一定の信任を得られるともいえるだろう．さらに踏み込んで，「医の倫理マニュアル」では，「非倫理的行為を求める法には従わないことを要求」している[2]．

医療者が非倫理的行為を求められることなんて大昔の戦争中の出来事だと思う人が多いかもしれないが，そうでもないらしい．最近，米国の刑務所で，収容されたことに抗議してハンガーストライキを行っている人に対して，強制的に経管栄養が行われたと報道され，ハンガーストライキをしている人の意に反して経管栄養を行うことの是非が議論を呼んだ[3]．もしみなさんがその刑務所で医療者として働いていたら，経管栄養を行うことを命じられたとき，どうするだろうか．命令だから，経管栄養を行うだろうか．命令に関係なく，ハンガーストライキを継続することは命にも関わることだから，その人の命を救うために経管栄養を行うだろうか．あるいは，その人の意思を尊重して，経管栄養を行うことを拒否するだろうか．そんな特殊な状況の話なんて関係ないよと思う人は，私たちが普段病院で行っている経管栄養と，この刑務所での経管栄養には，どんな違いが存在するのか考えてみてもらいたい．違いがあるとすれば，どこが違うのだろうか．うまく説明できるだろうか．考えているうちに，もやもやしてすっきりしない気分になった人もいるだろう．

本章では，職業倫理としての倫理綱領の意義と，倫理的な問題についての対応をチーム医療の現場でどう進めたらよいかを学ぶ．チーム医療は，患者を中心，あるいは，患者を主体として，各専門職が協力して医療を行うことである．チーム医療では，患者と医療者のあいだ，医療者と別の医療者のあいだ，患者と家族のあいだにおいて，さまざまな考え方の違いが生じることがある．筆者は，チーム医療における葛藤を解決するための共通言語が，倫理であると考えている．医療現場には，もやもやしてすっきりしない気分にさせられる問題がたくさん存在する．倫理という共通言語を使ってチーム内で議論をすることによって，もやもやを少しでも解決しようとすることが大切だと考えている．

2 専門職論と倫理綱領

❶ 専門職とはなにか

近年，医療に従事する各職種は，専門職（プロフェッション）であるとみなされている．各専門職をプロフェッション，その専門職についている個人のことをプロフェッショナルということが一般的である．プロフェッショナルというと，米国大リーグのイチロー選手や人間国宝の芸術家などの特別な人を思い浮かべるかもしれないが，もっと身近な職業でも，一定の要件を満たすものは，プロフェッションとみなされている．

プロフェッションの定義については，これまで数多く提唱されている．額賀は，Baylesの現代的な専門職論をまとめ，プロフェッションについて以下の5つの特徴に整理した[1]．

> ① 公共益に貢献し，重要な公共サービスをもたらすこと．
> ② 専門職を遂行するには，抽象化・体系化された専門知識が必要である．専門職になるには，高度な訓練を要すること．
> ③ 専門職自身が定める自己規制基準が存在すること．この基準には，倫理綱領も含まれる．
> ④ 特定の専門職を選定する免許制度の手続きが存在すること．専門職の仕事を遂行するのに独占権をもつ専門職もありうる．
> ⑤ 専門職団体の設置は，専門職にとって重要な側面である．専門職団体は，専門職の基準を定め，養成基準を決めることで，免許制度の手続きを執行する．

すなわちプロフェッションには，単に高度な専門的技能を習得しているということに加えて，公共性と自律性が求められている．

高度な専門的技能が必要なのは医療職だけではないが，他の分野とは異なる背景のうえに医療職の専門的技能が成り立っていることを銘記する必要がある．例えば，医療においては，診療上必要であれば，人の身体に針を刺したり，メスで切ったり，放射線を当てたりするという侵襲的な行為が許容されているところに特殊性がある[4]．また，医療者に対しては，家族にもいえない秘密を打ち明けたり，恋人にも見せない身体の部分を見せたりする．さらに，健康という誰にとっても身近で，生き死にに関係する問題を扱うにもかかわらず，医療者と一般の人がもっている医療に関する情報の格差はとても大きい．

公共性とは，多くの人々にとって重要な，あるいは，必須な業務を行うということだけでなく，利他的であることを含意している．医療は，人々が「健康で文化的な最低限度の生活を営む（日本国憲法第25条）」のに必須の，社会のライフラインである．また，同じライフラインでも電気や電話と異なり，日本の医療費は，自己負担金以外のほとんどが，国民や企業などが拠出した保険料や税金によってまかなわれている．さらに，医療を提供する医師，看護師，薬剤師など多くの職種が，名称だけでなく，その業務を独占することが法律で定められており，例えば，医師以外が医業を行うことは禁止されている（医師法第17条）．このように，公共性が極めて高いライフラインを独占的に担っている医療職は，自らの利益ではなく，顧客（患者と社会）の利益を第一に考えて業務を行うことが強く求められている．

自律性とは，専門職の技能や振る舞いに対して，専門職が自らを律して，それを社会に対して示す責任があることを意味する．1987年に採択され，2009年に最新の修正がなされた世界医師会の職業規範に関するマドリッド宣言では，「プロフェッショナル・オート

ノミー（専門職としての自律性）と臨床上の独立性という権利を与えられるということは，当然の結果として，医師は自己規律に継続的に責任をもたねばならない（第2条）」としている[5]．これは医師だけでなく，他の医療専門職にも当てはまることである．専門職の集団の構成員が心得なければならない道徳的義務が職業倫理であり，それらを具体的に記述したものが倫理綱領である[1]．

❷倫理綱領

　医療者の倫理綱領として最も有名なのは，紀元前4世紀頃に起源があるとされる「ヒポクラテスの誓い」であろう．近代になって，宣言，憲章，規定など名称もさまざまな多くの倫理綱領が，国際的な，あるいは，その国を代表する，職能団体や学会などによって作成されてきた［表1］．ヒポクラテスの誓いは，医師の能力と判断にもとづいて患者の利益を決めることに特徴があり，1803年の「パーシヴァルの綱領」や1847年の米国医師会の綱領に影響を与えたとされる[1]．1948年9月にジュネーブで開催された第2回世界医師会において，ヒポクラテスの誓いの精神を引き継いで，「ジュネーブ宣言」が採択された．ジュネーブ宣言は数回の修正を重ねて，現在でも重要な医の倫理綱領とみなされている．一方，1973年の米国病院協会が編纂した「患者の権利章典」以降，1980年の米国医師会の倫理綱領，2002年の米欧の内科学会が合同で発表した「医師憲章」など近年の倫理綱領では，患者の自己決定権や患者の権利も重要視されるようになってきた[1]．日本においても，1968年に早くも日本薬剤師会で倫理規定が定められたのをはじめ，日本看護協会，日本医師会などの職能団体が倫理綱領を作成している．

［表1］主な倫理綱領

紀元前4世紀	ヒポクラテスの誓い
1803年	パーシヴァルの綱領
1847年	米国医師会　倫理綱領
1948年	世界医師会　ジュネーブ宣言
1949年	世界医師会　医の国際倫理綱領
1968年	日本薬剤師会　薬剤師倫理規定
1973年	米国病院協会　患者の権利章典*
1980年	米国医師会　医の倫理綱領
1981年	患者の権利に対する世界医師会リスボン宣言
1987年	プロフェッショナルオートノミーと自己規律に関する世界医師会マドリッド宣言
2002年	新ミレニアムにおける医のプロフェッショナリズム・医師憲章
2003年	日本看護協会　看護者の倫理綱領
2004年	日本医師会　医師の職業倫理指針
2005年	世界医師会　医の倫理マニュアル

*患者の権利章典は，職業倫理の綱領ではない

最近では，個々の医療機関においても，日本医療機能評価機構による病院機能評価の認定要件に加えられたこともあってか，倫理綱領や職業倫理指針が作成されるようになり，ホームページに掲載している施設もある．医療機関以外では，以前から，看護学校や看護学部で戴帽式（男性が増えたことや院内感染防止対策などの理由からほとんどの病院でナースキャップが廃止されたため，最近では別の名称が使われることもある）が行われ，ナイチンゲール誓詞や学生たちが作成した誓いの言葉を朗誦し，プロフェッショナルとなる意識を涵養してきた．最近では，臨床実習の開始前に白衣式を開催する医学部も増えたようである．

さて，以上のようにあまた存在する倫理綱領には，当たり前のこと，納得できること，これはちょっと守れないと思うことなど，いろいろな条項が列記されている．私たちはこれらをどのように読み解いたらよいのだろうか．レフラーは，米国の医療倫理規定の法的および社会的機能を分析し，以下の5つの類型を示した[6]．

①強制力を有するルール
②説得力を有するルール
③教育上の手段
④目標の表明
⑤意義の乏しい言辞

日本看護協会の「看護者の倫理綱領」を例に，レフラーの類型を当てはめてみよう[7]．この倫理綱領の前文では「看護の実践について専門職として引き受ける責任の範囲を，社会に対して明示するものである」として，仲間内の規範であるだけでなく，社会契約的な意味があることを述べている．

「強制力を伴うルール」の好例は，守秘義務に関する第5条「看護者は，守秘義務を遵守し，個人情報の保護に努めるとともに，これを他者と共有する場合は適切な判断のもとに行う」である．守秘義務は，ヒポクラテスの誓いにも登場する歴史のある倫理規定であるが，保健師助産師法看護師法42条の2や刑法134条に罰則付きで守秘義務が定められており，極めて義務的で明確に強制力を有するルールといえるだろう．一方，ナイチンゲール誓詞の中核部分をなす「すべて毒あるもの，害あるものを絶ち，悪しき薬を用いることなく，また知りつつこれを進めざるべし」という「患者に危害を与えない」のは記載するまでもない当然のこととみなされたのか，看護者の倫理綱領には記載されていないことは興味深い．

レフラーは，「教育上の手段」となる倫理規定の典型例として，法律，判例や行政規則によってすでに定立されており，専門家団体がその構成員にとってわかりやすいようにそ

れを倫理規定に取り入れる場合をあげている[6]．第7条「看護者は，自己の責任と能力を的確に認識し，実施した看護について個人としての責任をもつ」がそれに分類されるだろう．これは，プロフェッションとしての自覚を促す意図の他に，医師の指示のもとに診療の補助を行ったとしても，看護師のエラーによって患者に有害事象が生じた場合には，個人の責任が追及されてきた裁判例を反映しているものと思われる．

第13条「看護者は，社会の人々の信頼を得るように，個人としての品行を常に高く維持する」や第14条「看護者は，人々がよりよい健康を獲得していくために，環境の問題について社会と責任を共有する」は，「目標の表明」の類型と考えられるが，現実の行為に影響力をもたなければ，「意義の乏しい言辞」とされてしまうかもしれない．

3 医療現場における倫理的問題への対応

❶倫理的問題を考えるプロセス

医療の現場では，多くの倫理的な問題に直面している．最近話題になった問題を思い浮かべただけでも，テレビドラマにもなった代理母，法律が改正された脳死移植，ますます研究が進展している再生医療，厚生労働省や日本救急医学会がガイドラインを作成した終末期医療，大規模災害時のトリアージなど枚挙にいとまがない．これらの問題に対して，私たちはどう考え，どう対応すればよいのだろうか．

医療の現場において医療者がよりよい判断をする助けになるのが，医療倫理や臨床倫理である．赤林は，医療倫理とは「医療が行われる際に守られるべきルール，ふさわしい行われ方」であると定義している[1]．一方，白浜は，臨床倫理を「クライエントと医療関係者が，日常的な個々の診療において発生する倫理的な問題点について，お互いの価値観を尊重しながら，最善の対応を模索していくこと」と定義した[8]．すなわち，医療倫理は医療を俯瞰する倫理，臨床倫理はより個別の事例に焦点を当てた倫理ともいうことができるだろう．

臨床における個別の倫理的問題に対応するために，白浜は，以下のような手順で事例を取り扱うことを提案している[8]．

①認識
②分析
③情報収集
④対応
⑤評価と修正

認識とは，倫理的な問題に気づくことである．なにも臓器移植や安楽死のような事例だけが倫理的な検討を必要とするわけではない．日常的に遭遇するような事例であっても，チーム医療に参加しているメンバーが，腑に落ちない，もやもやした思いを抱いている場合には，倫理的問題が潜在していることがある．認識されなければその後のステップにも進めないので，最も重要なことかもしれない．筆者らの施設でも，研修医，看護師，薬剤師といった主治医チームの主治医以外のメンバーからや，緩和ケアチーム，栄養サポートチームといった直接の担当ではない医療チームから，倫理的問題を提起されることがある．

　倫理的な問題を分析するときには，白浜が勧めるように，筆者らもジョンセンらの四分割表［表2］を活用している[9]．四分割表では，倫理的問題を提起する事例について，①医学的適応，②患者の意向，③QOL，④周囲の状況，の4つの枠に検討事項を記載する．多職種が議論しつつ記載していくことによって，より多面的で重層的に問題を把握し，チーム内での情報共有を促進することができる．

　問題点を分析していくうちに，判断するのに不足している情報が明らかになることが多い．それは，医学的な検査結果であったり，文献であったり，あるいは患者・家族の思い

［表2］四分割表

医学的適応（Medical Indication）	患者の意向（Patient Preference）
1. 患者の医学的問題は何か． 2. 急性か，慢性か，重体か，救急か，可逆的か． 3. 治療の目標はなにか． 4. 治療が成功する確率は． 5. 治療が奏功しない場合の計画はなにか． 6. 要約すると，この患者が医学的および看護的ケアからどのくらい利益を得られるか．また，どのように害を避けることができるか．	1. 患者には精神的判断能力と法的判断能力があるか． 2. 対応能力がある場合，患者は治療への意向についてどう言っているか． 3. 患者は利益とリスクについて知らされ，それを理解し，同意しているか． 4. 対応能力がない場合，適切な代理人は誰か．その代理人は意思決定に関して適切な基準を用いているか． 5. 患者は以前に意向を示したことがあるか．事前指示はあるか． 6. 患者は治療に非協力的か，または協力できない状態か．その場合，なぜか． 7. 要約すると，患者の選択権は，倫理・法律上，最大限に尊重されているか．
QOL（Quality of Life）	**周囲の状況（Contextual Features）**
1. 治療した場合，あるいは，しなかった場合に，通常の生活に復帰できる見込みはどの程度か． 2. 治療が成功した場合，患者にとって身体的，精神的，社会的に失うものはなにか． 3. 医療者による患者のQOL評価に偏見を抱かせる要因はあるか． 4. 患者の現在の状態と予測される将来像は延命が望ましくないと判断されるかもしれない状態か． 5. 治療をやめる計画やその理論的根拠はあるか． 6. 緩和ケアの計画はあるか．	1. 治療に関する決定に影響する家族の要因はあるか． 2. 治療に関する決定に影響する医療者側の要因はあるか． 3. 財政的・経済的要因はあるか． 4. 宗教的・文化的要因はあるか． 5. 守秘義務を制限する要因はあるか． 6. 資源配分の問題はあるか． 7. 治療に関する決定に法律はどのように影響するか． 8. 臨床研究や教育は関係しているか． 9. 医療者や施設側で利害対立はあるか．

アルバート・ジョンセン・他：臨床倫理学．第5版（赤林　朗・他監訳），新興医学出版社，2006.

であったりする[8]．本章の参考文献をひもといて類似する事例を参照したり，各種のガイドライン類を確認したりすることも有用である．

　分析した問題への対応をチーム内で話し合い，コンセンサスが得られれば，その対応策を実行することになる．筆者の経験では，いつも有効な解決策を得られるとは限らないが，チーム内で問題意識を共有できるだけでも一定の対応策となることがあると感じている．

　行った対応策の結果を評価し，問題が継続している案件であれば，必要に応じて修正を加えることも重要である[8]．可能であれば，診療録やカンファレンスノートなどにそれまでの経過を記載しておくと，議論に参加しなかった他のメンバーと情報を共有することができる．

❷倫理的問題を合理的に考える

　倫理的問題について議論を行う場合には，直観的な思考に頼るだけでなく，合理的に考えることが大切である．合理的な倫理判断には少なくとも，①事実と価値の区別，②判断の一貫性，③公平な視点の3つの要素が必要であるとされている[1]．

　事実と価値の区別とは，医学的な事実をできるだけ正確に把握することとそれに対する価値判断を峻別するということである[1]．例えば，呼吸不全に陥った終末期の肺がん患者に，医師が「人工呼吸器を装着することには意味がある」と判断し，看護師が「人工呼吸器は無益である」と考えたときのことを考えてみよう．一見，医学的な事実に対する認識が対立しているように思われるが，医師は，人工呼吸を装着すればしばらくの期間生命を維持できるから意味があると判断し，看護師は，そのような生命の維持は患者の生活の質の観点から無益であると考えているのである．また，この医師と看護師の議論も，この患者が終末期であるという医学的な事実認識が正確でなければ，不適切なものとなってしまう．

　倫理的判断の一貫性とは，同様な事例は同様に扱う（Treat like cases alike.）ということである[1]．例えば，先にあげた終末期の肺がん患者が2名いたとして，Aさんには人工呼吸器を装着して，Bさんには装着しない場合，その判断の差異の理由には道徳的に重要な違いがなければならない．もし医師の週末の予定や看護師のシフトの都合で判断が異なったとしたら，それは道徳的に重要な違いとはいえない．Aさんは最期まで手を尽くして頑張りたいという意思があり，Bさんには延命治療は差し控えたいというリビングウィルがあったとしたら，患者の自己決定が異なるという道徳的に重要な違いが存在するといえるだろう．

　倫理的判断の公平性とは，正当な理由がないかぎり，自分や自分と親しい人の利益だけでなく，他の人の利益も平等に配慮しなければならないということである[1]．公平な視点に立つことは，容易なことではないかもしれないが，自分がその患者であったらどう感じるかと想像上の立場交換をしたり，チーム内で対話を重ねたりすることを通して同じ倫理

的判断が支持されるのであれば，判断の公平性を保つ助けとなるだろう[1]．

❸ 医療倫理の4原則

診療チーム内で合理的に倫理的問題を議論するためには，1979年にビーチャムとチルドレスの提唱した「医療倫理の4原則」が重要な観点を与えてくれる．ここではホープの解釈を参考にして，解説する[10]．

> 医療倫理の4原則
> ①自律尊重原則
> ②善行原則
> ③無危害原則
> ④正義原則

自律尊重原則では，自由かつ独立に思考して決定できる能力を有する患者が，自分で決定できるように手伝うことと，その決定を尊重してそれに従うことが求められる．医療の現場では，新生児，認知症の患者，心肺機能が停止した患者のように，思考して決定できる能力（意思能力，同意能力）を有していなかったり，低下していたりする場合があり，問題になる．また，適切な情報を得たうえでの自己決定なのかどうか慎重に吟味する必要がある．適切な情報を得たうえでの自己決定の結果，ある医療措置に対して同意が得られれば，それがインフォームドコンセントである．

善行原則では，医療者が患者にとって最善と思うことをなすことが求められる．なにが患者の最善の利益であるのかについては，医療者の価値判断が反映されるので，チーム内で議論する場合には，どのような価値（例えば，生存期間の延長なのか，生活の質なのかなど）を重視して最善と考えたのか，意識したほうがよい．医療者の考える最善のことと患者の自己決定は必ずしも一致するとは限らない．また，無制限な善行は医療者に過大な負担をかけたり，他の患者の不利益につながったりすることがあるので留意するべきである．

無危害原則では，患者に危害を与えないことが求められる．具体的には，患者の生命を奪ったり，苦痛を与えたりするな，ということである．無危害原則は，目の前の患者に対してだけでなく，一般に誰に対しても一応の義務を有すると考えられている．

正義原則にはさまざまな要素があるが，しばしば問題となるのは分配的正義である．倫理的判断の一貫性が重要なのと同様に，同じような状況にある患者は，同じような医療を受けられるべきである．また，時間的，資金的，設備的，人的な資源を，公平に分配できるよう心がけることが求められる．

❹ 守秘義務について考える

実際の医療現場では，医療倫理の4原則が対立することも多い．ここでは，倫理原則

の対立について，守秘義務を題材に考察してみる．守秘義務は，ヒポクラテスの誓い以来，ほとんどの倫理綱領に登場する項目であり，刑法や各種の医療職に関する法律では罰則付きで定められている極めて強い義務である．医療倫理の4原則では，患者が自分の情報を誰に知らせるかを決定できるという意味で，自律尊重原則によって支持されると考えられている．

　Cさんが，同居している家族に感染させる可能性が非常に高い疾病（感染症X）に罹患していることが判明したとしよう．感染症Xは，有効な感染防御方法があり，もしCさんの家族がまだ感染していなければ，家族を感染から守ることができる．また，もし家族がすでに感染していたとしても，早期に診断することで，治療を行うことができる．しかし，Cさんが，感染症Xに罹患したことを家族に告げることを拒否した場合，どうしたらよいのだろうか．自律尊重原則に従うなら，医療者は，Cさんが感染症Xに罹患していることを家族に告げることはできない．善行原則と無危害原則の観点からは，家族に事実を告げることがCさんにどのような影響を与えるのかを考えなければならない．Cさんの考えの通りに家族に告げないことが，Cさんにとって利益となるとは限らない．もし感染症Xの治療が，大量の薬剤を一定の時間ごとに頻回に内服しなければならないものであれば，家族に事実を告げないことによって，在宅時の内服ができず，Cさん自身に不利益となる可能性がある．一方，家族に対する善行原則や無危害原則を考慮すれば，Cさんの家族に感染症Xの検査を受けさせたり，必要に応じて治療をしたりするために，Cさんが感染症Xに罹患していることを通知することにも合理性があるだろう．

　Cさんの事例のように倫理原則のあいだで対立が存在する場合，主な対応方法として原則の特定化と比較考量の2つの方法がある[1]．この事例では，「患者が家族への通知に加えて感染防御策をも拒否する場合を除いて，守秘義務は遵守されなければならない」と考えて，守秘義務の及ぶ範囲を限定するのが，「原則の特定化」である．患者の家族の危害や不利益と患者の自己決定を尊重することの意義を比較して考えるのが，「比較考量」である．筆者は，診療チームによって，Cさんの事例への対応が異なってもよいと考えている．大切なのは，自分たちがどういうプロセスで，なにに価値をおいてその結論を出したのか，合理的に説明できるような判断をすることである．

　なお，チーム医療を行ううえで，診療上必要な情報を共有することは，守秘義務違反にならないと考えるのが一般的である．法的に守秘義務が定められている職種は当然として，そうでない職種も，診療に関係のない第三者に秘密をもらしてはならないのは当然である．また，診療にあたるチーム内であっても，明らかに診療に関係のない患者の個人情報をみだりに話すことは慎むべきである．

❺倫理コンサルテーション

　これまで述べてきたプロセスを，実際に診療にあたっているチーム内で実行することに困難を感じることがあるかもしれない．また，診療チーム内で判断が一致していたとしても，延命治療の中止など生死に直結するような判断を行う場合には，施設としての倫理的判断をしたほうがよいこともある．筆者の施設では，臨床倫理の委員会が倫理コンサルテーションという活動を行い，現場の倫理的判断を支援している．倫理コンサルテーションとは，「臨床において個々の症例に生じる倫理的問題に助言を与える活動」[1] のことである．具体的には，倫理コンサルテーションの依頼があった場合に，臨床倫理の委員会から複数の委員を派遣し，診療チームのメンバーとともに倫理的問題を検討している．倫理コンサルテーションの内容とその結果は臨床倫理の委員会で報告され，委員会全体で評価を行っている．臨床倫理の委員会には，医師，看護師，薬剤師，理学療法士，研究者，事務職員など多職種が参加し，いろいろな角度から検討ができるよう心がけている．また，必要に応じて法律家など，病院職員以外の専門家も招聘している．長尾らが行った，日本における倫理コンサルテーションの実態調査[11] によれば，回答した臨床研修指定病院267病院のなかで，約25％の病院が倫理コンサルテーションの仕組みをもっており，89％の病院が倫理コンサルテーションを必要としているとのことであった．今後倫理コンサルテーションの取り組みはさらに広がるものと予想される．

［竹下　啓］

［文献］
1) 赤林　朗編，稲葉一人・他著：入門・医療倫理 I. 勁草書房，2005.
2) 樋口範雄監訳：世界医師会 WMA 医の倫理マニュアル．日本医師会，2007.
   http://www.med.or.jp/wma/mem/wma_mem_all.pdf
3) Annas, G.J.: Hunger Strikes at Guantanamo—Medical Ethics and Human Rights in a "Legal Black Hole". N Engl J Med, 355：1377-1382, 2006.
4) 医療倫理 Q&A 刊行委員会編：医療倫理 Q&A. 太陽出版，1998.
5) 世界医師会：医師主導の職業規範に関するWMAマドリッド宣言．http://www.med.or.jp/wma/madrid.html
6) レフラー，RB.：アメリカにおける医療倫理規定の機能的分析．生命倫理と法（樋口範雄，土屋裕子編）．弘文堂，2005.
7) 日本看護協会：看護者の倫理綱領．2003.
   http://www.nurse.or.jp/nursing/practice/rinri/pdf/rinri.pdf
8) 白浜雅司：臨床倫理とは何か．緩和医療学，3（1）：3-12, 2001.
9) アルバート・ジョンセン・他：臨床倫理学．第5版（赤林　朗・他監訳），新興医学出版社，2006.
10) トニー・ホープ：医療倫理（児玉　聡，赤林　朗訳・解説）．岩波書店，2007.
11) 長尾式子・他：日本における病院倫理コンサルテーションの現状に関する調査．生命倫理，15（1）：101-106, 2005.

チーム医療の倫理

3-2 研究におけるチーム医療の倫理

1 人を対象にした研究とはなにか

　人を対象にする研究の場で，「多職種連携チーム医療」は，どのような倫理を求められるだろうか．

　「人を対象にする研究」には，人の心身に直接働きかける研究，人の試料を扱う研究，人のデータを使う研究など，さまざまなタイプがある．これらが単独，あるいは組み合わされて1つの研究が行われる．医学研究の倫理を定めた「ヘルシンキ宣言（世界医師会）」も，自らの役割を「個人を特定できるヒト由来の試料およびデータの研究を含む，人間を対象とする医学研究の倫理的原則（日本医師会訳）」と位置づけている．

　ヘルシンキ宣言は，採択後，何度も改訂を重ねている．ヘルシンキ宣言が採択された当初（1964年）は，この「個人を特定できるヒト由来の試料およびデータの研究を含む」という添え書きは存在していなかった．医学研究が発展するに従い，ヒトゲノム解析や，生殖細胞の体外操作，データ電子化による大量情報移動が行われる時代を見すえ，2000年のエジンバラ改訂で，上記文言の加筆が行われたのである．

2 多職種で倫理原則を共有する

　エジンバラ改訂では本書のテーマ「チーム医療」に関わるような項目の改訂も行われている．それまで「医師」を対象に記していた勧告が，「医学研究に携わる医師およびそれ以外の人」となり，宣言自体のタイトルも，医師への勧告だったものから，医学研究そのものを対象とする倫理原則に変更された．

　医学研究は，医師だけで行われるものもあれば，他の専門職だけで行うもの，多職種連携研究チームで行うものもある．エジンバラ改訂は，そのことを改めて確認し，医師と医師以外のメンバーが倫理原則を共有することが，被験者の人権を守り，医学・科学の発展につながると宣言している．

3 倫理原則を総合的に解釈する意義

さらに2008年の北京改訂では，次のような"倫理原則らしい"項目も加筆された．「本宣言は，総合的に解釈されることを意図したものであり，各項目は他のすべての関連項目を考慮に入れず適応されるべきではない（日本医師会訳）」．

"倫理原則らしい"のは，「総合的に解釈」せよというところである．

倫理関連の文書を読んで，「やるべき最低限を満たそう」，「書いていないことはやる必要がない」，「禁止されていないことはやってもいい」，「法律ではないから違反しても拘束力がない」など，各項目をどう読み替えられるかに終始することを，ヘルシンキ宣言は望んでいない．「こちらにこう書いてあり，こちらにこう書いてある．そのことからすなわち，このように考え，対処してはどうか」と研究者，倫理委員，社会の構成員が熟慮する，その手引きとしての倫理原則である．

人間が倫理原則のなかに閉じ込められるのではなく，時代の理念を共有しながら，被験者の尊厳や人権を考え，専門職としての誠実さを発揮する．メンバーが互いにリスペクトし，医学や科学の知識を高めていく．それを実現するための「総合的解釈」力を，倫理原則が私たちに求めているのである．

4 研究倫理の歴史

倫理原則を総合的に解釈するためにも，研究倫理の歴史を簡単におさらいしておきたい．

❶ジュネーブ宣言

第2次世界大戦後，世界医師会が発足し，1948年第2回総会で出された宣言が「ジュネーブ宣言」である．戦時中，多くの国で戦争医学・軍事研究が関心事となり，兵士や捕虜，施設の患者・障害者を対象に，さまざまな実験が行われた．傷病治療，戦略開発のため感染実験や代用血液研究なども行われたが，被験者への説明や同意は制度化しておらず，個人の福祉より社会的利益が優先される風潮にあった．国家の第一の関心が「患者の健康」ではなくなったとき，医師はどのような態度をとるべきか．

「私の患者の健康を私の第一の関心事とする」「私は，たとえ脅迫のもとであっても，人権や国民の自由を犯すために，自分の医学的知識を利用することはしない」（いずれも日本医師会訳），わずか10項目あまりの「ジュネーブ宣言」であるが，直前の歴史を踏まえると，医師が集まって出した1つひとつの項目の意味は重い．

❷ニュルンベルク綱領

ジュネーブ宣言の前年，1947年に「ニュルンベルク綱領」が公表されている．ニュル

ンベルク綱領は，ナチス・ドイツの非人道的人体実験に関わった医師を裁いたニュルンベルク裁判の判決に伴い発表された．

医学研究において，「被験者の自発的同意が必須であること」「死亡や障害をおこすことがあらかじめわかっている場合は研究を行うべきではないこと」「責任ある科学者として実験の継続が被験者に傷害・障害・死をもたらすと信じるに足る理由があるときはいつでも実験を中止する心構えでいること」など，現代の研究倫理の原型となる事項が記載されている．

❸ ヘルシンキ宣言

ニュルンベルク綱領を受けて，1964年世界医師会で採択された医学研究に関する倫理指針がヘルシンキ宣言である．

「人間を対象とする医学研究においては，個々の研究被験者の福祉が他のすべての利益よりも優先されなければならない」「不利な立場または脆弱な人々あるいは地域社会を対象とする医学研究は，研究がその集団または地域の健康上の必要性と優先事項に応えるものであり，かつその集団または地域が研究結果から利益を得る可能性がある場合にかぎり正当化される」（いずれも日本医師会訳）など，医学研究における倫理原則として，日本でも各種指針が整備されるまで，長年参照されてきた．現在も時代に則した改訂が行われ続けている．

❹ ベルモントレポート

ジュネーブ宣言，ニュルンベルク綱領，ヘルシンキ宣言などで，被験者の人権が確認されてきた後も，研究倫理に反する人体実験は行われ，医学界内部の自浄努力や，国による法規制が実施されてきた．

1966年，ハーバード大学医学部麻酔学教授のビーチャーは，1950〜1960年代にかけて米国で行われてきた「問題のある研究」をレビューし，専門誌に掲載されてきたことに疑義を呈した．ビーチャーが例示した研究には，手術中に当該患者には必要のない新しい手技を練習したケースや，知的障害児に保護者への十分な説明なく行われた感染実験，既存の有効な治療が存在するのにプラセボ群を設定した研究などがある．激しい科学競争のなか，新しい知見を得るために，本来の目的を告げないまま行われた研究が列挙されている．

米国国立衛生研究所はビーチャーの論文と同年の1966年，研究施設にIRB（いわゆる研究倫理審査委員会）の設置を求める方針を公表した．研究実施前に研究の科学性と倫理性がレビューされるよう体制整備を促したのである．

しかし，医学研究の倫理を医師や施設による自主管理でなく，国による法規制にせざるを得ない研究が発覚する．「タスキギー事件」である．米国の公衆衛生局が1930年代から，

貧困層のアフリカ系米国人の梅毒患者に，無料の治療と食事，埋葬費を提供することと引き換えに，梅毒の自然経過をただ観察し，ペニシリンでの治療が標準となった後も，無治療群を設定し続けた．1966年に内部告発があったが上層部は1969年に継続を決定し，1972年にマスコミに発覚し，スキャンダルとなるまで継続した．

この事件をきっかけに，米国では1974年国家研究規制法が誕生し，被験者保護の倫理指針として公表されたのが「ベルモントレポート」である．そこでは，診療と研究は明確に分けられるべきであることが明記され，診療のなかに少しでも研究の要素があれば，被験者を保護するため，迷うことなく倫理審査を受けるべきであるとされている．

人格の尊重，恩恵，正義，インフォームド・コンセント，リスクと利益の評価，被験者の（公正な）選択など，医療倫理原則とその適用にも具体的に触れられている．

国の利益からの独立を図ってきた医療・医学研究が，30年を経て再び国の統制下に入ることになった．このことの是非は，法のもとに設置されるIRBが，外部統制と組織自律のバランスをどのように維持するかにかかってくる．

❺日本の研究指針

日本独自の研究指針の整備は，1989年厚生労働省通達の「医薬品の臨床試験の実施に関する基準（GCP）」が始まりである．その後，ヒトクローン，ヒトES，ヒトゲノム，遺伝子治療，ヒト受精胚作成研究，医学系研究，ヒト幹細胞，ゲノム編集など，基礎研究・臨床研究ともに，国内の研究指針が次々と施行されていった．

指針は適宜見直され，更新されている．最新の指針はその都度下記で確認してほしい．

・文部科学省サイト：ライフサイエンスの広場，生命倫理・安全に対する取組
　https://www.lifescience.mext.go.jp/bioethics/index.html
・厚生労働省サイト：研究に関する指針について
　https://www.mhlw.go.jp/stf/seisakunitsuite/bunya/hokabunya/kenkyujigyou/i-kenkyu/index.html

5 チームで行う研究の倫理

医学研究のほとんどは，1人きりでは行えない．研究によっては，10年20年に渡り，何十人もの人が関わって初めて成果が出るものもある．個別の研究計画の科学性・倫理性は倫理委員会で確認されるが，研究遂行中，あるいは研究終了後にも，さまざまな倫理問題が存在し，その多くは，研究チーム内外の人間関係，コミュニケーションのあり方，研究者としての信念の葛藤，あるいは，それらと他の社会的責務とのジレンマ，トリレンマの問題とつながっている．具体的にいくつか紹介する．

❶研究不正

研究不正として代表的なものに，捏造（存在しないデータ，研究結果等を作成する），改竄（データや研究結果を操作して真正でないものに加工する），盗用（他の研究者のアイディア，解析方法，研究結果や論文を本人の了解なくあるいは適切な表示なく流用する）がある．研究者が自身の名誉や業績を高めようと手を染めるだけでなく，上司や指導者に成果を出すよう急かされ半ば追い詰められて行ったり，長年に渡り研究室をあげて行われているため加担せざるを得なかったりするケースも存在する．いずれも許されないことだが，"自分は不正など行わない"と思っている人も，人間関係や環境によって巻き込まれ得る．研究がチームで行われるからこその倫理問題である．

❷ハラスメント

成果を出すよう部下に不当なプレッシャーを与えたり，"指導"と称して暴言・差別的発言をしたり，行うべき指導を行わなかったり，成果発表の機会を不当に奪ったり，昇進や降格を仄めかして思い通りに支配しようとしたりするなど，熟練者が若手スタッフに順々に指導していく研究チームという構造のなかで，「指導」する側の自覚不足はそのままハラスメントにつながり得る．トップに限らず，中間的な立場の人も，チーム構成員に対するリスペクトと信頼を構築するよう努めなければ，最も弱い立場の人が苦しい状況に追い込まれる．

❸論文の著者順・共著者選び

多くの研究者にとって，第一著者になるか，そうでないかは，業績として大きな違いとなる．第一著者となるべきなのは，アイディアを出した人か，昼夜を問わず実験した人か，データを分析した人か，資金を出した人か，執筆した人かなど，画一的な決まりはないので，研究者同士の認識の違いが大きなトラブルに発展しやすい．

共著者として資格があるのは誰かということも問題になりやすい．トラブルを避けるには，研究開始段階で，方針を話し合い，合意事項を共有することが有効である．チームが同じ専門領域の人ばかりであれば，話し合わなくても常識を共有できる．しかし，専門領域も所属組織も異なる人たちで研究チームが組まれるとお互いの"作法"が常識として通用しない．互いの学問に対する尊敬とコミュニケーションがここでは必要になってくる．

"ギフト・オーサーシップ"という問題もある．実際に研究に関わっていない人が共著者に名前を連ねることをいう．論文に箔をつけるために高名な研究者に共著者になってもらったり，以前自分が共著者にしてもらった人をお礼の意味で著者にしたりなど，実体のない著者を記すことは，研究者への信頼を損なう行為となる．逆に，中核メンバーとして研究に携わっていた人を著者から外して問題になることもある．業績を妨害する目的であればアカデミック・ハラスメントとみなされるケースもある．

チームで行う研究で直面する倫理問題の例をいくつか述べてきた．これらは，研究計画・研究内容の倫理とは別に生じる倫理問題である．一人の人間のなかにある，研究者としての責務と良心，仲間・同僚との義理人情，生計維持のニーズ，野心や功名心など，生身の人間がもつさまざまな立場の"板挟み"から生じる葛藤が，倫理問題を生んでいる．

　悪意から始まる不正だけでなく，止むを得なかったり，状況に流されたり，巻き込まれたりして始まるものがある．断れなかったり，誰かを庇ったりするなど，人間的優しさが仇となって起きる不正もある．不作為がそのまま不正の加担となることもある．

　強い者に対する弱さ，お金や損得に対する弱さ，名誉や名声に対する弱さ，恩義ある人への弱さなど，人は"弱さ"をもっている．被験者に対する責務，チーム内での役割の遂行，社会的信頼に堪える振る舞い，公平・公正な行動など，研究者はさまざまな責務を担っている．

　誰もが"弱さ"をもっていることを前提に，研究者としての"責務"を全うできるよう，違和感を感じたときに立ち止まって振り返ることができる環境が大切である．相談しやすく風通しのよいチームの風土づくりも大切だろう．一人ひとりが自覚を持つと同時に，研究チームの自律，社会制度の醸成など，さまざまな要素の成熟が求められている．

6 むすびにかえて

　人が人を対象にして，人と一緒に研究する．そこに研究倫理があり，チーム医療の倫理がある．研究倫理に精通することは，"指針を熟知し使いこなすこと"ではない．倫理の理念を，歴史を踏まえて「総合的に考察する」研究者の"いとなみ"そのものである．悩み，迷いながら，研究仲間と協力し，関係のあり方を築いていく．研究者にその営為を積み重ねる自律の力があることを社会は期待しているのであり，実際にそれが実現できることも倫理の歴史が証明している．

[齋藤有紀子]

[文献]
1) 樋口範雄監訳：世界医師会 WMA 医の倫理マニュアル．日本医師会，2007．
http://www.med.or.jp/wma/mem/wma_mem_all.pdf
2) 玉腰暁子，武藤香織：医療現場における調査研究倫理ハンドブック．医学書院，2011．
3) 福原俊一監修，尾藤誠司：いざ，倫理審査委員会へ（臨床家のための臨床研究デザイン塾テキスト 09）．NPO 法人健康医療評価研究機構，2008．
4) 山崎茂明訳：ORI 研究倫理入門—責任ある研究者になるために．丸善，2005．
5) 科学倫理検討委員会：科学を志す人びとへ—不正を起こさないために．化学同人，2007．
6) 山崎茂明：パブリッシュ・オア・ペリッシュ—科学者の発表倫理．みすず書房，2007．

チーム医療における
コミュニケーション

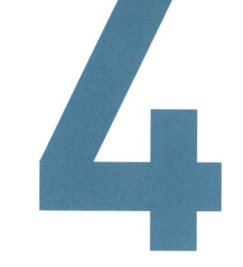

1 はじめに：チーム医療はコミュニケーション医療

　医療現場は，立場も専門も異なる多くの人が互いに連携を取りながら働く場所である．そこでは時間的な迅速さ，複雑な作業の同時進行，多種多様な職種の連携などが必要であり，相互の適切なコミュニケーションなしには成り立たない．特に多職種が協力して患者の医療に貢献するチーム医療においては，お互いのコミュニケーションがその要になる．

　一方で，医療従事者間のみならず患者やその家族を含めるチーム医療のコミュニケーションは一種の異文化間コミュニケーションであり，一筋縄ではいかないのが現状である．

　ここでは医療従事者間，医療従事者−患者間，医療従事者−患者家族間におけるコミュニケーションの特徴や考慮すべき点について述べ，チーム医療におけるコミュニケーションの意義と重要性について考える．

2 医療従事者間で必要なコミュニケーション

❶医療現場の特徴

　チーム医療におけるコミュニケーションを考えるにあたって，医療現場の特徴を理解することは重要である．

　一般に病院では，1人の患者に対して専門も立場も異なる多種多様の職種が直接的，間接的に関わっている．しかし，各職種の関わり方は個別的であり，各自が得られる情報は限定的で，時間とともに刻々と変化している．また，患者の状況や対応により，各職種が得られる情報の量や質には差が生じる．

　また，診察室や検査室，手術室，入院中の病室など，それぞれの医療職が関わる場面は隔離されており，そこでなにが話され，なにが行われているかは当事者以外知ることができないという密室性（閉鎖性）も，医療現場の特徴としてあげられる．

❷医療現場におけるコミュニケーションの特徴

　医療現場はそこで行われるコミュニケーションにも特徴的なものがある．

　まず，医療現場には専門性が高い多職種が混在しており，互いに専門用語や略語を多く

用いる．また，常に迅速性，緊急性が優先されているので，医療従事者同士の会話は「主語のない主観的な指示」が多く，受け手の受け取り方によっては送り手の意図とは異なる解釈をしてしまうこともありうる．

鬼塚ら[1]は医療現場のコミュニケーションでは，受け手が，受け取った情報の内容をしっかり理解していないにもかかわらず，内容などについて再確認を行っていないこと，チーム内の力関係などにより，疑問や不信を感じても相手にそれを指摘できない状況などがあることを指摘している．

コミュニケーションをとる相手は医療従事者同士だけでなく，専門知識をもたない患者やその家族，直接は状況を共有していない連携先の病院医師や処方箋を受け付けた薬局薬剤師など多様であることも，医療現場のコミュニケーションを難しくしている要因である．

もう1つの特徴として，コミュニケーションの媒体（チャンネル）の多様性があげられる．電子媒体などを用いた情報の一元化が進んでいるとはいえ，医療現場で用いられている情報伝達の手段としてはいまだ，カルテ，画像フィルム，検査報告書など紙を中心としたアナログ媒体で行われることは多い．また電話やPHSなどの音声媒体の他，メールやファクシミリなどの文字媒体での連絡を行うなど，多様である．

このように，医療現場にはお互いのコミュニケーションを困難にする数多くの要因が潜在している．

❸ 医療現場におけるコミュニケーションエラー

嶋森ら[2]の検討によると，コミュニケーションエラーが医療事故・インシデントの重要な原因であることが報告されている．一方で，Sasouらのチームエラーの分析結果[3]ではコミュニケーションがエラーのリカバリーに重要な働きをしていることが示されている．

医療事故を防止するためにも，迅速な危機対応のためにも，医療従事者間での良好なコミュニケーション関係を構築していくことは極めて重要である．

❹ 医療従事者間におけるコミュニケーションの重要性

医療従事者間での適切なコミュニケーションには，医療事故を予防する他にも次のようなメリットがある．

まず，それぞれの職種が個別に得た患者の情報を同時期に共有することができ，患者に対して一貫性のある対応ができる．それにより，患者の状態の変化を早期発見することにつながる．例えば入院中に気分が落ち込んでしまった患者に対して，身体のみならず精神面も含めたフォローにつなげるなどの対応が可能になる．

医療従事者自身にとっても，問題の抱え込みや燃え尽き（バーンアウト）を予防できるというメリットがある．

医療職はそれぞれの専門性が高く，ともすると互いの仕事に対する関心や理解が乏しく

なりがちである．チーム医療の重要性が語られている今，医療従事者同士のコミュニケーションは，互いの職種を理解し，その専門性を尊重し合うことで，職種を超えた連帯感にもつながっていくことが期待される．

3 患者−医療従事者関係の特徴

❶患者と医療従事者患者の価値観の違い

日々の仕事として何百人，何千人という患者に相対する医療従事者と，病の当事者である患者の感覚には，時として大きな食い違いが生じることがある．

例として，医療現場で手術の成功率や副作用の出現率などで使われる"何％"という表現について考えてみる．80％の手術の成功率といえばかなり高いといえるかもしれないが，反対に20％は失敗の可能性があるということである．科学的根拠にもとづけば99％あり得ないことだと医療従事者が説明したとしても，患者によっては残りの1％に自分が入ってしまう可能性を考え，不安をより強く感じるかもしれない．

医療従事者の思考は one of them に陥りがちなのに対して，常に0か100かという心境にならざるを得ない患者心理を理解する必要がある．

❷エマニュエルによる，患者−医療従事者関係

医療倫理学の専門家であるエマニュエルは，患者と医療従事者の関係を4つに分類している［表1］[4]．

まず，パターナリズムモデル（paternalistic model）では，医療従事者がベストと考える方法だけに限った情報を患者に提供し，患者は医療従事者の決定に同意することが求められている．このモデルでは，患者の意思や選択権は無視されている．従来の患者−医療従事者関係にはこのモデルが多く，現在でもこのモデルに居心地のよさを感じる患者も多い．

［表1］エマニュエルによる患者・医療従事者関係モデル

医療従事者	十分な情報を提供する	患者の価値観を明らかにする	患者の価値観を発展させる	評価的判断をする
パターナリズム	×	×	×	×
情報提供モデル	○	×	×	×
通訳モデル	○	○	×	×
討議モデル	○	○	○	○

（中島和江：米国におけるインフォームド・コンセント―倫理，法律，臨床現場の視点から―．臨床成人病，28（9）：1047，1998より一部改変）

2番目の情報提供モデル（informative model）で医療従事者は，患者自身が最善と考える治療法を選択できるように意思決定に必要な情報をすべて提供する．このモデルでは十分な情報は与えるが，患者の意思や価値観を聞いたり，アドバイスをしたりという人間的な交流は乏しい．

3番目の通訳モデル（interpretive model）で医療従事者は，情報提供だけでなく患者の価値観や希望を聞き，それに合った治療法が選択できるように支援するカウンセラー的な役割を果たしている．このモデルでは医療従事者が患者の価値観を理解できるメリットがあるが，専門的な立場から患者の価値観を修正したり，教育したりする視点は欠けている．

最後の討議モデル（deliverative model）では，医療従事者は患者の気持ちや価値観を聞いたうえで専門的な判断にもとづき治療上最善と考えられる方法について説明し，患者自身で最善の選択ができるように話し合っていく．このモデルは患者−医療従事者関係として理想的と考えられるが，医療従事者が常に聞く態度を忘れないように心がける必要がある．

❸ 心理的力関係

医療機関を訪れる患者と医療従事者のあいだには，非専門家と専門家，治していただく側と治す側というように心理的な力関係が生じやすく，結果として医療者から患者への指示や指導といった一方的なコミュニケーションに陥りがちな現状がある［図1］．

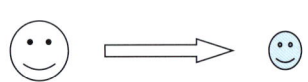

一方通行的なコミュニケーション
（one way communication）
・医療従事者からの指示や指導を患者が本当に理解しているか確認できない．
・患者は，疑問や不安があっても，自分から言い出せない．

［図1］ 心理的な力関係のあるコミュニケーション

エマニュエルらによる患者−医療者関係の4モデルのなかでも，パターナリズムモデルと情報提供モデルは，医療者が専門家の権威のもと患者に対して一方的なコミュニケーションを行っている例といえる．

一方，理想的な患者−医療者関係としてあげられている「討議モデル」では，医療者は専門家としての権威をもちつつ，患者の価値観も尊重し，双方向のコミュニケーションをとっている．しかしエマニュエルは，この「討議モデル」でさえ一歩間違えると専門家である医療従事者が強い立場となり，パターナリズムに陥ってしまう危険性があると述べている．

このように，治療を行う医療従事者と治療を受ける患者とのあいだには，目に見えない心理的力関係が発生しやすい土壌があることを認識したうえで，より良好なコミュニケーション関係を考えていく必要がある．

❹期待される患者−医療従事者関係

近年の医療の進歩や慢性疾患患者の増加により，服薬や食事などのコントロールをしながら生涯にわたって病と共存していく患者が増えている．このような患者に対し，医療従事者には，患者自身が疾病に対する理解を深め，治療への意欲を高めるように助言し，援助する役割が求められている．そのためには，従来のような専門家から非専門家への一方的な指導ではなく，患者の考えや背景を踏まえた双方向的なコミュニケーションをとる努力が必要である．

4 チーム医療のなかでの医療従事者，患者，家族の役割

❶医療チームのスタイル

従来，医療現場は医師がリーダーとなり，他の専門職は医師からの指示を受け活動を行うスタイル（リーダー（医師）主導型）のチームが一般的だった．近年は慢性疾患の増加や高度医療の実現により，患者や家族も医療チームの一員であるという考え方が広まり，医療職の高度専門化が進んだことで，患者を中心として多職種が連携したスタイル（患者中心型）のチームが推奨されるようになった．これは，患者を輪の中心として，多職種間が互いに連携をとり，より有効な医療を実現していこうとするものである．

今後は疾病や共通の問題を中心としたコミュニケーションスタイル（問題解決（疾病中心）型）も考慮されるようになるだろう．これについては後述する．

❷医療従事者と患者家族の関係

患者家族の位置づけは，大きく3パターンに分けられる．「患者とまったく同じ考えや価値観をもつ場合」，「医療従事者の意向にそっており，患者とは異なる考えや価値観をもつ場合」「医療従事者とも患者とも異なる考えや価値観をもつ場合」である．

1つ目のように患者と一体化している場合は，患者家族とのコミュニケーションは取りやすい．2つ目の医療従事者側と家族が一致している場合は，医療従事者と家族のコミュニケーションはとりやすい一方で，患者自身が理解者を失った孤立感を感じる可能性もある．3つ目の場合は，医療従事者の考える治療方針と患者の希望，家族の意向が食い違い，方針の決定が非常に難しくなる可能性がある．

患者家族は「第2の患者」といわれるように常に強い心理的ストレスに晒されている．一方で，家族の意向は治療に対しても強い影響力をもっている．医療従事者は日頃から患者家族との連携を意識した対応を心がけることが患者中心の医療を実現するために大切である．

5 患者－医療従事者間のコミュニケーション

❶医療コミュニケーションの目的

医療現場でコミュニケーションをとる目的には，情報の共有や相互理解による行動変容などとともに，良好な協力関係やラポール（共感を伴う信頼関係）の構築がある．だが，既述してきたように，患者と医療従事者のあいだには心理的な力関係が生じやすい土壌がある．

力のある者からない者へのコミュニケーションは，一方的（one way communication）になりがちで，医療従事者からの指示や指導が受け手に本当に理解されているかを確認することが難しい．また，指示される側も相手への遠慮などがあり，不安や疑問があっても相手に伝えにくい．

それでは，心理的に対等なコミュニケーションをとるには，どうすればよいのだろうか．

❷心理的に対等なコミュニケーション

立場や専門性の違いがあっても，心理的に対等なコミュニケーションをとることは可能である［図2］．

心理的に対等なコミュニケーションというのは，相手の言いたいことを傾聴し，相手の価値観を受容し，相手の気持ちに共感する姿勢によって成り立つ．その場合のコミュニケーションは双方向的なコミュニケーション（two way communication）といわれる．

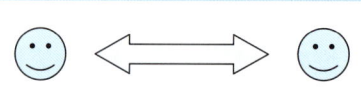

双方向なコミュニケーション
(two way communication)
・医療従事者は，患者の希望や理解度の確認ができる．
・患者は，自分の疑問点や不安を遠慮せずに伝えられる．
・信頼関係が構築できる．

［図2］心理的に対等なコミュニケーション

双方向的なコミュニケーションにより，互いに相手のニーズや理解度の確認ができ，遠慮なしに自分の疑問点や不安を伝えることができる．

患者と医療従事者のあいだで双方向的なコミュニケーションが成り立つことによるメリットとして以下の5点があげられる．

①患者の情報や状況の把握が正確にできる
②患者の希望や価値観が把握できる
③医療従事者側，患者側の理解を相互に確認ができる
④認識のずれがあった場合も，そのずれに気づき，修正することができる
⑤結果として本当に必要な情報を的確に提供できる

❸言葉の意味の共有

患者自身が医療へ参加できるためには，医療従事者と患者のあいだで理解の共有が必要であるが，時として医療従事者と患者の認識には大きなずれが生じることがある．その大

きな要因に"専門用語の用い方"がある．

　国立国語研究所[5)]によると，患者に言葉が伝わらない原因として，次の3点があげられている．

　①患者に言葉が知られていない（振戦 6.8%，EBM 8.7%など：数字は認知率）
　②患者の理解が曖昧だったり，中途半端な情報や知識，違う意味と混同して思い込んでいる（ショック 51%，ステロイド 49.7%，コンプライアンス 37.8%など：数字は認知と理解率の差）
　③患者に理解を妨げる心理的要因がある（例：腫瘍＝がん＝死，インスリン導入＝一生注射を打ち続けなければならない，など）

　患者にとってわからない言葉は音としてしか入っていかないし，まったく間違った解釈をしてしまうこともある．医療従事者が患者と言葉の意味を共有するためには，"患者にとってわかりやすい言葉（日常用語）を使う"ことが大切になる．そのためには，目の前の患者が何を理解していて何を理解していないのか，何が患者にとって心理的負担になっているのかを丁寧に聞いていき，不安や疑問を1つひとつ解決していく姿勢が前提となる．

❹ 「開いた質問」と「閉じた質問」

　医療従事者ができるだけわかりやすく話したつもりでも，患者にどのくらい理解されているのかは，実際のところ確認してみないとわからない．説明したつもり，理解してもらったつもりという思い込みなどを避けるためには，患者自身に自分の理解や疑問を話してもらうのが一番である．その方法の1つとして，医療従事者から患者への「開いた質問（open-ended question）」がある．

　「開いた質問」とは，「どう思いますか？」，「どのようなお気持ちでしたか？」のように，質問された側が自分の気持ちを自由に話せるような質問の方法をいい，相手の気持ちを聞きたいときに有用といわれている．情報や状況の確認をしたいときには，「はい」か「いいえ」で答える「閉じた質問（closed-ended question）」が有用である．

　患者－医療従事者間のコミュニケーションでは，どうしても医療従事者への遠慮があり，わからないと言えない心理状態になりがちである．自分の気持ちや考えをさらけ出すためには基本的にお互いの信頼関係ができている必要があるが，医療従事者からの開いた質問は，患者が自分の気持ちを話しやすくなる1つのきっかけとなるだろう．

❺ 患者の話を聴く姿勢

　患者の話を聞くときは，まずは相手の立場に立って話を聞くこと（傾聴）が基本である．患者の話した内容には医療者として口を挟みたくなることもあるかもしれないが，まずは患者の気持ちや不安をともに感じ（共感），受け容れること（受容）が大切である．

　患者の気持ちに共感し受容することは，医療従事者が患者の考えに全面的に従うという

[表2] 非言語的コミュニケーションの例

種類	内容
身体動作	ジェスチャー，あいづち，表情，視線，姿勢など
身体接触	触れる，なでる，叩く，押す，手を当てるなど
空間行動	対人距離，個人空間など
準言語	声の大きさ，声の高さや話すスピードなど
身体的特徴	体型，身長，体重，顔立ち，体臭など
衣類や装飾品	衣服，装飾品など

意味ではなく，よりよいチーム医療は，患者自身の価値観や希望を理解することからスタートするという前提に立つ．

❻非言語的コミュニケーションの重要性

言葉以外のコミュニケーションである非言語的コミュニケーションの重要性はよくいわれることである．特に感受性が強くなっている患者にとっては医療者の表情，一挙一動が大きなメッセージとして受け取られてしまう．身振りや表情などに代表される非言語的コミュニケーションについては[表2]にまとめたので，一度自分自身の非言語的コミュニケーションのくせをチェックしてみることも意味がある．

医療従事者が患者の表情や態度に敏感になることは必要であるが，日本人は欧米人に比べると感情（特に怒りなどのマイナス感情）を外に出さないといわれている．医療従事者からの説明に笑顔で「はい」と頷いたとしても，本心から納得しているかどうかが読み取れない場合も多い．

医療従事者は，患者の非言語的コミュニケーションに配慮するとともに，先にあげた「開いた質問」などの言語的コミュニケーションも用いて信頼関係を構築していくことが大切である．

6　チーム医療における問題解決型コミュニケーション

患者やその家族もチームの一員として協力して問題を解決していこうとするチーム医療では，問題解決（疾病中心）型のコミュニケーションが重要になる[図3]．

これまで述べてきた内容を踏まえ，最後にチーム医療における問題解決型コミュニケーションのポイントをまとめる．

❶メンバー同士の理解を深める

まずは，メンバー同士が互いの職種，専門性，置かれている状況についての理解を深め，

相手を理解することが重要である．また，専門職同士が，相手の気持ちや心理状態に配慮することも重要である．

❷メンバーの気持ちや考えを聞く

メンバーの気持ちや考えを聞くには，相手の立場に立って話を聞く（傾聴），相手の話した内容をこちらの価値観や立場で評価せず，まずは受け容れる（受容），相手の気持ちや考えに共感する態度が基本である．また，非言語的コミュニケーションに配慮し，プライバシーを守ることが重要である．

❸メンバーの意志を確認し尊重する

相手に自分の考えや思いを話してもらうためには，話しやすい雰囲気作り（受容的雰囲気）が大切である．また，適切な質問（開いた質問）を投げかけることによって，相手が自分の考えを話しやすくなるようにサポートする．

話を聞いたあとは，話の内容を要約，明確化し，相互確認を行う．共通の認識をもったあとで，問題解決における問題点を抽出することが大切である．

❹自分の専門の立場からの判断や知識を伝える

相手にとって必要な情報をわかりやすく説明し，共通認識をもてるようにする．そのためには専門用語などの使い方に注意することが大切である．また，説明をしていても，区切りのいいところで切り，相手が理解しているか，質問がないかを確認する．

伝えたい内容は，主観的にならずに，冷静に伝え，適切な自己主張（アサーション）も重要である．

❺問題解決するうえで何がベストの選択か検討する

少数意見を含め，それぞれの意見を尊重しあい，自分の意見や立場に固執せず，常に問

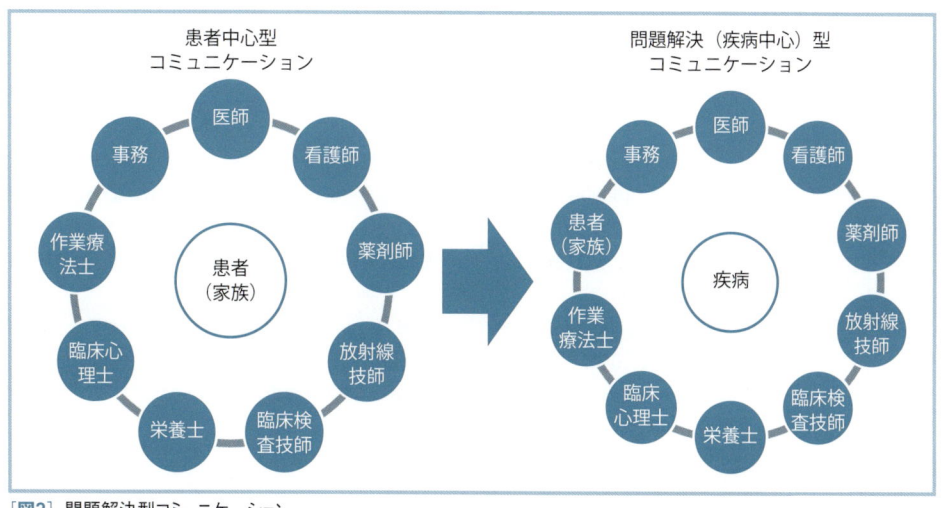

[図3] 問題解決型コミュニケーション

題の主体者（例：患者）から考える．

一度出した結論は絶対的なものではなく，状況の変化に応じて再構築していくことを確認する．

7 チーム医療におけるコミュニケーションの必要性

日常の場でのコミュニケーションとは異なり，医療現場におけるコミュニケーションでは，そのやり取りが「人の命」に直結するので，その内容についてお互いがしっかりと理解していることが重要である．そのためには，お互いに自分の受け止め方が正しいかどうかを自由に確認できる関係（two way communication）をいかに構築していくかが重要となる．

Two way communication が成り立つことによって，医療従事者同士が必要な情報を共有し，共通認識のもとに一貫性をもった治療が可能になる．また，異なる専門性，価値観，個性をもった専門家同士が互いの専門性を最大現に活かすことによって，互いを尊重し合い医療従事者自身の問題の抱え込みや燃え尽きの予防にもつながる．

これまで述べてきたように医療全体の質を上げ，患者中心の全人的な医療を実現していくためには，チーム医療におけるコミュニケーションの充実が不可欠なのである．

[有田 悦子]

[文献]
1) 鬼塚佳奈子, 高木 修：医療現場のコミュニケーションエラー〜コミュニケーションエラーの規定因についての検討〜. 日本社会心理学会第44回大会発表論文集, pp.00〜00, 2003.
2) 嶋森好子, 福留はるみ・他：コミュニケーションエラーによる事故事例の収集分析―看護現場におけるエラー事例の分析からエラー発生要因を探る― 2001年度厚生労働科学研究報告書, pp.13-28, 2003.
3) Sasou, K. Reason, J.：Team errors: definition and taxonomy. Reliability Engineering and System Safty, 65：1-9, 1999.
4) Emanuel, E. J. et al.：Four Models of the Physician-Patient Relationship, JAMA, 267（16）2221-2226, 1992.
5) 国立国語研究所「病院の言葉」委員会：病院の言葉を分かりやすく―工夫の提案. 勁草書房, 2009.
6) 大山 正, 丸山康則編：ヒューマンエラーの心理学―医療・交通・原子力事故はなぜ起こるのか. 麗澤大学出版会, 2001, pp.13-52.
7) 渡辺 博, 稲葉憲行：診療の基本 医療者間，患者とのコミュニケーション，チーム医療. 日産婦誌,57(11) 493-497, 2005.
8) 中島和江：米国におけるインフォームド・コンセント― 倫理, 法律, 臨床現場の視点から―. 臨床成人病, 28（9）1041-1048, 1998.
9) 細田満知子：「チーム医療」の理念と現実―看護に生かす医療社会学からのアプローチ. 日本看護協会出版会, 2003.

5-1 医療安全

医療の効率・経済的観点からみたチーム医療

1 病院における医療安全のシステム

　近年の医療現場は，大病院はもちろんのこと個人の診療所であっても，医師だけで日々の診療を行うことは不可能であり，1人ひとりの患者を中心に，医師，看護師，薬剤師，臨床検査技師，事務職などさまざまな専門職種が協働で医療行為を行うチーム医療の形態がとられている．特に医療安全対策については，その防止から事故後の対応，再発予防まですべての場面に多くの専門職種による協働が必要である．チーム医療では，異なる医療職が連携しあうことによって，誰かが起こしたエラーを他のスタッフが見つけ，指摘・修正しやすいと考えられる．そのためには，各スタッフ間での情報の共有がしっかりとなされ，エラーに対して各スタッフがためらいなく指摘できる環境でなければならない．チーム医療は形式的にメンバーを構成しただけでは意味がなく，コミュニケーションがうまくできなければチーム医療のメリットを活かせない．ここでは北里大学病院での医療安全対策とチーム医療の実情を紹介し，課題について考案する．

　当院の医療安全対策を担っているのは多職種から構成される医療安全管理室とリスクマネジメント委員会である．医療安全対策室は病院長直轄の組織で，医師（医療安全管理室長）1名（兼務），看護師3名，薬剤師1名，事務職員2名から構成され，医療安全に関する職員の教育研修，予防，院内巡視，医療事故発生時の情報収集から事故後の対応，再発防止策の提案まで医療安全に関する中心的な役割を果たしている．医療安全管理室の業務のうち，医療に関連して引き起こされた有害事象（インシデント）の情報収集は医療安全対策の第一歩である．当院ではインシデントを「日常診療の現場で，適切な医療行為が実施されたが，予測できない有害事象に至ったもの，不適切な医療行為などが患者に実施されたもの，あるいは不適切な医療行為が患者に実施される前に発見されたもの」と定義している．インシデントのレベルは報告時点の影響度から8段階に分類されており［表1］，影響度2以上のインシデントは速やかに報告されなければならない．このインシデントレポートは，どのようなエラーが院内で発生しやすいのか，どのような場面でエラーが生じやすいのかなど，医療事故分析や医療安全の評価のための資料になることから，医療安全推進のための宝の山であり，安全文化そのものである．

[表1] 医療事故の影響度レベル（全国国立大学医学部附属病院医療安全管理協議会）

影響度レベル	傷害の継続性	傷害の程度	傷害の内容
0	—	—	エラー→医薬品・医療用具の不具合がみられたが，患者には実施されなかった
1	なし	—	患者への実害はなかった（何らかの影響を与えた可能性は否定できない）
2	一過性	軽度	処置や治療は行わなかった（患者の観察の強化，バイタルサインの軽度変化，安全確認のための検査などの必要性は生じた）
3a	一過性	中等度	簡単な処置や治療を要した（消毒，湿布，皮膚の縫合，鎮痛剤の投与など）
3b	一過性	高度	濃厚な処置や治療を要した（バイタルサインの高度変化，人工呼吸器の装着，手術，入院日数の延長，外来患者の入院，骨折など）
4a	永続的	軽度～中等度	永続的な障害や後遺症が残り，有意な機能障害や美容上の問題は伴わない
4b	永続的	中等度～高度	永続的な障害や後遺症が残り，有意な機能障害や美容上の問題は伴う
5	死亡		死亡（原疾患の自然経過によるものを除く）

　また影響度3b以上のインシデントは速やかに医療安全管理室に電話報告を行ったうえでインシデントレポートとは別に有害事象報告書ⅠおよびⅡを提出することになっている．インシデントレポートは有害事象の再発防止や医療システムの改善に使用し，集積したデータは医療の質の評価指標などに活用するが，インシデント報告は個人の反省文ではなく，また報告により個人が罰せられることはない．

　有害事象報告書を病院全体で検討する際に中心的な役割を果たしているのは毎月開催されるリスクマネジメント委員会である．リスクマネジメント委員会は病院長直轄の委員会で，病院長，リスクマネジメント担当副院長，診療担当副院長，医療安全管理室長をはじめ，診療科医師7名，中央診療系のコメディカルスタッフ7名，薬剤部，看護部など計20名から構成されている．リスクマネジメント委員会では毎月の有害事象報告を受け，医療事故の被害拡大予防，再発防止策を検討している．有害事象のなかでも，委員長が必要と判断したときには診療科内部の検討だけでなく，多種職よる事例検討会を開き，事実関係の調査・確認や問題点の抽出などを当事者参加のうえで検証している．この事例検討会により，病院として事故への緊急の対応，患者の安全確保，患者・家族への説明と謝罪，再発防止策，さらには関係した医療者の保護など，事故防止から事故後の対応までを迅速に行っている．さらにリスクマネジメント委員会のもとでは呼吸サポートチーム，転倒防止チーム，医薬品安全対策チームなどが日々の活動を行っており，ここでも基本になるの

は多職種参加によるチーム医療である．

2 インシデントレポートの課題

　インシデントレポートは医療情報技術（IT；information technology）を活用し，院内どこからでも，誰でもいつでも入力（報告）可能で情報収集・事故防止の観点から匿名性を担保し，報告者への罰則はない．このシステムはコストが低く，医療安全上の重要な問題を抽出するプロセスに現場の医療従事者が関与できるという利点がある．しかし，医療におけるエラーは大小さまざま非常によく起きることであり，厳密に運用しようとすると短期間に膨大なデータを収集してしまう．その分析には時間と人手を要し，患者のケアよりも報告にエネルギーを注ぐことになりかねず，未遂の軽微な事象まですべてを報告することは現実的ではない．インシデントレポートで現場が疲弊してしまわないためにも，レポートの件数や集計・分析作業にこだわることなく，実用に活かす工夫が望まれる[1]．

　一方，インシデントレポートは日常業務のなかからエラーや安全への脅威を抽出するための有用なツールであるが，事実の記載のみでエラー発生時の当事者の心理状況についての情報に乏しいことが多い．医療安全対策には定量的なデータ測定に加え，医療従事者のストレスや疲労など生理学的なアプローチも重要であるが，まだ取り組みは不十分である．今後，科学としての医療安全学を確立する必要があり，ヒューマンファクター（human factors）など，心理学，人間工学，認知心理学，社会心理学，行動科学，生理学などとの共同による学際的な取り組みが望まれる[2]．

3 チーム医療で医療の安全は守れるか

　チーム医療では，異なる医療職種が連携しあうことによって，患者の治療を安全かつ効果的に行うことができるはずである．しかし実際には，集団としての問題がかえってエラーの発見・指摘・修正をできにくくしてしまい，チームエラーとなり，事故を防ぐことが難しくなる場合がある．

　1999年1月，横浜市立大学付属病院で起こった患者取り違え事件は，最先端の大学病院でのチームエラーが医療安全上の問題に直結した重大事故であった．事故の直接の原因は，手術室への患者入室時に看護師が心臓弁膜症の患者と肺腫瘍疑いの患者を取り違えて受け渡しをするというミスであった．さらに，患者受け渡し後も手術室内で基本的な患者確認が徹底されず，麻酔科医は患者が違うのではないかという疑問を何度も抱いたにもかかわらず疑義を発することなく手術が遂行された．手術の執刀医が麻酔科医より上級医で

あり，疑問を指摘することをためらわせる環境にあった．こうした権力勾配に加えて，エラーの指摘が相手を傷つけるのではないかという不安もエラーの指摘をためらわせる．また，エラーがあってもチームの誰かが気づいてくれるはずだと考えたり（社会的手抜き），確認済みだから間違っていないと判断してしまうこともある．さらに，エラーに気づいても，何か理由があったはずだと解釈（こじつけ解釈）してしまうことも多い．このように単に多職種が協働しても真の意味でのチームとして機能しない．

英国の旅客機パイロットであるBromileyは麻酔導入時の医療事故により死亡した妻の事例を報告し，医療事故におけるヒューマンファクターの重要性を指摘している[3]．この事故では，麻酔導入後に気管内挿管困難・換気困難に陥った患者に対し，気道確保困難時の対処ガイドラインを熟知しているはずの麻酔科医も緊急気管切開の技術に習熟しているはずの耳鼻科医も適切な処置をして救命することができなかった．現場には応援を含めて4名の看護師がおり，気管切開の準備やICU入室の提言がなされたが，医師たちは目の前の気管挿管に集中し，看護師から示された情報・提案の意味を理解して判断をすることができなかったうえに，看護師側も中途半端に提案をあきらめてしまった．この組織では日ごろから職種を超えた情報伝達の習慣に乏しく，結果として患者の生死に関わる危機的な情報を共有できなかったという事例である．このように，個々の医療者が専門技術に習熟していたにもかかわらず，重大事故が引き起こされていることから，専門的な医療技術（テクニカルスキル）ばかりでなく，ノンテクニカルスキルの重要性が指摘されている．

ノンテクニカルスキルとチームマネジメント

医療における安全性の確保には，テクニカルスキルの訓練に加えて，医療チームの力を最大限に発揮するための「状況認識」「意思決定」「コミュニケーションとチームワーク」「リーダーシップ」などのノンテクニカルスキルが非常に重要である．これまで日本ではノンテクニカルスキルについて医療従事者が個人レベルで研鑽することはあっても，正式なトレーニングや教育の項目には盛り込まれていなかった．ノンテクニカルスキルはテクニカルスキルとともに医療安全の車の両輪であり，臨床現場への導入，教材，トレーニングの方法の開発などが急務であるが，ノンテクニカルスキルの教育やトレーニングの方法はまだ確立されていない．米国国防省とAHRQ（Agency for Healthcare Research and Quality）が開発したチームSTEPPS（Team strategies and Tool to Enhance Performance and Patient Safety）は安全文化の醸成を目指したチームトレーニングの1つである．

チームSTEPPSには航空業界のフライト乗務員チームの協調性と安全性の向上に必要な主要技術の中からいくつかの技術が導入されている．日本におけるマスタートレーナー

である国立保健医療科学院の種田[4]によると，チームSTEPPSではチームのパフォーマンスを改善し，より安全なケアを提供し，組織の文化を変えていくために，4つの中核となる能力（コンピテンシー）として，リーダーシップ，状況モニター，相互支援，コミュニケーションが必須であるとしている．チームメンバーがこの4つのスキルを身につけ，実践することで，チームメンバー相互の信頼とチームとしてどうあるべきかを考えて行動し，チームとしてのパフォーマンスが適応性，正確性，生産性，効率性，安全性の点から向上するという成果が得られる．

5S活動もチーム医療による医療安全活動として有用である．5Sとは，「整理」「整頓」「清潔」「清掃」「しつけ」の頭文字をとったもので，製造業では基本とされる経営管理手法である．5Sの効果としては，不要なものがなくなり，スペースができる，無駄が削除されるなどの「直接効果」のほかに，5Sを推進するプロセスにおいて，担当者のマネジメント能力が向上し，組織のチームワーク，コミュニケーションの向上などの「間接効果」もある．当たり前のことを当たり前に実行する組織風土に加え，定位置に物を置くことによる取り違え防止や探し物時間の節約，コミュニケーション能力の向上など安全文化への効果も期待できる．

5 医療情報技術（IT）の活用

安全で質の高い医療の提供にはITによる支援が不可欠である．例えば電子カルテ上での薬剤過量投与に対する警告，検査結果未確認へのリマインダー表示（通知機能），バーコードリーダーによる患者氏名の確認や血液型照合の確認などである．また，手計算では面倒なクレアチニンクリアランスを電子カルテ上の情報から自動計算し，その値によりオーダーする薬剤の適正使用量などを自動でチェックし，不適切な場合は警告を出すなど，ITの活用を通じて医療の質の向上が期待されている．

一方で，電子カルテの使用に関わるインシデントも多数報告されている．残念ながら現時点では，「ヒトは間違える」ことを前提にした安全対策をデフォルトで搭載した電子カルテシステムはほとんどない．多くは痛い目にあった医療機関が高額の改造費をかけてカスタマイズしているのが現状である．当院でも，CT結果の見逃しによるがんへの対応の遅れという事故を機に，画像診断結果のリマインダー機能を数百万円かけて搭載した．電子カルテを開発する過程で，医療現場における1つひとつのインシデントを検証し，IT技術者と医療者が協働でヒューマンファクターの観点からの医療安全に強い，情報システムを開発することが必要である．

［渋谷 明隆］

[文献]
1) 中島和江,児玉安司編集:医療安全ことはじめ.医学書院,2010.
2) 河野龍太郎:医療におけるヒューマンエラー―なぜ間違える どう防ぐ―.医学書院,2004.
3) Bromiley, M. : Have you ever made a mistake? Bulletin of Royal College of Anaesthetists. 48:2442-2445, 2008.
4) 種田憲一郎:チームとしてのよりよいパフォーマンスと患者安全を高めるためのツールと戦略.医療安全,24:38-44, 2010.

医療の効率・経済的観点からみたチーム医療

5-2 医療経済

　質の高いチーム医療を提供するためには，個々のチーム医療に関わる経済効果の裏付けが不可欠である．チーム医療に対する経済効果として，診療報酬による効果や費用対効果（増収・コスト削減効果）などが検討されている．日本では，2003年度から急性期病院に診療報酬の包括算定方式として在院日数に応じた1日あたり定額報酬を算定するDPC/PDPS[*1]が導入された．厚生労働省の政策誘導によりDPC/PDPSの対象病院は段階的に拡大され，2011年4月現在で1,400病院を超え，全一般病床（約91万床）の50％以上を占めるに至っている．出来高払い制度と違い，DPC/PDPSでは良質で労働生産性の高いチーム医療を効率よく提供することで，相対的コストを下げる工夫が求められる．DPC/PDPS制度化でのチーム医療の経済効果について，栄養サポートチーム，クリニカルパス，外来化学療法，診療アシスタントの導入効果などの実証的研究のいくつかを紹介する．

1 栄養サポートチーム（NST；nutrition support team）

　近年，急性期医療の現場でも高齢患者の入院が急激に増加している．高齢患者の特徴は合併症と低栄養や運動器を中心とした筋力低下と廃用であり，原疾患の治療に加え，リハビリテーションとともに管理栄養士・医師・看護師などから構成されるNSTの活動が注目されている．NSTは疾病のみならず栄養不良を改善させることで，合併症を減少させ，QOLを向上させるとともに，治療効果も向上させて在院日数を短縮し，薬剤費や医療材料費の削減による経済効果が期待されている．古賀ら[1]は，NSTの導入によりTPN[*2]用キット製剤とPPN[*3]用輸液製剤の合計の購入金額が3年間で17,398,964円から12,474,036円へと約30％抑えられたと報告している．また，梶川ら[2]はNSTと感染管理チーム（ICT）のコラボレーションにより，3年間で抗MRSA薬の使用が塩酸バンコマイシン（VCM）＋テイコプラニン（TEIC）＋ABK硫酸アルベカシンは5％減少，メロペネム＋イミペネムは27％減少し，MRSA検出件数も327件から51％減少し，在院日数は21.5日から3.4日短縮し，薬剤費は総計で約439万円減少したと報告し，NST活動とともにICT活動との協力による経済効果を示した．

[注]
*1 DPC/PDPS；diagnosis procedure combination/per-diem payment system
*2 TPN；total parenteral nutrition（中心静脈栄養法）
*3 PPN；peripheral parenteral nutrition（末梢静脈栄養法）

2 クリニカルパス

　クリニカルパスは医療の質の向上と医療者間および患者との情報共有に有効であり，チーム医療を展開するうえでのシナリオともいえる．クリニカルパスの導入により医療の標準化を通じて医療経済への効果も明らかになっている．伊勢ら[3]は胃がんに対する胃切除術のクリニカルパスの効果を検討し，パス使用群では入院日数で35.4日から26.1日，総薬剤費は270,631円から190,339円に減少したことを報告している．さらに，術後の感染症予防目的で使用する抗生物質について，セファゾリン（CEZ）と，ペニシリン系の合剤であるアンピシリン/スルバクタム（SBT/ABPC）の効果を比較したところ，一般にSBT/ABPCのほうがグラム陽性菌に対する抗菌活性が高いことが報告されているものの，実際には各術後感染発症阻止率は両群間で差がなく，逆に感染治療薬まで含めた費用対効果はCEZの方が高いことを実証した[4]．また，阿部ら[5]は帝王切開患者におけるCEZとフロモキセフの術後感染症防止効果を調べ，費用対効果を比較検討した結果，術後感染症発症阻止率はCEZ投与群で90％，フルモキセフ投与群で86.7％であり，費用対効果比は，それぞれ4,793円と23,521円で，両群間に有意差が認められた．以上の結果より，帝王切開術後の感染予防に対し，薬剤経済上のCEZの有益性が示唆された．

　以上の実証データに加え，クリニカルパスの活用による医療の標準化により，病院が多数の不要な在庫薬剤を抱えずにすむという経済効果も得られる．

3 がん化学療法

　がんに対する化学療法の進歩は著しいが，副作用も強く，適応の評価，レジメン*4の選択，投与量の検討など専門の医師に加えて専門薬剤師，専門看護師さらには腫瘍精神科医，医療ソーシャルワーカーなどの専門チームによる総合的な医療が必要である．また，抗がん剤は高額であり，医療経営上も患者負担のうえからも問題となることが少なくない．中村ら[6]は，薬剤師の立場からレジメンの評価，治療効果と副作用の検証，ベンチマークデータ，購入薬価などを検討し，医師とともにレジメンの見直しを図った結果，平均在院日数の短縮と薬剤費の削減を達成したと報告している．

　がん化学療法の多様化に伴い，患者により求めるQOLの形が変化し，がんと診断され

てからの生きる期間も長くなり，生活のなかにがん治療を組み入れたいと考えられるようになったことから，基幹病院・中核病院などのがん治療施設では外来での化学療法が広がりつつある．背景には DPC/PDPS の制度下で入院化学療法がコスト割れする場合があることに加え，外来化学療法加算など政策上の誘導もある．安全で効果的な外来化学療法には多職種の専門チームによる医療が必須であるが，それを支える人件費や検査費用，薬剤費用，医療材料費，光熱費，償却費を含んだコストと収入のバランスを計り，1日の患者の回転やベッドの稼動などを勘案した適切な外来化学療法室を運営する必要がある．それにはレジメン別のコスト計算，患者の滞留時間を考慮したコスト計算，長時間点滴への対応，レジメン別の調整時間などをシミュレーションして試算し，安全で持続可能な治療システムを構築することが望まれる．

[注]
*4 レジメン：抗がん剤の用量や用法，治療期間を明記した治療計画．

4 診療アシスタント

近年の外来診療の多様化，在院日数短縮に伴う外来医療の高度化により，外来看護師による専門的な看護，処置・治療への参加が求められるようになっている．一方で，検査の外来化，治療計画立案，患者への説明，多くの文書作成など医師の業務は格段に増加している．厚生労働省は外来診療における医師の負担軽減のために，医師事務作業補助者（診療アシスタント）の導入について診療報酬上の加算をつけている．医師事務作業補助者はチーム医療の一員としても重要である．渡邊ら[7]は糖尿病外来での診療アシスタントの導入により，診療時間の短縮と患者待ち時間の短縮を実証した．また岡本ら[8,9]は耳鼻咽喉科外来で診療アシスタントを導入し，平均診療時間，診療時間総数，診察終了時間の短縮とともに，処置・検査入力件数の増加による増収効果を明らかにし，さらに，医師によるカルテの記載の向上や必要な検査や処置の増加など，医療の質向上にも貢献していることを実証した．

5 まとめ

質の高いチーム医療を提供し，医療安全と医療の質の向上，患者満足を追求するためには経済的な裏打ちが不可欠である．チーム医療の必要性・有用性は広く認識されつつあるが，チーム医療に関する診療報酬上のメリットは十分とはいえない．チーム医療の効果を客観的に評価するシステムを構築するなかで医療経済上の効果についても実証データを集

積する必要がある.

[渋谷 明隆]

[文献]
1) 古賀勝治・他:薬剤部を事務局とした nutrition support team (NST) 稼働 3 年間の成果. 病薬誌, 45(2):217-220, 2009.
2) 梶川 隆・他:栄養サポートチームと感染コントロールチームのコラボレーションによる現状. IRYO, 63(4):265-269, 2009.
3) 伊勢雄也・他:胃切除クリニカルパスの薬剤経済学的評価. J Nippon Med Sch, 70:53-56, 2003.
4) 伊勢雄也・他:薬剤師のパスへの取り組み〜胃切除クリニカルパスへの取り組みを中心に〜. 日本クリニカルパス学会誌, 7:11-18, 2005.
5) 阿部麻衣・他:帝王切開患者における cefazolin と flomoxef の術後感染症防止効果並びに費用対効果の比較─クリニカルパス導入効果の観点から評価─. 日病薬誌, 42(7):924-926, 2006.
6) 中村久美・他:日々集積されるデータを利用したがん化学療法の質・コスト改善. Prog Med, 30:1429-1435, 2010.
7) 渡邊光康・他:大学病院糖尿病外来における診療支援導入による医師の業務改善調査─医師業務の分担化によるシミュレーション調査について─. 北里医学, 38(1):15-24, 2008.
8) 岡本牧人・他:大学病院一般外来における医療秘書導入の効果. 北里医学, 39:23-28, 2009.
9) 遠藤英美・他:北里大学病院耳鼻咽喉科初診外来診療における医療秘書導入の有用性. 北里医学, 41:33-40, 2011.

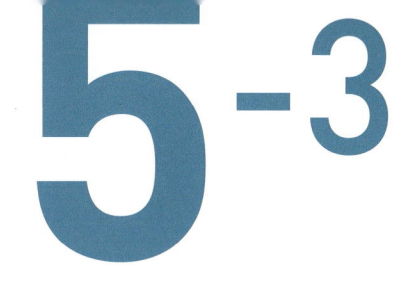

医療の効率・経済的観点からみたチーム医療

5-3 クリニカルパス

　クリニカルパス（clinical path）は，良質な医療を効率的，かつ安全，適正に提供するための手段として開発された診療計画表である．医療界では，クリティカル critical パスとクリニカル clinical パスの2つの呼称があり，意味は同じだが統一化されていない．語源は〈critical：危機の，重要な，臨界の〉〈clinical：臨床の〉〈path：道，道筋，方向〉にある．本項では，クリニカルパス（以下 CP）を用いる．

1 クリニカルパスの開発

❶医療におけるクリニカルパスの始まり

　CP の医療への導入は，1985年，ニューイングランドメディカルセンターの看護職のカレン・ザンダー（Karen Zander）が，チーム医療の強化とケアの質の改善を目指して，患者の治療過程にクリティカルパス法を応用したことに始まる．ザンダーは1989年，これを Care Map として商標登録し，コンサルタント会社を設立した．その後，Critical Path Ways として広く普及した．

❷背景

　1983年米国では，高齢者向けの公的保険メディケアにおいて定額支払い制度（DRG/PPS）が実施されたことにより，医療施設は効率的で質を保証した医療・ケアの提供が強いられるようになった．CP は，この医療費適正化対策に合致し，高質の医療を低コストで行わなければならない医療界に普及した[1]．日本においても，1990年後半から2000年代にかけて，医療費の高騰が問題となり，病床数の削減政策を背景に，病院経営と医療のあり方を根本から考え直す必要が出てきたことから急速に発展した．在院日数の短縮化や効率的な医療の提供のための手法として導入した病院が多く，現在ではチーム医療の現場に欠かせないものとして定着している．

❸クリニカルパスの起源

　そもそも，CP は，産業界のプロジェクト管理手法から連想されるケースマネジメントの概念である[2]．米国の1950年代の生産工程管理での Critical Path Method が原型とされており，宇宙開発での煩雑で多種の工程を必要とする人工衛星の生産工程を管理するた

めに使われ始めた．さらに 1950 年代後半に，軍事技術開発を円滑に進めるためのプロジェクト管理方式（PERT；program evaluation and review technique）が編み出された．PERT 法とは，プロジェクトを構成する要素，作業，活動相互の関連を組み入れて作業順序を規定し，所要時間を管理するための日程計画を中心としたプロジェクト管理方式であった[3]．CP は，この PERT 法の考え方にもとづき開発された．

クリニカルパスの基本的事項

❶定義

ザンダーは，CP を「患者が内科的，外科的，精神的な危機から回復したり，状態が安定したりするのを援助するために，特定の時間の枠組みのなかで医療スタッフや支援部門が必要とする行動をまとめたツール」と定義している[3]．また，パトリス・L・スパス（Patrice L. Spath）は，「医療チームが共同で作成した患者の最良のマネジメントと信じた仮説」と定義している[4]．スパスの仮説という意味は，後述するように，CP の基本的な考え方は，バリアンス（パスからの逸脱）を集め，その分析結果から改善を繰り返すために，「作成時点で，最良と信じた仮説」ということである．

❷構造と原理

CP の基本的な形は，一定の経過をたどる手術や疾患について，入院から退院まで必要な検査や処置，ケアの予定を一覧表にしたものである．その原理は，①時間軸，②ケア介入，③標準化，④変化要因（バリアンス）という考え方に沿っている．

① 時間軸は，30 分，1 時間，1 日，1 週間など，さまざまな時間の設定がある．あるいは，時間ではなく回復状況や日常生活活動（ADL；activities of daily living）で記入することもある．

② ケア介入は，医師，看護師，その他のコメディカルスタッフが行う患者の治療，処置，食事，指導などのケアの介入のことをいう．

③ 標準化は，ケアを画一化することではなく，ケアの均質化を目指すものである．医療スタッフが根拠となるデータをもとに，相互に検討することによって，保証すべき最低ラインのコンセンサスが図られる．

④ バリアンスは，CP から逸脱したケア介入や時間軸の要因であり，分類方法が病院によって異なっている．一般的には，システム，患者／家族，医療スタッフ，その他の 4 つに分類される．

		入院時 /	手術2日前 /	手術前日 /	手術当日 /	術後1日目 /	術後2日 /
アウトカム（目標の状態）	患者状態		手術に臨むための身体的準備が整っている	手術に臨むための身体的準備が整っている	平常時のバイタルサインからの大きな変動がない 目的とする手術が遂行できる	意識が鮮明である 循環動態が安定している 呼吸状態が安定している	意識が鮮明である 循環動態が安定し 呼吸状態が安定し 嘔吐がない
	生活動作						
	知識・教育			手術に同意できている			
	合併症					後出血がない 肺梗塞がない	後出血がない 肺梗塞がない
アセスメント			体温 ≦37.5℃	体温 ≦37.5℃ 術前のI.C.を受けている 同意書確認 　手術同意書 　麻酔同意書 　病理同意書 　輸血同意書 　血漿製剤同意書	体温 ≦37.5℃	意識状態 JCS0 脈拍 血圧 呼吸 SpO2≧95% 離床時胸痛がない ドレーン性状漿液性	意識状態 JCS0 脈拍 血圧 SpO2≧95% 離床時胸痛がない ドレーン性状漿液性 嘔吐がない
処置			□プレセニド2T □ガスコン40mg 6T3×	□マグコロール250ml □臍処置	□酸素 ──────→ □BT □Epid □GT □A-Line □ドレーン	→ SPO₂ 95%以上 酸素終了	□持参薬開始
		□マグミット 330mg 6T3×					
点滴		身長　cm 体重　kg 術前検査チェック表 □X-P □EKG　□1日尿糖 □血液型　□Ccr □出血時間　□CF □呼吸機能検査　□CT(腹) □超音波検査　□GTT □注腸検査 □CT(胸)　□感染症			□ソルデム3A（　）ml/h Preop□ソルアセトF（　）ml/h □パンスポリン注S1g+生食 　（Op室にて） □パンスポリン注S1g+生食 　（In Op3時間後に投与） Postop□ソルデム3A（　）ml/h □ガスター20mg+生食50ml 疼痛時　□NO.1 アナペイン2mg/ml 5ml 　　　　□NO.2 ペンタジン15mg i.m. 嘔気時　□プリンペラン10mg+生食50ml 不眠時　□アタラックスP25mg+生食50ml 発熱時　□メチロン250mg i.m.	□ソルデム3A（　）ml/h □パンスポリン注S1g+生食50ml □ガスター20mg+生食50ml	□ソルデム3A(□必要時 ガスター
食事		□低残渣食		□昼より食止め		□昼より飲水可	□昼より術2 流動
安静度		□フリー			□ベッド上体交可能	□トイレ歩行可	□フリー
検査					□採血(血算,生化学) □胸腹X-P	□採血(血算,生化学) □胸腹X-P	

R黒	P赤	T青						
50	130	39				WBC Hb PLT NEUT TP Alb TB DB GOT GPT ALP ChE γ LDH Amy BUN Cr Na K Cl Ca CRP	WBC Hb PLT NEUT TP Alb TB DB GOT GPT ALP ChE γ LDH Amy BUN Cr Na K Cl Ca CRP	
40	110	38						
30	90	37						
20	70	36						
10	50	35						
尿			/	/	/	/	/	/
便								
食事摂取量								
血圧								
DIV								
記事								
医師サイン								

［図1］医療者用腹腔鏡下結腸切除術クリニカルパス（一部）

（北里大学東病院）

日時	／	／	／	／		／	／	／　／　／　／	／
	外来	入院日	手術前日	手術日 手術前	手術日 手術後	1日目	2日目	3〜6日目	7日目 退院
目標	入院の必要性が理解でき準備できる。	手術に臨むための身体的・精神的準備が整っている。 術後の注意点を理解している。		全身状態において手術可能である。	循環・呼吸動態が安定している。 創痛が軽く夜間入眠できる。 術後出血がない。 異常時伝える事ができる。	循環・呼吸動態が安定している。 創痛が軽く夜間入眠できる。 術後合併症がない。 排ガスがある。 離床ができる。		退院後の生活についてわからない事が聞ける。 退院後の生活の注意点が言える。 術後合併症がない。 食事が摂取できる。 一人で歩行できる。	
検査	・外来で各種の検査をします。	・入院後各種検査をします。				・必要時、血液検査、レントゲン撮影があります。			
処置		・患者識別バンドを 装着します。	・おへそをきれいに洗います。 ・爪を切ります。 ・手術後は食事をとることができませんので点滴をします	・リラックスする薬を飲む前に弾性ストッキングを履きます。	・手術室で、尿道・背中の痛み止めの管・動脈ライン・ドレーンが入ります。 ・酸素マスクがつきます。 ・術後は必要にあわせて傷の状態を確認します。 ・痰を出しやすくするように、吸入を行います。	・酸素を終了します。 ・尿道・背中の痛み止めの管を抜きます。 ・歩行後、弾性ストッキングを脱ぎます。		・傷の消毒は必要ありません。 ・ドレーンの管を抜きます。 ・5分粥が食べられるようになったら点滴を抜きます。	
活動・安静		・特に制限はありません。		・手術前の薬を飲むまでは特に制限はありません。 ・手術前の薬を飲んだ後はベッド上で静かにお過ごしください。トイレなどの歩行をされる場合は看護師にお知らせください。 ・手術室へは寝台車で看護師がお連れします。	・ベッドから起き上がることはできませんが、身体の向きを変える時は看護師がお手伝いします。	・看護師と一緒に歩行します。	・制限はありません。		
食事・栄養		・昼食から病院で用意した食事が出ます。	・朝食まで食事が取れます。 ・21時までお水が飲めます。	・朝から飲んだり食べたりできません。		・お水を飲み始めた翌日から、ゼリーやスープなどの軽食を開始します ・3分粥、5分粥、全粥、米飯とお食事の内容がかわっていきます。			
清潔		・制限はありません。	・身体を清潔にするために入浴をします。	・朝は普通に洗面して下さい。	・うがい・洗面はお手伝いします。	・看護師が身体を拭きます。		・医師の許可が出ましたらシャワーが使えます。	
薬		・常用しているお薬があれば看護師までお知らせください。 ・手術2日目の寝る前に赤い粒の下剤を飲みます。	・午前8時に下剤を飲みます。 ＊ ご希望の方は寝る前に睡眠薬をお渡しします。	・常用薬がある方は医師の指示のもと必要なお薬を飲んでいただきます。 ・手術室に行く前にリラックスするお薬を飲みます。		・常備薬がある方は医師の指示により再開致します。 ・腸の動きを促進する薬が始まります。			
説明・指導	・手術に必要な物は次の3つです。入院前までに準備をお願いします。 ＊ T字帯 ＊ 腹帯 ＊ 浴衣 （浴衣に帯を縫いつけておいてください。）	・手術の時使用する弾性ストッキングをお渡しします。	・担当医が手術についての説明をします。ご家族とご一緒にお聞きください。 ・麻酔科の医師が訪問し、麻酔についての説明があります。睡眠薬をご希望の方はこのとき麻酔科医にお伝えください。 ・手術室・集中治療室の看護師が訪問します。 ・説明同意書（手術・病理・輸血・麻酔・血漿分画製剤）を医師・看護師・クラークへお渡しください。 ・離床の練習、ICUについてのビデオを見ます。	・貴重品は、ご家族の方に渡し、保管してください。 ・身に付けている装飾品を外してください。（化粧・指輪・眼鏡・コンタクトレンズ・ピアス・時計・義歯など） ・ご家族も手術室入り口までご一緒にご案内します。 ・ご家族の方はロビーまたはラウンジでお待ちください。	・手術終了後に担当医から説明があります。 ・何かありましたら我慢せずにナースコールを押してお知らせください。 ＊ 痛みや吐き気がある方は、お薬を使う事ができます。 ＊ 夜眠れない時は看護師へご相談してください。	**退院後の生活について** 食事は… 消化の良いものを食べ、刺激物は避けましょう。また、水分をしっかり取るよう心掛けてください。 普段の生活は… 規則正しい生活と、充分な睡眠をとるようにして体調を整えて下さい。 体力を使う仕事やスポーツなどは、疲労を感じない程度から始めて、無理のない範囲で少しづつ増やしていってください。 身体の異変に気づいたら… 退院した後に腹痛、嘔気・嘔吐などの症状が出た場合は、定期受診日以外でも電話をし、早めに受診をして下さい。 **次の受診日は** 月　日（　）（　：　）です。 お大事にして下さい。			

＊術後の経過により個人差があります。ご不明な点は医師・看護師にお尋ねください。

［図2］ 患者用腹腔鏡下結腸切除術クリニカルパス　（北里大学東病院）

3 クリニカルパスの具体例

多くの病院では，急性期患者を中心に CP を導入してきた．それぞれの病院ごとに，人的資源や設備などが異なるため，病院独自のものとして作られている．医療従事者や患者がともに医療の流れを把握できるよう，疾患や治療法ごとに，入院から退院まで，治療や検査，看護ケアなどの内容とタイムスケジュールを工夫し，一覧表としている．医療者用 CP［図1］と患者用 CP［図2］がある．また，1 日ごとの CP（日めくりパス）も実用されている［図3］．

4 クリニカルパスと診療報酬

2004 年度診断群分類包括評価（DPC）による定額支払い制度の導入により，効率的な病床管理とコストパフォーマンスを考えた CP の検討が行われ始めた．医療費が包括されることによって，無駄な経費を落とし，効果効率を考えた計画的な医療を行うには，最適化（最適スケジュール）を追求する CP が適していた[1]．また 2006 年，地域連携診療計画管理料（1,500 点〈2008 年度改定で 900 点〉）および，地域連携診療計画退院時指導料

月　日（術後3日目）				月　日
アウトカム	H. 患者状態	F. 生活動作	K. 知識・教育	C. 合併症
	H20異常な発熱がない ***H31脈拍・血圧が安定している*** H50 嘔気がない ***H51嘔吐がない*** H52 排ガスがある H62 創痛が緩和する	***F10離床ができる***	K10 術後の経過を理解している K20 離床の必要性を理解している K30 異常時看護師に伝えることができる	***C30縫合不全がない***

	コード	項目	10時　サイン（　時　分）		14時　サイン（　時　分）		18時　サイン（　時　分）		6時　サイン（　時　分）	
			正常	異常	正常	異常	正常	異常	正常	異常
観察項目	***H20***	***体温　≦37.5℃***			℃	℃	℃	℃	℃	℃
	H31	***脈拍***				回/分		回/分		回/分
	H31	***血圧***			/		/		/	
		In　DIV（ml）	〔10時〕		〔14時〕		〔22時〕		〔5時〕	
		Out　尿量				ml		ml		ml
		ドレーン排液量			ml	＞100ml/2h	ml	＞100ml/2h	ml	＞100ml/2h
	C30	***ドレーン性状***			漿液性	その他	漿液性	その他	漿液性	その他
	H50	嘔気			無	有	無	有	無	有
	H51	***嘔吐***			無	有	無	有	無	有
		腹部G音聴取			可	不可	可	不可	可	不可
		↳（可の場合）腹部G音異常			無	有	無	有	無	有
		腹部間歇痛			無	有	無	有	無	有
		腹満			無	有	無	有	無	有
	H52	排ガス			有	無	有	無	有	無
	H53	排便（回数）			有（　）	無	有（　）	無	有（　）	無
	C40	創部の発赤・腫脹			無	有	無	有	無	有
	C40	創部からの滲出			無	有	無	有	無	有
	H62	創痛（ペインスケール）			0・1・2	3	0・1・2	3	0・1・2	3
処置	C30	ドレーン抜去POD4まで）	時　分		済・実施	未実施	サイン			
		全身清拭			実施	不要	サイン			
		術2五分粥食（5分粥5分菜）			術2五分	その他	サイン			
		食事半量以上摂取で点滴終了			済・実施	未実施	サイン			
		蓄尿終了			済・実施	未実施	サイン			
知識教育	K10	患者用パスを利用して術後の経過を説明する			した	しない	サイン			
	K20	離床を行うことが目標だと理解している			した	しない	サイン			
	K30	痛み・吐き気などの症状を我慢しなくていいことを説明			した	しない	サイン			
機能	***F10***	***トイレまでの距離を歩行できる***			できた	できない	サイン			

看護記録	コード	時間	記事　サイン

バリアンス	
	無
	有（　理由:　　継続　・　逸脱　）医師サイン

［**図3**］日めくりパス（腹腔鏡下結腸切除術）　（北里大学東病院）

（1,500点〈平成20年度改定で600点〉）の施設基準として，地域連携CPを作成・管理することとされ，対象は「大腿骨頸部骨折パス」のみであったが，2008年「脳卒中地域連携パス」も対象となり，医療の効率・経済的観点から有用性が認められている．CPは，亜急性期，慢性期患者にも拡大し，在宅から外来，入院，そして退院（転院），外来，在宅への一連の過程を包括する地域連携パスの考え方が普及してきた．地域での医療機関連携の推進に大きな役割を担っており，サービスの連続性を確保するための具体的なツールとして，今後さらに発展が期待される［**図4**］．

5　クリニカルパスとチーム医療

CPがチーム医療にもたらす効果は，多くの臨床家によって実証されている．ここに，「チーム医療の理念と現実」からCP導入にあたった医療者の声を抜粋した[5)]．

- CPを作成するときに，医師など他の職種の人々との対話が増した．
- CPという1つの道具を多職種で作るという過程がチーム医療の基盤となっていった．

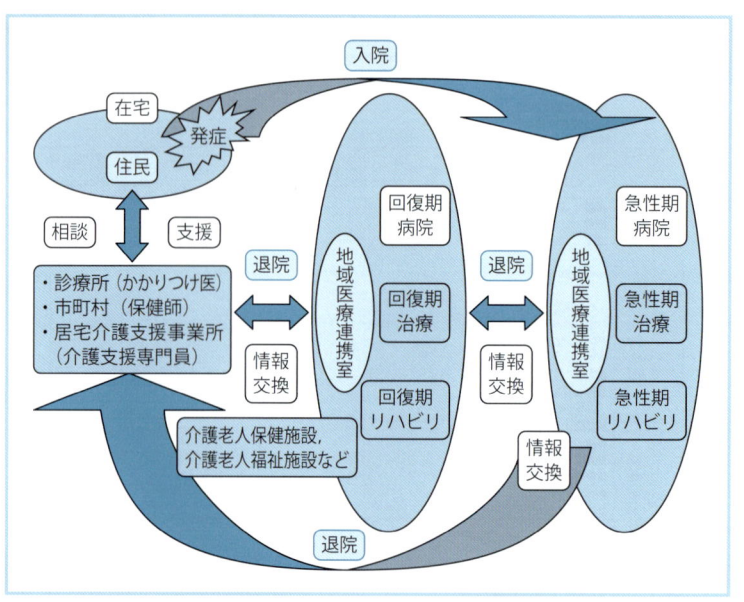

[図4] 地域連携パスの具体的な流れ

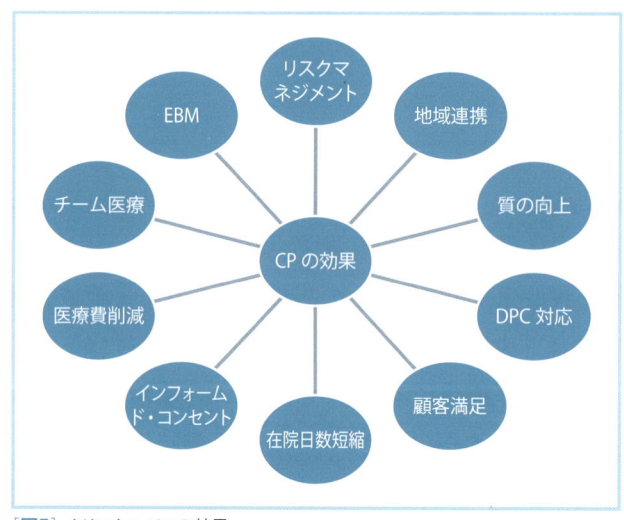

[図5] クリニカルパスの効果

- CPを作成する過程で，さまざまな医療従事者が意見を出し合い，疑問を投げかけ合い，一緒に話し合うことで，情報が交換され，共有されていった．
- CPを運用することによって，知識と情報の共有化がより必要になってきた．
- 実際にCPを使って標準的データを分析すると，看護師や薬剤師など他職種の関わり方がわかった．
- 医師の考えが必ずしも正確に看護師や薬剤師に理解されていないことがわかった．
- 患者用にしろ，職員用にしろ，情報の共有化ということが前提になるのではないだろ

うか.

CPはその作成過程,運用の現実のなかで,医療者の共同意識を促し,チーム医療を促進していることが読みとれる.

6 クリニカルパスの効果

CPの導入による効果を[図5]に示す.医療の効率やチーム医療への貢献の他,バリアンス分析によって,根拠にもとづく医療(EBM;evidence-based medicine)の実施が可能である.抜け目と切れ目のない医療の実施は,リスクマネジメント,インフォームドコンセントの向上へつながり,患者教育が充実し,セルフケアが高まり,患者満足度は向上する.さらに,CPを適切に運用することによって,医療の目標管理(アウトカムマネジメント)や質の改善へとつなげることができる.また,施設間の垣根を取り払い,情報の公開と共有化により,最もよい水準をマークすることができる.このベンチマーキング(最高水準の設定)の数値に追いつくように,他施設の問題解決を参考に,自施設の業務改善を押し進めるという効果もあり,CPが医療の質向上に果たす役割は大きい.

[田中 彰子]

[文献]
1) 田中彰子:DPCとクリティカルパス,第2回「DPC対応型クリティカルパス」特別セミナー抄録,p.4,日本医療マネジメント学会,2004.
2) 立川幸治,阿部俊子:クリティカル・パス—わかりやすい導入と活用のヒント,pp.2-5,医学書院,1999.
3) 島内 節・他編:在宅ケアクリニカルパスマニュアル—ケアの質保証と効率化—,pp.3-8,中央法規,2000.
4) Spath, P.L : Clinical Paths, Tools for outcome management. American Hospital Association, 1994.
5) 細田満和子:「チーム医療」の理念と現実—看護に生かす医療社会学からのアプローチ(Nursing Today Colection).日本看護協会出版会,2003.
6) カレン・サンダー著/山内豊明訳:クリティカル・パス—最良の成果をあげるための新しいマネージメント.文光堂,1998.
7) 副島秀久,岡田晋吾編:変化の時代に対応するクリニカルパス,照林社,2007.
8) 全国保健所長会 平成19年度地域保健総合推進事業 地域連携クリティカルパスの普及・推進に関する研究 地域連携クリティカルパスの普及・推進方策骨子試案
http://www.phcd.jp/katsudou/chihoken/H19/H19_chiikihoken_path_ooe_kotsushi.pdf
9) 地域連携パスのネット公開 http://blog.livedoor.jp/miraikibou/archives/51045254.html
10) 北里大学東病院 医療者用パス(図1) 患者用パス(図2) 日めくりパス(図3)
11) 副島秀久:クリニカルパスの見直しと医療の質改善.看護管理,21(10):878-882,2011.

II 実践編 チーム医療の実際

チーム医療の実際 1-1

栄養サポート

1 総論

　Butterworthが「病院のクローゼットには骸骨が転がっている」と表現して，入院患者における低栄養の問題を提起したのは1974年のことであった．これ以後，主治医が入院の契機となった疾病に捉われているあいだに発生する低栄養という問題に注目が集まるようになった．その後，低栄養があると予後が悪くなることや，栄養状態に対する介入により疾病の転機が改善することなどが報告され，入院の契機となった疾病ばかりでなく，栄養状態に注目することの意義が確立された．

　医師，特に主治医は，どうしても入院の契機となった疾病や合併症に捉われがちであり，患者の栄養状態を横断的かつ客観的に評価し，その維持・改善につなげるためには，医療チームが必要であった．これが栄養サポートチーム（NST；nutrition support team）である．欧米では，1970年代から発生し，当初はhyperalimentation unitなどと呼ばれ，経静脈的栄養投与（中心静脈栄養法）を主に取り扱っていたが，その後，経腸栄養の重要性が明らかになるにつれて，経腸栄養も取り扱うようになり，NSTの名前が確立した．

　欧米では，NSTは独立した診療部門の1つであるが，日本では人的・経済的医療資源の制限からPPM（potluck party method）と呼ばれる持ち寄りパーティー方式でチームを形成することが一般的である．すなわち，通常は別々の診療部門の一員として勤務する医療者が，わずかな時間を持ち寄ってチームを形成するのである．

　日本では，2004年以降，病院機能評価においてNSTの活動が求められるようになり，2006年の診療報酬改定から栄養管理実施加算が算定できるようになった．「病気を見ずして病人を見よ」と高木兼寛が言ってから約100年経って，栄養としての側面からはようやく病人をみるようなシステムができ上がったといえよう．しかし，2010年の診療報酬改定で認められたNST加算を算定するためには，医師，看護師，薬剤師，管理栄養士のなかに専従者（NSTのみを業務とする者）や，それに準じる専任者を設定することが求められており，今後のNSTは，PPMから独立診療部門になっていく可能性があろう．一般にNSTは次の職種から構成される．

　医師（歯科医師を含む），看護師，薬剤師，管理栄養士，臨床検査技師，リハビリテーショ

ンスタッフ（言語聴覚士（ST），作業療法士（OT），理学療法士（PT）），歯科衛生士，臨床工学技士，事務職員である．

以下に，代表的な職種のNSTへの関わりを記載する．北里大学北里研究所病院には歯科がないため，歯科医や歯科衛生士の参画はないが，施設の状況に応じて同じ役割を異なる職種が果たすことはNSTにおける当然の概念である．

[山田　悟]

2 医師の役割

NSTにおける医師の役割は，NSTチームの責任者あるいは指導者として，NSTの活動に加わる各職種間や主治医，病棟・外来スタッフとの調整役を果たすことにある．NSTのリーダーとなる医師は，内科あるいは外科など各自の専門領域の知識だけでなく，代謝・栄養学や輸液療法・経腸栄養法に関する基本的な知識ならびにその実施のための技術の習得が必須である．その習得のために日本静脈経腸栄養学会や日本病態栄養学会の栄養管理教育プログラムが用意されている．

入院患者を例にあげ，NSTの活動を考えてみる．入院後，すべての患者は速やかに栄養状態に関するアセスメントが実施されるべきであり，その結果にもとづき栄養療法の実施計画が立てられねばならない．本来は，その計画をもとに適切な栄養管理法を考案するところまでを主治医がなすべきではあるが，栄養療法には，経静脈・経腸といった栄養ルートの選定，栄養剤の選定，ルートの管理および栄養状態の経時的なアセスメントといったさまざまな過程が必要であり，なかなか1人の主治医では十分に対応できない．ここにNSTが主治医をサポートする必要がある．また，栄養療法に関する合併症の予防，発症時の対応についてもNSTでは事前に検討しておく．病状の改善により経口摂取が可能となった場合には，安全な経口摂取のために嚥下機能の評価が不可欠であり，嚥下機能の回復が十分でない場合は嚥下機能回復のためのリハビリテーションの指示，適切な病院食の選定にも配慮するべきである．NST介入症例の家族には，原因疾患の治療の根幹として栄養療法が重要であること，その具体的な方法，予想される効果ならびに経過について随時説明する．こうした流れが病院全体でうまくいくように，NSTがチームとしてうまく機能するようにしていくのがNSTにおける医師の仕事である．

さらに医師は，自身の知識や技術の習得だけでなく，NSTに参加する他職種のスタッフへの教育も意識して，実地臨床におけるNSTの活動において常に教育という視点をもって活動を遂行することが求められる．また，NSTの活動を充実させるためには，NSTに参加するスタッフの意識を高めることのみならず，直接NSTに加わっていない医師（特

に主治医)や病院全職員のNSTの活動への関心を高めることが必要になる．そのためにも，NST稼働後の病院全体に与える影響，経済的な効果，病院業務の質の向上に関わる指標を定期的に評価し，病院内での理解を求めていくこともNST内での医師の重要な役割の1つである．

　NSTの活動が円滑に進むかどうかは，チーム内の医師のリーダーシップが鍵を握っている．栄養療法に対する重要性を十分に理解し，NSTチームスタッフの活動への意欲を高めるため常に教育的な視点をもち，情熱をもって取り組むべきである．また，NSTは他のチーム医療（緩和ケア，感染対策，褥瘡対策など）とも密接に関わる分野であり，積極的な情報交換に努める．NST活動の最終目標はあくまで患者への良質な医療の提供であり，職種に関係なくNSTに関わる全チームスタッフが，患者のための医療活動であることを常に念頭に置き，患者と医療者のコミュニケーションを大切にした医療を提供するという共通理念がもてるような雰囲気作りを心がける．

[中野　雅]

3 管理栄養士の役割

　NSTにおける管理栄養士の役割について，日本静脈経腸栄養学会編集の「NSTプロジェクト・ガイドライン」には次のように記載されている．すなわち，①入院患者のモニタリング・症例のアセスメント（問題症例の抽出と回診での提示），②回診の参加，③栄養評価・摂食状況にもとづいた栄養療法の提言，④問題点の抽出，⑤栄養療法に伴う合併症の早期発見・予防，⑥患者・家族への食事指導，⑦疑問点への回答，⑧新しい知識の習得と啓発である．

　病院により実施する職種は異なるが，入院から24時間以内にBMI，体重変動率，食事摂取量，アルブミン値などの検査データによるモニタリングを行う．その結果，栄養リスクが疑われる場合は，栄養サポートが必要とされる．嗜好の考慮や食事形態の改善により栄養状態の改善が見込まれる場合には管理栄養士単独で介入することもあるが，それだけでは栄養状態の改善が見込まれない場合，あるいは極度の低栄養など多様なリスク判断を必要とする場合には，NSTによる介入が開始される．モニタリングには正確な再現性が求められ，それがデータの信頼につながるので，NST加算を算定する施設では，管理栄養士がNST専従者になっていることが多い．詳細なアセスメントと多角的な知識により，必要エネルギー量，3大栄養素のバランス，水分量，微量元素などの評価，投与経路・薬剤の決定を行う．アセスメントは栄養リスクがなくなるまで繰り返し実施され，栄養計画もその結果に応じて変更される．

また，加齢に伴う嚥下困難症例に対する食事調整や，新しい経腸栄養剤を院内へ周知することも管理栄養士の重要な役割となっている．

患者の栄養状態，摂食状況に合わせた食事は，安全安心な調理作業が基本である．管理栄養士が確実な給食管理を果たすことも，栄養サポートを長期安定的に継続する重要な基盤となる．

[内田 淳一]

4 薬剤師の役割

NSTにおいて，薬剤師が担うべき役割は，①中心静脈栄養・経腸栄養製剤の情報・配合変化などの薬学的情報の管理・提供，②中心静脈栄養の無菌調製，③栄養アセスメントにもとづいた中心静脈栄養・経腸栄養の処方設計支援，④服薬指導・副作用モニタリング，⑤中心静脈栄養・経腸栄養のルート管理である．

2011年2月現在，医薬品に分類される経腸栄養剤は8種類しか発売されておらず，市販されているほとんどの経腸栄養剤が食品に分類される．食品に分類される経腸栄養剤には，各種栄養素の比率を調節したものや免疫賦活作用を強化したもの，微量元素の含有量を強化したものなど，さまざまな特徴を有する栄養剤が多く存在する．薬剤師は，医薬品に分類される経腸栄養剤だけでなく，食品に分類される経腸栄養剤の種類・特徴についても理解しておくことが重要である．

経腸栄養を行っている患者のなかには，嚥下機能が低下し，薬を内服することが困難な者が存在する．嚥下機能に合わせて，錠剤を液剤・散剤に変更することを提案したり，錠剤を粉砕して投与することが可能か情報提供を行うなどの服薬管理・指導も重要である．

栄養管理において，下痢や吐き気，嘔吐などの消化器症状のモニタリングは重要である．経腸栄養剤の投与速度や体位変換などで改善がみられる場合もあるが，使用中の薬剤の副作用によるものも少なくない．そのため，消化器症状の副作用を起こしやすい薬剤を使用していないか確認することも，薬剤師の重要な役割である．

医薬品と静脈・経腸栄養剤との相互作用にも注意を要する．例として，ワルファリンはビタミンKの投与により効果が減弱することが知られているが，ある種の経腸栄養剤には，ビタミンKが多く含まれている．ワルファリン投与中の患者に，このような栄養剤が投与されると，血液凝固能に影響を与えるおそれがある．

医薬品と医療材料にも相互作用は存在する．例えばインスリンは，輸液バッグ・ルートに吸着される．また，油分を含む注射薬は，ルート接合部の材質によっては，ひび割れを生じさせることがある．このような作用を理解し，適切な情報提供を行うことが重要である．

腸管が長期間使用できず経腸栄養が行えない患者の場合，中心静脈栄養が選択される．中心静脈栄養用輸液のなかには，必要栄養素や微量元素がすでに適切な比率で配合されているキット製剤も発売されている．しかし，患者の病態によっては個別に栄養組成を調節する必要があり，薬剤師はその処方設計に積極的に関わる．経腸栄養とは異なり，非生理的な栄養管理になるため，水・電解質の補正や微量元素の有無などの確認も重要である．また，急速に栄養補給を行った際に起こる可能性のあるリフィーディングシンドローム[*1]や，カテーテル感染などの合併症にも注意を要する．

　注射薬調剤（中心静脈栄養の混合業務）は，薬剤師が患者に投与される最終過程まで責任をもって直接関与する．水分量・配合変化・投与経路などに注意しつつ調剤を行う．

　当院では，オーダリングシステムにより，医師が入力した注射薬オーダーを24時間分の注射薬処方箋として出力し，①処方箋監査，②計量調剤準備，③無菌調製[*2]，④混合後監査，ラベル貼付，⑤計数調剤，⑥最終監査の順に調剤している（計量調剤をしない場合は②〜④は省略）．中心静脈栄養製剤は細菌汚染しやすいため，このような環境で混合することが望ましい．

［増渕　幸二］

［脚注］
*1　リフィーディングシンドローム（refeeding syndrome）；慢性的な飢餓状態の患者に大量のブドウ糖を投与した際に発生する一連の代謝性合併症の総称．飢餓状態では，体脂肪を分解して遊離脂肪酸とケトン体をエネルギー源とする代謝経路によって生体が適応しているが，そこに糖質が急激に入ってくることにより，インスリン分泌が刺激され，その結果 K や Mg が細胞内に取り込まれ，低 K, Mg 血症となり不整脈の原因となる．また，糖質負荷により ATP が産生されるのに伴い P が消費されるため，低 P 血症となって貧血や痙攣，横紋筋融解が起こり呼吸機能低下をも招く．
*2　無菌調製処理とは，無菌室・クリーンベンチなどの無菌環境において，無菌化した器具を用いて製剤処理を行うことをいう．

5　看護師の役割

　看護師の業務特性は，常に患者の身近にいて，診療や日常生活の直接ケアや観察をすることである．したがって，NST における看護師の主な役割は，患者の入院から退院後まで，栄養状態や摂食・嚥下の状態を，直接または客観的に評価し，NST の他の職種と情報を共有し，検討された内容を主治医の指示のもとに実施し，退院に向けた準備と指導をすることである．

　看護師が行っている NST における具体的活動内容は，①入院時および経時的な栄養管理アセスメントならびに管理栄養士へのコンサルテーション，②入院時の摂食嚥下アセスメント，および言語聴覚士（ST）へのコンサルテーション，③食事の摂取量や嚥下状態

の観察と記録，④口腔内の観察（乾燥，唾液の有無，汚染，義歯の不具合の有無）とケアの実施，⑤下痢，便秘，脱水などの合併症の観察と発症時の対応，⑥NST回診時における栄養障害例の栄養計画の情報提供，⑦栄養に関する個別対応と必要時における栄養士へのコンサルテーション，⑧経静脈栄養・経腸栄養ルートの管理と維持，⑨経静脈栄養剤の適正管理と薬剤師へのコンサルテーション，⑩経腸栄養剤の衛生管理・適正投与法の知識にもとづいた実施，⑪食事介助および経口栄養への移行推進，⑫在宅・院外施設への移行に伴う栄養管理の患者，家族への指導である．

　これら多岐にわたる業務をNSTに参画する看護師のみで実施するのは不可能であるため，栄養管理アセスメントや摂食嚥下アセスメントのように全入院患者に対して必要なことは全看護師が実施し，NSTの介入が必要な患者に対して特異的になすべきことは，NSTリンクナースと呼ばれる数人の病棟スタッフ看護師が実施するという役割分担にしている．また，当院では病棟のNSTリンクナースのなかから数人がNSTのコアメンバーとして病院全体のNST活動に関わっている．

［田代 収子］

6　言語聴覚士の役割

　NSTにおいて言語聴覚士（ST）に求められている役割として，特に摂食・嚥下障害への対応があげられる．NST加算の対象患者として嚥下障害への対応が明記されており，STの果たす役割の重要性は高い．具体的な活動内容は，①摂食・嚥下障害の評価（スクリーニングや嚥下造影検査），②それにもとづく適切な経口摂取手段や食事形態の提案，③摂食・嚥下障害の改善の可能性（水分・栄養摂取手段として）の判断などがある．NSTの視点から重要なのは，経口摂取の可否のみの判断ではなく，必要栄養量の経口摂取がさまざまな経腸栄養剤や食事形態を調整して可能かどうかを判断することである．

　必要栄養量は一般にハリス・ベネディクト（Harris-Benedict）の式で基礎代謝量を求め，これに活動係数と傷害係数を乗じて求めることが多いが，病期による数値（体格・疾患・ストレス係数など）の変動があるため，経時的に検討する必要がある．また，病棟での日常生活活動（ADL）やリハビリテーションによる運動負荷なども必要栄養量に与える影響が大きいため，チーム内の看護師や理学療法士・作業療法士との情報交換を積極的に行う．ただし，経口摂取量が計算上の必要栄養量や水分量に満たない場合でも身体面には問題が生じない例もあるため，身体所見の情報を得ながら柔軟な対応を心がける必要がある．

　食事形態の調整については管理栄養士との情報交換が重要である．拒食や嚥下障害の症例に対し，少量高エネルギーの食事をどのように提供すべきかなどである．

嚥下障害は個別対応の必要性が高い．そのため，NST対象者で嚥下リハビリテーション介入をしていない症例であっても，STは積極的な介入をするべきと考える．

[関　初穂]

7 理学療法士・作業療法士の役割

　NSTにおける理学療法士・作業療法士の役割は，NST対象患者の日常生活活動（ADL）を評価し，他職種と連携しながらADLの維持・向上を図ることである．NST対象患者は，低栄養状態であるために活動性が低下しており，ADLも低下しているケースが少なくない．また，寝たきり患者が多く，栄養状態の悪化に伴い，褥瘡の発生に加え，治癒しにくいといった悪循環に陥るため，さらにADLが阻害されることがしばしばみられる．

　当院では機能的自立度評価法（FIM；functional independence measure［表1］）を用いて，毎週ADLの評価を行っている．FIMの特徴は，患者ができるADLでなく，患者が実際にしているADLを評価することと，各項目を7段階で評価することで患者の状態変化を事細かに把握できることがあげられる．FIMを用いて，食事摂取の自立度および形態，座位あるいは車いす座位が可能であるか，歩行が可能であるか，意識状態を含めたコミュニケーション能力などを評価する．

　ADLの維持・向上においては，摂取エネルギーと基礎消費エネルギーのバランスを考慮する必要がある．特に，基礎消費エネルギーが摂取エネルギーを上回る患者が，強度の高い過度な活動を行うと，活動時のエネルギー源として筋から蛋白質が分解されることで体重減少を生じ，逆に体力・活動性低下を招くことがある．そのため，食事摂取量，アルブミン値，体重の増減などを確認し，摂取と消費の全体的なエネルギーバランスに留意しながら，リハビリテーションを進めていく必要がある．患者の身体状態に合わせ，ベッドアップ座位・端座位・立位・歩行と段階的に，活動の負荷に注意したアプローチを行う．

　また，ADLの向上ばかりでなく，経口摂取能力の維持・向上のためにも，理学療法士・作業療法士の果たす役割は大きい．すなわち，姿勢訓練や作業訓練による安全な経口摂取姿勢・機能の確保である．経口摂取において，姿勢保持能力は嚥下機能と密接に関連している．姿勢保持能力が低下し，適切な姿勢がとれていないと，嚥下機能が良好であっても誤嚥を招く可能性がある．座位保持を安定させることで，頭頸部や上肢操作の安定性が高まり，食事動作が容易となる．したがって，頭頸部や上肢を自由に活動させるためには，直接的な頭頸筋だけでなく，体幹・四肢の関節可動域・筋力・位置関係，座位耐久性も非常に重要になる．例えば，座位で骨盤が後傾すると脊柱は屈曲し，頭頸部は前屈する．そのような状況下で経口摂取を行おうとすると，頭頸部が伸展位をとることで下顎が前方突

[表1] 機能的自立度評価法（FIM：Functional Independence Measure）

運動項目	認知項目
1. 食事　　　　　　8. 排便コントロール 2. 整容　　　　　　9. ベッド・椅子・車いすへの移乗 3. 清潔　　　　　　10. トイレ移乗 4. 更衣（上半身）　11. 浴槽・シャワー移乗 5. 更衣（下半身）　12. 歩行・車いす 6. トイレ動作　　　13. 階段 7. 排尿コントロール	1. 理解 2. 表出 3. 人間関係 4. 問題解決 5. 記憶

各々に対して1〜7点で評点する．
1点；全介助（25％未満を自分で行っている）
2点；最大介助（25％以上50％未満を自分で行っている）
3点；中等度介助（50％以上75％未満を自分で行っている）
4点；最小介助（75％以上を自分で行っている）
5点；監視（身守り・準備・指示・促しが必要）
6点；修正自立（長時間かかる・道具や安全性の配慮が必要）
7点；完全自立
　FIMは患者ができるADLではなく，実際にしているADLを評価する．
　運動項目は13項目なので13〜91点，認知項目は5項目なので5〜35点となり，
　合計は18点（寝たきり）から126点（すべて完全自立）となる．

出するため，喉頭挙上が生じにくくなる．また，脊柱が過伸展する場合，頭頸部は過伸展するため，同様に誤嚥を招きやすくなる．そのため，座位保持が可能になるようにアプローチすることはもちろん，座位保持が困難な患者においてはクッションの使用や車椅子の適合を，上肢機能障害を伴う患者に対しては自助具（自助スプーン，皿）の使用を検討する必要がある．

このように，理学療法士・作業療法士は言語聴覚士とともに患者の経口摂取能力の維持・向上に重要な役割を果たしている．

[新井 雄司，穴田　聡]

8　臨床検査技師の役割

1人の患者をNSTで多職種がサポートするために，患者の栄養に関する検査結果の把握，状態の解釈を行うことが，臨床検査技師の役割である．当院では「検査結果の提出から検査データを解釈し提言できる臨床検査技師」を目指し，NST発足時より参加している．検査結果を提出することは，臨床検査技師としてごく当たり前のことではあるが，患者の栄養状態を踏まえて結果を解釈し報告することは大変に難しいことである．例えば，低アルブミン値の評価において，基礎疾患により代謝異常を起こしているのか，低栄養によるのか，他の検査値を踏まえて総合的に評価，提言を行うというように，栄養に関する検査

項目ばかりでなく，他の検査項目も十分理解したうえで全人的な検査結果の評価をしなければならない．以下に栄養評価に関わる主な検査項目をあげる．

❶血清アルブミン値（Alb）とRTP；rapid turnover protein

　アルブミンは血清蛋白質の最大部分を占め，量的に多く，院内で日常的に測定され，栄養評価に用いられている．しかし，生物的半減期が約21日と長いことより代謝変動が激しい場合には鋭敏さに欠ける傾向がある．RTPとは肝臓で合成される蛋白質のうち，半減期が短いものをいう．主にトランスサイレチン（プレアルブミン，PA），トランスフェリン（Tf），レチノール結合蛋白（RBP）があり，それぞれの生物学的半減期は1.9日，7〜10日，0.4〜0.7日とアルブミンに比較して短く，代謝変動に対してより鋭敏に反応するため，タイムリーな評価が可能である（しかし，日常的な検査ではなく院内で測定できない施設も多い）．

❷総リンパ球数（TLC）

　TLCは栄養状態とよく相関して増減する．2,000/μl以上が正常値であり，1,200〜2,000/μlで軽度栄養障害，800〜1,199/μlで中等度栄養障害，800/μl未満で高度栄養障害と診断される．しかし，感染が存在する場合などは，栄養状態以外の因子の影響を考慮する必要がある．

❸微量元素

　必須微量元素として鉄（Fe），亜鉛（Zn），銅（Cu）などがあり，いずれも体内貯蔵は少量である．静脈栄養，経腸栄養に際しては栄養剤に配合されていないものもあるため，それらに留意し，測定する必要がある．

［宮氏 康紀］

1-2 緩和ケア

チーム医療の実際

1 総論

❶緩和ケアとは

まず，一般に「緩和医療」という言葉よりも，「緩和ケア」という言葉が使われることが多いことを強調したい．

医療法第1条では，医療について「その内容は，単に治療のみならず，疾病の予防のための措置及びリハビリテーションを含む」と述べられている．医療という言葉には，治療にせよ予防にせよ，疾病そのものに焦点をあてている意味合いが強い．大がかりな手術を行う場合には，術者と助手を務める医師，麻酔医，器械出しをする看護師，外回りの看護師，臨床工学技士など多くの職種が協力して「チーム医療」を行うが，手術室で行われているのは医療行為そのものである．一方，ケアは，医療よりも広い意味をもつ．看護師が行うのもケア（nursing care）であるし，家族が在宅で患者の世話をするのもケアである．医療を healthcare と訳すこともある．

世界保健機関では，緩和ケアを以下のように定義している[1]．

Palliative care is an approach that improves the quality of life of patients and their families facing the problem associated with life-threatening illness, through the prevention and relief of suffering by means of early identification and impeccable assessment and treatment of pain and other problems, physical, psychosocial and spiritual.

緩和ケアとは，生命を脅かす疾患による問題に直面している患者とその家族に対して，痛みやその他の身体的問題，心理・社会的問題，スピリチュアルな問題を早期に発見し，的確なアセスメントと対処（治療・処置）を行うことによって，苦しみを予防し，和らげることで，クオリティ・オブ・ライフを改善するアプローチである．
（日本ホスピス緩和ケア協会訳）

この定義からも明らかなように，生命を脅かす疾患に直面する患者や家族が抱える問題は多面的であり，医療の枠組みだけで解決できる問題だけではない．

また，終末期医療・終末期ケアは，緩和ケアの重要な課題であるが，緩和ケア＝ターミ

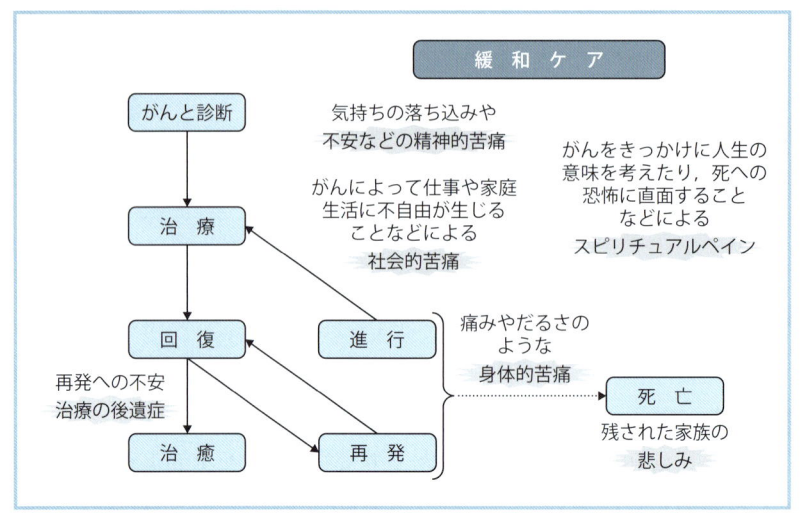

[図1] 緩和ケアとは

ナルケアではないことにも留意するべきである．近年では，大切な人を亡くした家族の悲嘆に対するケア（グリーフケア）や，がんに直面している人だけでなくがんが治癒した後の人までをケアの対象とする考え方（cancer survivorship）も重要になっている［図1］．

❷緩和ケアの場

　緩和ケアの場は，医療機関で行われるものと在宅緩和ケアに大別される．2006年の医療法の改正で，在宅療養支援診療所の制度が開始されてから，在宅緩和ケアの普及が促進された．自宅だけではなく，介護施設や老人ホームでも緩和ケアは提供されつつあり，医師が訪問診療を行うという意味では，在宅緩和ケアに含まれると考えられる．

　医療機関において行われる緩和ケアは，緩和ケア病棟やホスピスといった緩和ケアの専門施設で提供されるものと，一般病棟で行われるものに分類できる．専門施設での緩和ケアは，一定水準以上の設備を有する場所で専門家による緩和ケアが受けられることが利点であるが，がん自体に対する治療を受けている患者へのケアの提供が難しかったり，施設や病棟を移ることで，それまでがんの治療にあたってきた主治医や担当看護師などからなる医療チーム（以下，主治医チーム）との関係が途絶えたりする側面がある．

　一般病棟では，主治医チームが診断時から一貫して緩和ケアを提供できるのが最大の利点である．最初にがんと診断されたときの患者やその家族に対する精神的なケアやがん治療の合併症に対するケアは，主治医チームが習熟する必要がある．しかしながら，主治医チームが必ずしも緩和ケア全般に精通しているとは限らず，また，がんの治癒を目指した治療が難しくなった場合には，主治医チームのあいだで葛藤が生じる場合もある．さらに，医療資源の適正な配分や医師の専門性という観点からは，例えば，手術をした外科医が，再発時の化学療法や緩和ケアまで行うことには批判もある．

2 目的

❶ 緩和ケアチームの目的

　日本緩和医療学会では，緩和ケアチームを「がんなどの生命を脅かす病気をもつ患者・家族（介護者を含む）のクオリティ・オブ・ライフ（QOL）の維持向上を目的に，主治医や担当看護師などと協働しながら，がん医療の早期から身体症状や精神症状などの緩和ケアに関する専門的な知識や技能を提供するとともに，地域連携による切れ目のないケアの提供や，医療従事者などへの教育，院内および地域での緩和ケアの普及などを行う他職種から構成されるチームである」と定義している[2]．「主治医や担当看護師などと協働」という点が重要で，緩和ケアチームは基本的には直接の診療は行わず，主治医チームが適切な緩和ケアを行えるよう支援することを目的とすることが多い．また「早期から」の介入も重要である．最近，がんの診断早期から緩和ケアが行われたほうが，QOLだけでなく，生存期間も改善されることが示されている[3]．

❷ 緩和ケアチームの対象

　緩和ケアの対象は，WHOの定義にもあるように，がんだけではなく生命を脅かす疾患に直面した患者やその家族である．しかしながら，がん以外の難治性疾患に対する緩和ケアへの取り組みも進みつつあるものの，日本のほとんどの緩和ケアチームの対象疾患はがんが中心であるので，本項では，がんに対する緩和ケアチームについて記述している．

　緩和ケアチームは，原則として自らが主治医チームとはならず，主治医チームからのコンサルテーションを受けて活動するのが一般的である．施設によっては，医療用麻薬の使用などの一定の基準を設けて緩和ケアチームが介入することもある．緩和ケアチームは患者の診察を行ったり，患者の家族の相談に応じたりもするが，主治医チームがよりよい緩和ケアを提供できるように支援することを重要視する．その意味では，緩和ケアチームの直接の対象は，主治医チームということもできる．また，緩和ケアチームには，自施設や地域の医療者や患者・市民に対して，緩和ケアについての教育活動を行うことも求められている．

3 職種と具体的行動

　健康保険の診療報酬に定められた緩和ケア診療加算の算定のためには，身体症状を担当する医師，精神症状を担当する医師，緩和ケアの経験を有する看護師，緩和ケアの経験を有する薬剤師が，緩和ケアチームに専従ないし専任で従事する必要がある．この条件は厳しく，全国に8,700以上ある病院のなかで，緩和ケア診療加算の算定をしているのは，

2010年2月1日現在で122施設にすぎない[4]．一方，加算の算定の有無に関わらず，多くの緩和ケアチームでは，医師，看護師，薬剤師以外の職種も参加している．どの職種も全人的ケアを行うことが求められ，役割として重なる部分も多い．また，それぞれの専門分野の立場から，施設内や地域において，教育・啓発活動を行っている緩和ケアチームが多い．ここでは，一般的な事項の他，北里大学北里研究所病院における活動を紹介する．

当院の緩和ケアチームの活動は，依頼を受けてのコンサルテーション活動，週1回のチームでの回診，月に1回の全体カンファレンス，緩和ケア研修会の開催，疼痛緩和マニュアルの作成の他，適宜行うミニカンファレンスから成っている．緩和ケアチームへの依頼は，主治医だけでなく，看護師や薬剤師など患者に関わる全職種が行うことができる．回診では，チームに依頼があった患者だけでなく，医療用麻薬を使用している患者も対象としている．また，地域においては，研修会の開催の他，地元自治体（東京都港区）主催の講演会に講師を派遣したり，区民で在宅緩和ケアを受けている患者の容体急変時やレスパイトに対応するための病床確保事業に協力している．

緩和ケアチームの活動を支えているのは，以下の職種である．

❶身体症状の緩和を担当する医師

がんの病期を問わず，疼痛や呼吸困難など多様な身体症状のコントロールを行う．がんに伴う身体症状は，疼痛だけではないが，疼痛に関するコンサルテーションが最も多いため，医療用麻薬や鎮痛補助薬の使用について，的確な知識が求められる．また，難治性の疼痛を早期に認識し，硬膜外ブロックや放射線治療の適応についても主治医チームに助言できることが必要である．

当院の緩和ケアチームでは，身体症状の担当医が，チームリーダーを務めている．緩和ケアチームで回診をしていると，主治医，担当看護師，患者・家族の意向が必ずしも一致していないことに気づくことがある．主治医チーム内のコンフリクトの解消の支援も，緩和ケアチームのリーダーに求められることである．例えば，終末期に近いと思われる患者に主治医が化学療法を計画しているが，病棟の看護師と薬剤師がその化学療法は無益であると考えていることがある．このようなとき，症状緩和のためにあえて化学療法を行うのか，あるいは，もはや化学療法にあまり意味がないことを患者・家族に伝えることが難しいために化学療法を継続するのかを主治医に確認したり，主治医チームと緩和ケアチームでカンファレンスを開催したりする．主治医チーム内でコンフリクトがある場合，主治医が精神的負担を抱えていることが多いため，患者・家族のことは当然として，主治医のサポートをすることも重要である．延命治療の差し控え・中止や鎮静（セデーション）について，倫理的な助言をしたり，必要に応じて倫理コンサルテーションを促すことも行っている．

身体症状の担当医としては，内科医の他，東洋医学の専門医が，回診やカンファレンスに参加し，東洋医学的な観点からアドバイスを与えている．また，外科医，麻酔科医がカンファレンスに参加し，多角的に身体症状を捉えるよう努めている．

❷ 精神症状の緩和を担当する医師

　患者の精神症状の評価やマネジメントを行う．精神症状について主治医チームからコンサルテーションを受けることも多い．一方，他の症状で介入している患者で，回診時の病棟看護師の症例呈示や夜間の看護記録が，せん妄や抑うつの診断の発端となることもしばしばある．精神症状を早期に発見して適切な治療につなげるためには，院内での教育活動も重要である．また，病状の悪化などの悪い知らせを患者・家族に伝えること（breaking bad news）に困難を感じている医療者は多いため，コミュニケーションスキルの教育を行うことも求められている．

　精神科的なサポートが必要なのは，患者だけではない．特に終末期を迎えた患者の家族には，精神的なケアが必要な場合がある．そのようなとき，いきなり家族に精神科受診を勧めるのも一法ではあるが，拒絶されたり，受診の手続きをためらうことも多い．そのため，精神科医が患者を診察するとき家族に同席を求め，家族の精神的問題の評価を行い，その場でケアをしたり，受診を促したりしている．また，患者の診療にあたる医療者のメンタルヘルスにも留意し，適宜アドバイスをするよう心掛けている．

❸ 看護師

　緩和ケアチームにおいて，扇の要となる職種である．患者・家族が少しでも苦痛なく療養生活が送れるよう，患者・家族，病棟看護師を含む主治医チーム，緩和ケアチーム，院内の他職種とのネットワークを形成し，有機的に活動することが求められる．

　当院の緩和ケアチームでは，日本看護協会のがん看護専門看護師（OCNS；oncology certified nurse specialist）の資格を有する看護師と在宅医療室で訪問看護に従事している看護師（訪問看護師）が，病棟や外来を横断的に活動している．また，病棟や外来にも緩和ケアチームの看護師（リンクナース[*1]）がおり，緩和ケアチームとの橋渡しや各部署の教育活動に貢献している．

　OCNSは，「がん患者の身体的・精神的な苦痛を理解し，患者やその家族に対して生活の質の視点に立った水準の高い看護を提供する」ことを特徴とする，専門看護師である[5]．日本看護協会のホームページによると，2011年8月現在，全国で250名しか認定されておらず，今後の拡充が望まれる．当院の緩和ケアチームでは，OCNSが，病棟，各科外来，化学療法外来，がん相談窓口，医療連携室を縦横無尽に走り回り，重要な役割を果たしている．特に，入退院を繰り返す患者では，ともすると病棟と外来で情報が途切れがちになる傾向があるが，1人のOCNSが一貫して関わることによって，継続して質の高い看護

を提供することが期待できる．また，主治医や担当看護師とは別の第3者的な立場の看護師が定期的に患者や家族の思いを傾聴することによって，よりよい意思決定を支援できると思われる．

訪問看護師は，毎週の回診で，在宅緩和ケアへの移行が可能な患者，希望する患者を早期に同定し，医療ソーシャルワーカーや主治医チームと連携しながら，患者・患者家族への支援を行っている．在宅緩和ケアに移行するのに必要な準備を病棟の看護師とともに情報を共有しながら行うことによって，在宅療養への移行が円滑となっている．また，当院の在宅医療室で訪問看護を行っていた患者が入院した場合に，病棟に必要な情報を提供することによって，看護の継続性を図っている．

筆者らの経験では，患者・家族が主治医や担当看護師に直接言えないこと，主治医が緩和ケアチームの医師に言えないことを，緩和ケアチームの看護師には打ち明けてくれることがある．患者・家族のよりよい意思決定とケアのために，緩和ケアチームの看護師の役割は極めて大きい．

[注]
*1 リンクナース：各病棟や外来スタッフと専門チームや委員会などをつなぐ役割の看護師

❹薬剤師

緩和ケアチームの薬剤師は，薬学的知識を活用し，医療用麻薬を中心とする薬剤の情報提供や適正使用を促進する．患者・家族を対象とする服薬指導，および医療従事者を対象とした薬物治療上の支援を行う．医療用麻薬を法令に従い，適切に管理することも大切な任務である．薬剤師は，緩和ケアの質と安全の確保のために極めて重要な役割を果たしている．

当院の緩和ケアチームでは，回診やカンファレンスの前に，薬剤師が医療用麻薬を使用している患者とチームで介入している患者をリストアップし，処方内容の一覧表を作成している．この一覧表によって，緩下薬などの副作用対策の有無，レスキュー指示の有無などの医療用麻薬を使用するうえでの基本的事項を事前に確認することができる．

薬剤師は，患者・家族に対して十分な情報提供を行うことによって，医療用麻薬に対する誤解や不安を取り除くうえで重要な役割を果たしている．当院では，各病棟に専任の薬剤師が1名以上配属されている．病棟薬剤師は，シフトで勤務が不規則な看護師，日中は外来や手術などで病棟にいないこともある主治医と異なり，平日日中の患者の様子を定点観測している強みがある．病棟薬剤師が症状の変化や薬剤の副作用にいち早く気づくこともあるし，患者の意向を最も理解している場合もある．当院では，薬剤師が倫理コンサルテーションにコンサルタントとして参画したり，リビングウィルの作成相談に応じたりしている．このように，単に薬剤の専門家として技術的な仕事をするだけでなく，積極的に

患者・家族と関わっており，今後の臨床薬剤師のモデルケースとなりうると自負している．

❺医療ソーシャルワーカー

医療ソーシャルワーカーは，主に社会福祉士の国家資格をもつ者が担う．社会福祉士法には，「専門的知識および技術をもって，身体上若しくは精神上の障害があること又は環境上の理由により日常生活を営むのに支障がある者の福祉に関する相談に応じ，助言，指導，福祉サービスを提供する者又は医師その他の保健医療サービスを提供する者その他の関係者との連絡及び調整その他の援助を行うこと」と業務が規定されている．

当院の緩和ケアチームにおいても，医療ソーシャルワーカーが回診とカンファレンスに参加し，退院が困難な患者への援助や社会資源の活用方法について助言を与えている．さらに，医療ソーシャルワーカーは，患者・家族との面接を通して，経済的状況，家族関係，社会的背景を把握しており，主治医チームの意思決定も支援している．

❻管理栄養士

栄養管理については，栄養サポートチームが存在するが，緩和ケアの分野においても大切な分野である．いたずらに栄養状態の指標の改善を目指すのではなく，個々の患者の事情による臨機応変な対応が求められる．

当院の緩和ケアチームでは，術後や化学療法の副作用で食事の摂取が困難な場合や，終末期に近くなって食事量が減少した場合に，患者が少しでも食べる喜びを得られるよう，個別に面談し，特別食の配慮を行っている．

❼リハビリテーション関連職種

リハビリテーションの職種には，理学療法士，作業療法士，言語聴覚士がある．理学療法士は，基本的動作能力の回復を図るため，治療体操その他の運動を行わせ，および電気刺激やマッサージなどを行う．作業療法士は，応用的動作能力または社会的適応能力の回復を図るため，手芸，工作その他の作業訓練を行う．言語聴覚士は，音声機能，言語，聴覚，嚥下の機能の維持向上を図るための訓練や評価を行う．

がん患者へのリハビリテーションは，主にがんそれ自体やがんに対する治療による機能低下への対応と予防を目的に行われる．進行がんで緩和ケアを主体に治療を行っている場合には，在宅復帰を目的として，自助具などの使用訓練，摂食・嚥下療法，呼吸法の指導などが行われる．家族などの介護者に対しても指導をしたり，自宅の環境整備について助言をしたりすることも重要な役目である．

リハビリテーションでは，毎日数十分，患者と一対一で向き合うことが多い．そのため，機能回復・維持を目指し，よりよく生きるという本来の効果以外にも，患者の話を傾聴することによって，スピリチュアルペインへの対応となることがある．リハビリテーションは，終末期の患者においても，日々尊厳をもって過ごすのに有用であると考えられている．

当院では，リハビリテーション関連職種以外でも，一定の資格を有する看護師が，患者の求めに応じてアロマオイルを用いたマッサージなどを行っている．

❽事務職員

事務職員の存在は，3つの面で重要であると考えている．1つは，緩和ケアチームやその周辺の活動を支援することである．当院の緩和ケアチームにおいても，緩和ケアの活動を通じて得られた診療報酬のモニタリング，さまざまな加算の要件を確認して体制の整備への助言をすること，緩和ケアの研修会やリビングウィルセミナーの会場の設営や準備をすることなど，事務職員の役割は大きい．次に，患者に接しているということである．病院やケアへの不満や不安を，医師や看護師には言えず，事務職員にだけ吐露することも経験する．また，経済上の不安が，窓口での自己負担金の額へのクレームとして表出することもある．そうしたことを，診療チームにフィードバックすることが求められる．最後に，直接には医療を行わない第3者あるいは患者の視点で，活動に助言を与えることである．医療者はそれぞれの分野の専門家であるが，ともすると患者が望むことから離れて，自分たちのしたいことを行ってしまう可能性がある．患者向けの講演のスライドなどを見て，理解の難しいところを指摘することなどは，わかりやすい例だろう．病院の事務職員もチーム医療の一端を担っているという自覚をもって関わりを深めてもらいたい．

4 チームの効果と評価

緩和ケアチームの活動を評価するには，構成人員や回診システムなどの形式（structure），実際にどのような活動を行っているか（process），その結果，患者の疼痛などのコントロールがどうなったか（outcome）の観点が考えられる．

日本緩和医療学会が，緩和ケアチームの評価対象としてあげているのは以下の11項目である[1]．

①痛みの評価とマネジメント	⑦倫理的問題への対応
②痛み以外の症状の評価とマネジメント	⑧緩和ケア地域ネットワーク活動
③精神症状の評価とマネジメント	⑨教育・啓発活動
④患者・家族とのコミュニケーション	⑩スタッフケア
⑤医療者間のコミュニケーション	⑪悲嘆のケア
⑥コンサルテーションの依頼数	

筆者らは，コンサルテーション件数，除痛率（医療用麻薬が処方されている患者のうち，0〜10のフェーススケールで4以下の患者の割合），主治医チームとのミニカンファレン

スの開催数，患者向け緩和ケアパンフレットの配布枚数を質の評価の指標（QI；quality indicator）としてモニタリングしている．数字で質の評価がすべてできるわけではないが，極めて多くの職種が緩和ケアチームに関与しているため，共有できる指標は大切である．それぞれのモチベーションを高め，患者・家族へより質の高い緩和ケアを提供できるよう，今後モニタリングする QI を追加していきたいと考えている．

［竹下　啓］

［文献］
1) 日本ホスピス緩和ケア協会：WHO（世界保健機関）の緩和ケアの定義（2002 年）
   http://www.hpcj.org/what/definition.html
2) 日本緩和医療学会緩和ケアチーム検討委員会：緩和ケアチーム活動の手引き. 2007.
3) Temel JS.et al. Early Palliative Care for Patients with Metastatic Non-Small-Cell Lung Cancer Engl J Med, 363：733-742, 2010.
4) 日本ホスピス・緩和ケア研究振興財団：緩和ケア診療加算届出受理施設一覧
   http://www.hpcj.org/what/pct_list.pdf
5) 日本看護協会：専門看護師　各分野の特徴
   http://www.nurse.or.jp/nursing/qualification/senmon/pdf/tokuchou.pdf

1-3 院内感染対策

チーム医療の実際

1 総論

　病院は，感染症に罹患した患者や，感染症を起こしやすい状態の患者が集まって療養する場所である．医療従事者は，患者と直接接触する機会を数多くもち，さまざまな医療器具を用いた医療行為を行うため，患者の治療やケアを通して，自分自身が患者から感染をこうむる危険と，自分が媒介者となって患者間の感染を引き起こす危険を有している．また，病院は，患者と医療従事者だけではなく，患者の家族や面会者，医療系の学生，ボランティアなど，たくさんの人が行き来する場所でもある．病院感染対策は，これらすべての人の感染予防を目標としている．

　病院で感染対策の問題を考える場合，これまでは発症の時期によって，病院の中で起こった感染（病院感染）なのか，あるいは病院の外で起こった感染（市中感染）なのかを区別してきた．しかし，最近は外来手術や在宅医療が広まり，医療を受けたことが原因と考えられる感染が病院の外でも発生しているため，発症時期や場所で区別せずに，まとめて医療関連感染（HAI；healthcare-associated infection）と言い表すようになった[1]．

　感染制御（infection control）に携わる人は，病院内外の感染症すべてに関心をもつ必要がある．さまざまな感染が病院内で起こり，病院外で流行している感染症は病院内の人にも影響を与える．病院の中で発生する感染症と同様に，病院の外からもたらされる感染症にも注目して，最良の対策を考えることが必要である．

2 目的

　病院ごとに設置された感染制御チーム（ICT；infection control team）は，その病院内で新たに起こる医原性の感染事象や，病院内での集団感染を防ぐために活動する実働部隊である．臨床現場を見回って適切な指導をしたり，病院内で検出される微生物の動向を監視したり，感染の原因を追跡調査することを役割とする．ICTによる活動は，感染予防対策に大きな効果を上げている［表1］．

[表1] 感染制御チーム（ICT）の対象となる主な感染症

1）病院内の感染（病院感染）

- 医療行為（手術・医療器具）に伴う感染
- 療養環境からもたらされる感染，患者間の交差感染
- 治療過程で生じる薬剤耐性菌感染
- 医療従事者の職業感染（Occupational Infection）例）針刺し事故

2）病院の外で起こり（市中感染），入院等によって病院内に持ち込まれる感染

例）肺炎，インフルエンザ，感染性胃腸炎，麻疹，水痘，結核，疥癬など

3）地域で流行している感染症

例）小児感染症，食中毒など

4）国内・海外の感染症発生動向

例）新型インフルエンザ，鳥インフルエンザ，旅行者感染症など

[表2] ICT活動に有用な資格

医師

- ICD：ICD制度協議会の認定医
- 日本感染症学会の感染症専門医
- 日本化学療法学会の抗菌化学療法認定医

薬剤師

- BCICPS：日本病院薬剤師会の感染制御専門薬剤師
- BCPIC：日本病院薬剤師会の感染制御認定薬剤師
- IDCP：日本化学療法学会の抗菌化学療法認定薬剤師

看護師

- ICN（CNIC）：日本看護協会の感染管理認定看護師
- 日本看護協会の感染症看護専門看護師

臨床検査技師

- ICMT：日本臨床微生物学会の感染制御認定臨床微生物検査技師
- 日本臨床微生物学会の認定臨床微生物検査技師

❶感染制御チーム（ICT）の構成メンバー

　厚生労働省の指導により，日本の病院は「感染予防対策委員会」を組織することが義務づけられている．この委員会が病院長を含めた管理職を中心に構成されているのに対して，ICTはより実務的な多職種のメンバーで構成される[2]．それは現場の医師・看護師・臨床検査技師・薬剤師・事務職員などから選ばれる．このなかには感染制御に関する専門的知識を身につけた有資格者も含まれ，チーム活動の中心的な存在となる[表2]．専門的知識は，科学的根拠にもとづいた（evidence-based）感染対策に必要である．実施する意味がある対策とそうでない対策を判断して，チームは現場に無駄のない効率的な助言を与える．

ICTは常に多職種が協力して，それぞれの職域が得意とする情報を交換し合い，そのチームワークを臨床に生かしている．

医師は，感染症診断と治療の観点からチーム活動を支える．看護師は，感染発生の状況分析や感染対策の実地指導の観点からチーム活動を支える．薬剤師は，抗菌薬の投与計画や適正使用を支援する観点からチーム活動を支える．臨床検査技師は，微生物検査の成績解釈の観点からチーム活動を支える．事務職員は，感染対策上の施設メンテナンスや備品調整の観点からチーム活動を支える．

北里研究所病院では，研究部門であるバイオメディカルラボの職員がICTに加わり，ウイルス検査，QFT検査（結核感染の診断のための検査），細菌モニタリングなど，細菌検査室では扱わない特殊な検査を担当して，チームをバックアップしている．

❷ ICTメンバーの役割の独自性と相互理解による協働

ICTの各メンバーは，職種独自の役割を認識し，互いの専門性を尊重しあっている．さらに各職種が有する資格に伴う専門的知識のうえに，感染症に関する高度の専門教育訓練を受けてICTに参加している．感染制御の専門教育においては，職域を超えた知識も学習する．したがって，感染症診断，治療薬（抗菌薬）の選択，投与計画，微生物検査の解釈，実施すべき対策技術など，これら感染制御上のよくある問題に対して，各ICTメンバーが担当領域ばかりでなく，職種間の知識の隔たりを互いの学習で埋めあって，多職種ディスカッションを可能にしている．互いの領域における知見を出しあい，相互理解のもとで，ICTのチームとしての結論を導き出すのである［図1］．

チームメンバーは，日々更新される国内や海外の感染制御の新しい情報を積極的に集め，正しい情報を利用できるように専門的観点から吟味して，ICT活動に活かしている．資格取得後も，幅広く学習を続け自己研鑽に努め，チーム医療の充実を目指している．

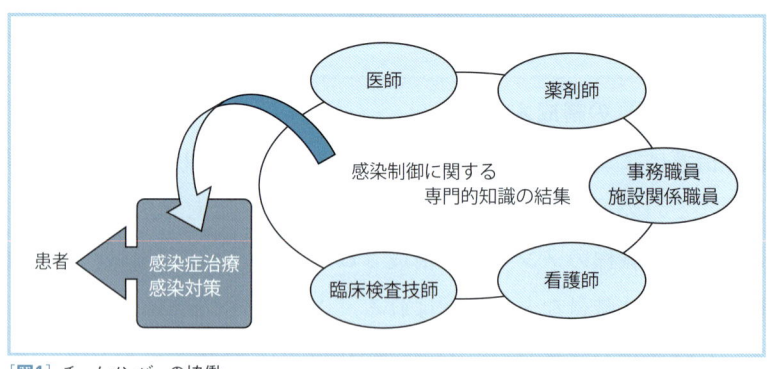

[図1] チームメンバーの協働

3　ICT活動における3つの視点 [1)] [表3]

❶疫学的な視点で事象を視て行動する

　ICTは，病院全体を一集団として捉えて，そのなかで起こる感染事象を抽出する．注目する要素は，「人と場所と時間」の3つである．どの患者あるいは職員が（人），どの病棟で（場所），いつ（時間），どんな感染症を起こしたのかを把握して記録する．同じ感染事象が発見される頻度が高ければ，ICTは，関連性のある感染ではないかと疑って，さらに詳しい調査を実施し，対策を立て，実行する．

　感染対策は，個人の対策のみではなく，大きな集団を考えた対策である．感染症の特徴によって，感染した患者の病室配置（職員の場合は業務の停止措置）を考え，感染者と接触した人が2次感染するリスクを考える．また，感染症例の調査から，どのような人が，いかなる要因から感染を引き起こしたのかを知って，さらなる感染の拡大を防ぐ方法を考え，現場で指導する．こうしたことが疫学的な視点によるICT活動である．

❷感染症治療の視点で診て助言する

　ICTは，感染症を起こした人に焦点をあて，どのような経路から感染したのか，どの臓器に感染を起こしているのか，どのような微生物が感染の原因であるのか，どのような治療薬（抗菌薬）が適切であるかを考える．

　治療が開始されれば，患者自身の感染症状の変化に注目する．熱は下がっているのか，咳や痰は少なくなっているのか，痛みはどうか，手術創はきれいになっているか，検査の炎症所見は下がっているかなどを全体的にみて治療薬（抗菌薬）の効果と中止・変更時期を検討する．その結論を患者の主治医やケアに直接関わるスタッフへ助言する．これが感染症治療の視点によるICT活動である．

❸微生物学の視点で見て対策する

　ICTは，感染の原因となっている病原体が何であるかを考えて，病原体の種類や特徴から適切な治療と対策を考える．細菌検査結果を見て，病原体と考えられる微生物が，元来どこにいたものか（微生物は普段自然環境に住んでいるものもあれば，健康な人の身体に常在しているものもある），どのような経路で感染を起こしている臓器へ侵入したのかを

[表3] ICT活動の3つの視点

①疫学的視点
　　集団の中で感染事象を「人・場所・時間」を中心にとらえる大きな視点
②感染症治療の視点
　　感染症にかかった人間個人に焦点をあてる治療者の視点
③微生物学の視点
　　目に見えない原因微生物を見極めるミクロの視点

検討する．また，その微生物はどのような病態を引き起こすのか，どういう人に病気をもたらすのか，その微生物に対する最適な治療薬（抗菌薬）は何か，消毒方法は何が適切か，などの知識をもとに，感染症に罹った人の治療と周囲への感染対策の方法を見極める．

原因の微生物に，薬剤耐性化の傾向はないかどうかを知ることは，最近では特に重要である．薬剤耐性とは，微生物が治療薬（抗菌薬）に抵抗を示して生存できる性質をもつことである．多くの種類の薬剤に抵抗を示して生き残る微生物が多剤耐性菌である．すなわち，医療現場で効果的な治療や感染対策をすることが難しい微生物であり，こうした性質をもつ微生物は，近年著しく増加している．

最新の微生物学は，ICT活動において欠かすことができない知識である．微生物は目に見えない．だから，これと戦うためには1つひとつの微生物の違いをよく知る必要がある．

4 職種と具体的行動

以下，北里研究所病院ICTチームの活動を例に述べる．

北里研究所病院では，2005年よりICT活動を開始した．2011年現在のメンバーは13名で，内訳は医師6名，看護師1名，薬剤師3名，臨床検査技師2名，研究部職員1名である．ICTは，病院の危機管理グループを構成する委員会の1つである院内感染防止対策委員会の実働部隊として機能している．したがってICTメンバーの多くは院内感染防止対策委員会の委員を兼ねている．また，ICTは，診療運営グループの各種チーム医療部会（その他，褥瘡チーム，緩和ケアチーム，NST，コンチネンスチームがある）のなかに組織されている［図2］．チーム医療体制に重きを置くこの位置づけにより，ICTは，危機管理と診療の両側面に深い関わりをもって活動している．

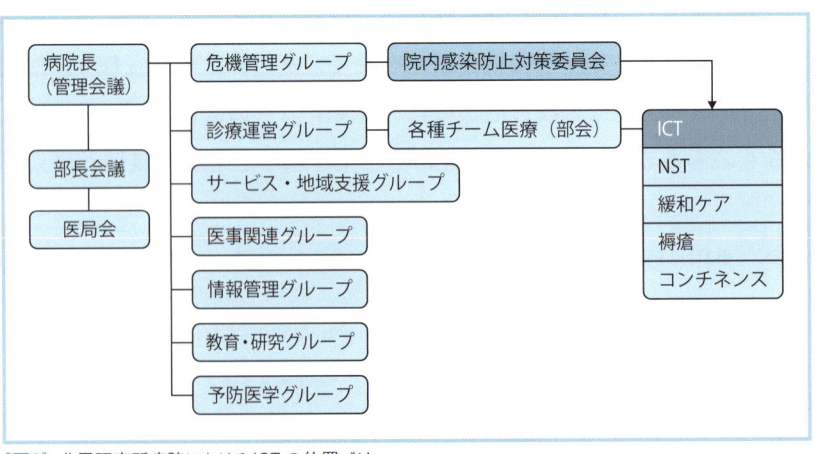

［図2］北里研究所病院におけるICTの位置づけ

ICTメンバーは，普段はそれぞれの業務に従事しているが，感染制御に関する相談がそれぞれに舞い込むこともある．治療法，薬の投与計画，微生物検査の相談など，感染対策上のあらゆる相談に対して，おのおのが随時対応している．メンバーは，電子メールや院内PHSで連絡を取りあい，必要な情報交換をする．また，病院内外でどんな感染事象が起こっているか，気になることは意識して声をかけあう．ICTは，週1回程度の間隔で集合して病院内ラウンド（回診）を行い，月1回ミーティングを行っている．このように自由に情報交換できるムード作りが大切である．

❶ MRSAから学ぶ教訓

MRSA（methicillin resistant *Staphylococcus aureus*，メチシリン耐性黄色ブドウ球菌）は病院感染の代表的な薬剤耐性菌である．特に1980年代以降，世界中で急増し，今では，医療従事者以外の一般の人にもよく知られるようになった病原微生物である．

健康な人ならだれでも皮膚や鼻腔や腸管にもっている黄色ブドウ球菌が，薬剤耐性の性質を獲得したものがMRSAである．MRSA急増の理由は，抗菌薬が乱用されたことに原因があると考えられている．黄色ブドウ球菌は元来が人の常在菌であることから，体内に入り込みやすく，感染症の原因菌になりやすい．つまり，臨床現場で頻繁に出会う微生物である．黄色ブドウ球菌感染症の治療において，抗菌薬を多用しすぎると，その薬に抵抗性のある細菌ばかりが生き残る．次いで，残りの細菌に効く新しい抗菌薬を多用すると，さらにその薬に抵抗性のある細菌が生き残る．MRSAは，細菌と新たな抗菌薬の競争の過程で生まれてきた多剤耐性菌の代表例である．

近年の臨床現場においては，抗MRSA薬であるバンコマイシンやリネゾリドという抗菌薬を使いすぎないような努力が払われている．バンコマイシンにも抵抗性を示すMRSA（VRSA，バンコマイシン耐性黄色ブドウ球菌）はすでに発生しているが，それが増加しないようにMRSAの体験を生かさなければならない．病院の中で，抗菌薬を使う量，使う対象を管理して，MRSAのような薬剤耐性菌が増加するチャンスを作らないこと，すなわち，抗菌薬を適正に使うことができる医療環境を維持すること，それがICTに求められている重要な任務の1つである．

❷ 抗菌薬使用のコントロール

薬剤耐性菌を生み出しやすい抗菌薬が，無制限に多用されたり乱用されたりすることを防ぐために，その使用を管理下に置く病院が増えている．管理方法としては，使用許可制と使用届け出制の2つが代表的である．

(1) 抗菌薬の使用許可制

医師が患者に対して抗菌薬を使用したい場合は，ICT内の担当者に申請をする．担当者が使用目的や適正を確認して使用を許可した後に，薬剤を入手できるシステムである．

(2) 抗菌薬の使用届け出制

医師が患者に対して抗菌薬を使用したい場合は，ICT内の担当者に届け出をすれば，すぐに薬剤を入手できるシステムである．ただしICTによる使用目的や適正の確認を後から受けることとなる．

どちらの方法を採用するかは，病院ごとの特徴や事情による．こうした管理方法は，抗菌薬の過剰処方を抑制することに有効であり，薬剤耐性菌の出現を抑えることが示されている．

抗菌薬使用のコントロールをうまく行うために，ICTは感染症治療の適正化を病院内に普及するように努める．抗菌薬の使用方法の院内ガイドラインを作ったり，運用されているクリティカルパス（治療の行程表）のなかの抗菌薬を見直したり，抗菌薬使用に関する院内講習を行ったりする．そのうえで，使用許可制や届け出制などの制度を機能させ，抗菌薬を正しく使う医療環境を整備する［表4］．

[表4] 抗菌薬の適正使用のための活動

- **使用方法の取り決め・指導**
  - ・院内ガイドライン
  - ・クリティカルパス
  - ・院内講習会
- **処方の管理**
  - ・監視制度　①使用許可制
  　　　　　　　②使用届け出制
  - ・抗菌薬使用量の集計，評価，報告

❸ サーベイランス[3]

病院内のどこでどのくらい感染が起こっているのかを，日々情報収集して，分布と頻度を把握する．そして，"感染率"という統計的な尺度を用いて，新たな感染の発生頻度を正しく把握する．これらの数値の増減を分析して感染対策の効果判定に生かす．そうした一連のプロセスを病院感染サーベイランスと呼び，ICTが中心になって行う重要な仕事の1つであるサーベイランスには，大きくは次の4つがある［表5］．

①医療器具や行為に伴う感染を調べるものとして，中心カテーテル関連血流感染率，尿路カテーテル関連尿路感染率，人工呼吸器関連肺炎率，手術部位感染率，術後肺炎率のサーベイランスが代表的である．

②薬剤に関連するものとして，抗菌薬使用サーベイランスがある．

③微生物に関連するものとして，臨床分離株の薬剤耐性化，薬剤耐性菌ごとの感染症発生率や有病率のサーベイランスがある．

④臨床ケアに関連するものとして，手洗い遵守率やカテーテル挿入手技遵守率のサーベイランスがある．感染対策技術が現場で正しく行われているかどうかを調べるものである．

どのサーベイランスを行うかは，病院によって異なる．多くのサーベイランスを一気に実施するのではなく，病院にふさわしいサーベイランスをいくつか選ぶ．自分たちの病院

では，今どういう感染事象が多いのか，どういう感染を防ぎたいと考えているのか，感染事例のデータ収集はだれがどんな方法で行うのか，どうすれば精度の高いデータを得られるかなど，計画をよく練って実施する．

サーベイランスにおいては，ICTが多職種メンバーによって構成されていることから，臨床データ，使用薬剤データ，検出微生物データ，在院患者集計データなどの必要情報を，各メンバーが適切に掌握して，データ分析と報告をチーム全体で行うことができるという点で，分業と協働を可能にしているといえる．もちろん，感染対策は臨床現場で実践されることであるから，サーベイランスの作業には，ICT以外の現場の職員の協力が欠かせない．地道にデータ収集を積み重ねていくサーベイランスは，労力がかかる作業である．しかし，病院の中で起こる感染の実態や感染対策の結果を数値で評価することで，だれがみてもわかりやすい目安ができる．

ICTは，サーベイランスがEBMを築いていく要素として，大切であると考えている．どういう対策を行うと感染率の値の減少に効果があるのか，どういう医療器具を選ぶと感染が少ないのかなど，サーベイランスを行うことで，客観的な証明ができるのである．感染制御の領域においては，エビデンスを踏まえたガイドラインが世界中で次々と公表されているが，多くの病院感染サーベイランスと研究から得られた知見がその根拠となっている．ICTは，自分の病院におけるサーベイランスから得られた結果を，専門誌や学会に発表することで，感染制御におけるEBM構築に寄与することができる．こうした研究的側面も，ICT活動の特徴の1つである．

[表5] 病院感染サーベイランス

1) 医療器具や医療行為に関連する感染事象のサーベイランス
- 中心カテーテル関連血流感染
- カテーテル関連尿路感染
- 人工呼吸器関連肺炎
- 手術部位感染
- 術後肺炎

2) 薬剤に関連するサーベイランス
- 抗菌薬使用サーベイランス

3) 微生物に関するサーベイランス
- 臨床分離株の薬剤耐性化サーベイランス
- 薬剤耐性菌ごとの感染症発生率・有病率サーベイランス

4) 臨床ケアのプロセスサーベイランス
- 手洗い遵守のサーベイランス
- 中心静脈カテーテル挿入手技遵守のサーベイランス

❹ チームラウンド [図3]

ICTは，目的をもって病院内のさまざまな場所をラウンド（回診）する．治療が行われている臨床現場に足を運び，状況を知り，患者と直接関わっている職員たちと話すことに意義がある．多職種のメンバーでラウンドをするため，1つの職域の意見に偏らず，広い視野で感染制御上の問題を話し合うことができる．

チームラウンドは，大きく分けて2つある．1つは，臨床現場で抗菌薬治療や感染対策が適切にできているかどうかを見回る，定期的なラウンドである．もう1つは，重大な感染事象が病院内で起きたときに，直ちに調査し，対策を立て，実行するために行う，緊急的なラウンドである［表6, 図4］．

(1) 定期的ラウンド

定期的なラウンドは，週もしくは隔週程度の間隔で行う日常的なチーム活動である．ラウンドは，感染症患者の抗菌薬治療の監視に焦点を絞った"抗菌薬ラウンド"，感染対策のための療養環境の点検に焦点をしぼった"環境ラウンド"など，目的が明確にされている．

当院ICTの"抗菌薬ラウンド"を紹介する．ラウンド定刻になると，最上階の病棟に，ICTメンバーが集まってくる．「おはようございます」「今日もよろしくお願いします」と皆が声を掛け合う．病棟の看護師は，ICTに確認してもらいたい患者リストとカルテを準備して待つ．リストアップされる患者は，特定の抗菌薬を投与されている人，急性感染症で抗菌薬治療を始め

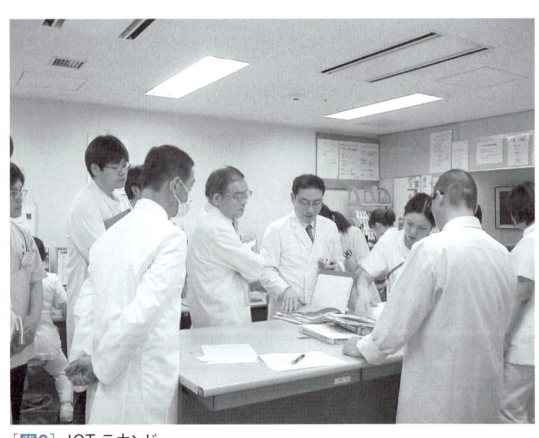

[図3] ICTラウンド

[表6] ICTラウンド

- ●定期的ラウンド
  - 抗菌薬ラウンド
  - 環境ラウンド
- ●緊急的ラウンド
  - 重大な感染事象の発生
  - アウトブレイク（集団感染）

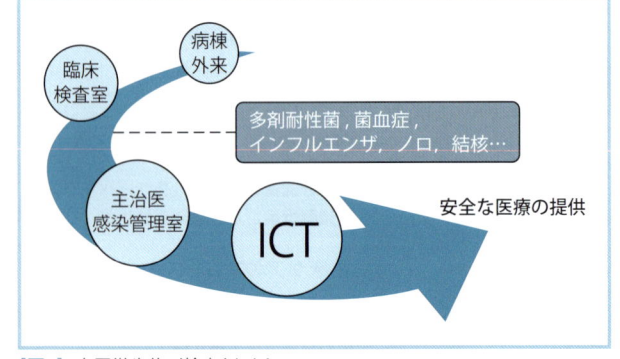

[図4] 病原微生物が検出されたら

た人，発熱が下がらない人，下痢や嘔吐症状のある人，血液培養陽性の人，細菌検査から気になる微生物が検出された人，創に感染症状のある人などである．各病棟の看護師は，ICTに患者の病状や検査データを説明する．ICTの医師は，現在の抗菌薬治療を確認して初期治療がうまくいっているかどうか検討する．薬剤師は，抗菌薬の投与量や投与回数や投与経路が適切かどうか判断する．また，薬ごとの代謝経路と患者の腎機能を考え併せて副作用に対する注意をする．血中の薬物動態を測定し，治療計画の助言をする．臨床検査技師は，患者の血液や喀痰や尿などから検出された微生物の量や性質，薬剤感受性を説明する．薬剤耐性傾向が現れ始めている細菌があれば，現場の全員に注意を促す．看護師は，患者からの検出された微生物の種類と排出状況や患者に必要なケアの度合いなどを考慮して，実際的な感染対策を指示する．ICTは病棟看護師（患者の担当医が参加することがある）や病棟薬剤師の意見を聞きながら，いくつかのリコメンデーションを伝えてカルテに記録する．こうした短いディスカッションを，リストアップされた患者1人ひとりに行う．1つの病棟が終了すると，病棟看護師たちに挨拶する．「ありがとうございます．おじゃましました」「この患者さん，次回もリストにあげてくださいね．よろしく」．そして，ICTは次の階の病棟へ向かう．すべての病棟をラウンドすると，所要時間は1時間半から2時間ほどである．月に1回はラウンド終了後にICTミーティングを開く．ラウンドから得た所感や病院全体の感染事象の傾向などを意見交換したり，流行中の感染症，薬剤耐性菌などのトピックスを話し合う場である．ICTラウンドの実績は，集計して院内感染防止対策委員会に報告している．

(2) 緊急的ラウンド

病院内で重大な感染事象が発生した場合や，集団感染（outbreak，アウトブレイク）が発生した場合には，ICTは緊急的な調査と徹底した感染対策を行うために，迅速に行動する．感染事象を起こしている場所へ臨時ラウンドを行い，直ちに情報収集を行う．ICTは緊急対策会議を開く．感染事象が発生している現場の職員にも参加してもらい，情報を共有して，感染が拡大しないように対策方法を行きわたらせることが肝要となる．対策を開始した後にも確認のための臨時ラウンドを行い，感染が終息するまで油断をせず，ICTは専門的な目をもって状況を監視する．

病院内で起こる集団感染の原因としては，ノロウイルスによる感染性胃腸炎，インフルエンザ，結核，薬剤耐性菌などが代表的であり，しばしばマスコミなどで報道されている．

当院でも2009年の冬季に，ノロウイルスによる感染性胃腸炎のアウトブレイクを経験した．その対応を紹介する．ある朝，ある病棟から「下痢の患者が増えた」という報告がICTに入った．即刻，現場を訪問して情報を集めた．病棟の看護師に下痢を起こしている患者をリストアップしてもらい，マップ（病室の配置図）上に書き込み，患者の分布を詳

しく調べた．そのとき，基礎疾患や下痢の発症日を聞き，関連性のない患者はリストから注意深く除外した．患者ケアに携わった職員自身にも同様の症状がないか聞き取り調査をした．発症者の分布から，感染の経路を推定した．初発の患者の症状の特徴と後発する症例との時間間隔から，ノロウイルスの感染を疑い，対象患者の排便をウイルス検査に提出した．ウイルスの確認には特殊な器材が必要であり，通常，結果判明までに長い時間がかかることから，ICTでは大学の研究室へ検査を依頼した．

こうして感染の原因と拡大範囲を追跡する一方，初めの連絡が入った直後から，聞き取り調査と並行して，下痢の患者とそうでない患者のベッド配置を分け，現場の職員に感染対策の強化を指導し，下痢や嘔吐物の処理の仕方や手洗いを徹底した．トイレと洗面所の清掃も強化した．ICTと病棟の共同対策会議を開き，情報収集からわかったことを分かち合い，対策法を確認しあったのち，保健所へ連絡を入れ，状況報告をして対応を確認した．ICTはその後，新しい発症患者があれば，そのたびにウイルス検査を行った．こうして，すでにいる下痢患者の症状が軽快し，同病棟から新たな発症患者が一定期間現れないことを確かめて，感染が終息したと判断した．ICTは対策を振り返り，再発予防のための意見をまとめて，院内感染防止対策委員会に報告した．

この感染事象例においては，「下痢が増えた」という病棟職員の危機の察知から，ICTが情報を整理し，すべての対策を整えて，病原体の確定を待ちながら保健所へ状況報告を入れるまで，約6時間という迅速対応の結果，感染者は初発患者に付き添っていた家族とケアを担当した病棟看護師を含めた5名のみに留まり，大きな集団感染に拡大することを防止できた．

ICTは，日頃行う定期的なラウンドのなかでも，気になる症状，気になる病原体について，現場の質問に耳を傾けて，丁寧なコミュニケーションを心掛け，個別の感染対策をサポートする．アウトブレイクの徴候を早く予知し，手遅れにならないよう対策をとるためには，現場との連絡と協力が欠かせない．ICTと現場とが，普段から円滑なつながりを保持していることは，重大な感染事象を未然に防ぐために大切なのである．

5　感染制御におけるチーム医療の評価

チーム医療は，その活動がきちんと客観的に評価されなければならない．ICT活動によって病院感染サーベイランスのデータを改善させることや，感染率を減少させることは，感染制御において最も客観的な指標となる．チームラウンドにより，病院全体として抗菌薬の過剰投与がどのように抑制されるのかを，抗菌薬使用集計から評価する．また，ラウンドで対象となった患者個別の症状が好転したか否かは，感染症治療におけるチーム医療の

質的な評価であり，カンファレンスなどで十分フォローアップする必要がある．微生物学的な観点からは，薬剤耐性菌の検出頻度の増減や，病院内で検出される微生物全体の薬剤感受性に異常なパターンが認められないかどうかを，検出菌の集計分析から評価する．抗菌薬の使い方の誤解や偏重によって病院特有の耐性菌を生み出す条件を作らないように，薬剤の処方傾向と微生物の検出傾向や薬剤感受性を総合的に評価していく．アウトブレイクの反省は，次の院内感染対策に生かされる．チームメンバーが多職種であることが，感染対策に対して多角的評価が必要な場面で大きな強みとなる．

　当院には感染症の領域において，誇るべき歴史と精神が脈々と流れている．ICTは結束を高めて，今日の高度医療における複雑な感染症の対策や予防を，より強力に推進していくことを目指している．

[鈴木 幸男，草次かおり]

[文献]
1) 柴田　清・他：ナースが知りたい感染管理の基礎知識. 臨床看護, 35 (12)：1717-1719, 2009.
2) 小林寛伊総監訳：APIC TEXT　感染制御と疫学　基本プログラム編. メディカ出版, 2006, pp.2〜12.
3) 森兼啓太訳・小林寛伊監訳：サーベイランスのためのCDCガイドライン（NHSNマニュアル2007年度版より）. メディカ出版, 2008, p.47.

チーム医療の実際

1-4 褥瘡対策

1 総論

　褥瘡は，局所の圧迫虚血によって発生する難治性の皮膚潰瘍と捉えられている．2002年の褥瘡対策未実施減算施策の施行を契機に，全国の病院で褥瘡対策チームが立ち上がり，ガイドラインをもとにした褥瘡の予防や治療法の実践に努めてきた．創傷治癒理論が急速に発展してきたことや，医療材料，予防器具の改良なども相まって，褥瘡管理に関する医療分野は，ここ10年で大変大きな進歩を遂げた．その結果，褥瘡は，適切な対処により予防ができ，発生しても治癒させることができる「疾患」としての認識が広まってきている．

　しかし，大学病院や地域の基幹病院などをはじめとした急性期病院では，手術室や集中治療室などにおいて，現在でも多くの褥瘡が発生しており，高度医療を提供する急性期病院ならではの特殊性の存在が指摘されている[1,2]．こうした新たな課題に対処するためにも，病院の各部門の専門職員がチームとして結集，活動し，複雑化する褥瘡発生要因を詳細に検討することで，新たなデータや知見の収集に努め，褥瘡管理における新たなガイドライン作りを進めていく必要がある．

2 目的

❶褥瘡対策チームの目的

　褥瘡は，まず予防することが最も重要であることはいうまでもない．ひとたび発生すれば，ときに患者の生命に大きく影響するばかりでなく，医療経済的にも大きな損失につながる．また，近年では，不適切な管理によって褥瘡が発生した場合は，医療事故として認識されるようになってきた．こうしたことを背景に，創傷治癒，栄養管理，理学療法など，各分野における高度な専門性をもつ職員が集結して，一定のガイドラインをもとに，個々の患者ごとに対策を検討していくことが，褥瘡対策チームの最初の目的である．

　また，2つ目に，病院全体の危機管理といった側面から，病院職員全体の褥瘡に関する知識の向上を図ることが求められる．褥瘡対策チームのメンバーでない一般の看護師への

教育は当然のことながら，その他の診療部門の職員や，直接的に患者の診療にあたらない事務職員に至るまで，褥瘡に関する最低限の正しい認識は必要である．一部の職員の誤った認識は，患者の，病院全体への信頼に関わることにもなりうる．

　3つ目に，褥瘡対策チームとして活動した成果を蓄積し，そのデータをまとめることである．褥瘡有病率，発生率や治癒率などのデータを院内外に臨床指標として公表することにより，実際のチームの活動が有効に機能しているか，客観的な評価を受けることができる．また，新たな褥瘡発生危険因子の抽出法，新たな褥瘡治療法，新たな褥瘡管理機器を導入した場合には，その成績を検証し，より有効な褥瘡予防対策につなげていくことも重要である．新たな知見が得られた場合には，研究発表の場で公表することで，今後の新たな褥瘡予防，治療に関するガイドラインの策定に寄与できる可能性がある．

❷褥瘡対策チームの対象

　全入院患者のうち，褥瘡を保有する患者（新規に褥瘡を発生した患者，院外からの褥瘡持ち込み患者），褥瘡発生の危険度が高い患者が対象となりうる．ある一定規模以上の病院では，時間的制約もあり，チームでの回診による介入は褥瘡保有患者が中心になる．しかし，褥瘡予防の観点からは，未発生であっても発生危険度の高い患者も対象にすべきと考えられる．病棟の一般看護師が必要とすれば，早期から皮膚・排泄ケア認定看護師（以下WOC認定看護師）（スキンケアや褥瘡予防器具の相談）や，理学療法士（臥位や座位でのポジショニング），管理栄養士（栄養状態の改善）などによる介入が望ましい．

3 職種と具体的行動

❶職種

　医師として皮膚科医（創傷管理），形成外科医（創傷管理と手術適応，および手術方法の検討），一般外科医（創傷管理，全身管理），リハビリテーション医，WOC認定看護師（褥瘡予防の中心的役割，創傷管理），薬剤師，管理栄養士，理学療法士，訪問看護師（在宅ケア），臨床検査技師，事務職（カンファレンスなどでの補助，統計データの管理など）などで構成されている施設が多い．医療スタッフが豊富でない病院では，一般外科医や薬剤師が中心となって活動しているところもあるようである[3]．

❷具体的行動

　チーム全体としての主な活動は，1〜2週に1回以上の褥瘡保有患者を対象とする回診，月に1回程度のカンファレンス（運営会議，症例検討も含む），年に数回の院内勉強会（病院職員への褥瘡に関する一定レベルの教育），褥瘡の有病率・発生・治癒に関する統計の収集管理などが一般的である．褥瘡予防器具，寝具や褥瘡治療材料，機器の申請購入，管

理にも関わる．

　回診の対象となる患者は，病棟看護師からの「褥瘡発生報告書」などの情報による．回診では，患者の全身状態や栄養状態，褥瘡の創面の状態とその周囲の状況を把握したうえで，問題点の指摘とその改善方法の提案を行う．もし，治療法の統一が院内でとれていなければ，褥瘡治療のガイドラインにもとづいて，褥瘡対策チーム（特に医師，薬剤師）が主体となって院内で一定の褥瘡治療マニュアルを策定する．そのうえで，該当患者に最適と思われる治療法を主治医に提案してもよい．創傷面の湿潤状態に応じた外用剤の選択および配合剤の作成は，薬剤師の専門知識を大いに発揮できる場でもある．形成外科医は，手術適応について検討する．手術が成功した場合は，治癒までの期間を大幅に短縮することも可能である．患者が低栄養と判断される場合は，適切な栄養方法について栄養士が判断し，また場合によっては別の専門チームである栄養サポートチーム（NST）と連携して，必要な栄養素の種類とその投与ルートについて適切な方法を主治医に提案していく．この栄養管理が，褥瘡発生の予防やその治療にあたり大変重要な位置を占めることは，近年，諸家により指摘されている．

　難しい症例に対しては，カンファレンスなどの全体ミーティングの際に全員で検討する．褥瘡の感染コントロールが困難な場合などには感染症対策チーム，末期がん患者における根治困難で処置の苦痛を伴う褥瘡などには緩和ケアチームなどと連携することで，1人の患者をより多くの専門職で支えることができ，質の高い医療の提供につながる．また，褥瘡をもったまま退院する場合に，訪問看護師や地域の医療機関・施設と連携を強めることで，悪化を防ぎ，そのまま治癒できるシステム作りが要求される．

　院内スタッフ向け勉強会は，病院全体の医療レベル向上にもつながる大変重要な任務の1つである．院内スタッフが，"褥瘡は適切な対応により予防できる"，"発生してしまった褥瘡は，適切な方法により治癒させることができる"ことを理解し，褥瘡管理により興味をもち，モチベーションを上げることで，管理が細部にわたり，患者を褥瘡発生から守ることが可能になる．また，褥瘡チームメンバーのなかでの勉強会も，知識のアップデートを図るために適宜行う必要がある．

4 チームの効果

　2002年の褥瘡対策未実施減算施策の施行の前後から現在までの約10年余りのあいだの褥瘡に関する医療分野の発展は大変目覚ましい．以前は寝たきり高齢者には不可避と考える向きもあった褥瘡が，適切な方法により回避可能なものになった．その背景として，各病院でこの時期に立ち上がった褥瘡対策チームが果たした役割が非常に大きい．まず，

創傷治癒理論にもとづいた，効率のよい，統一された治療方法（外用剤，創傷被覆材や手術など）を提示して実践していくことで，褥瘡がきちんと治療できることを示した．また，患者ごとに褥瘡発生のリスクをアセスメントし，それに応じたケアを実践していく手法が褥瘡の予防にも大きく貢献した．患者1人ひとりについて点数化された褥瘡のリスクが示されることで，医療スタッフは褥瘡の予防に無関心ではいられなくなる．必然的に褥瘡対策チームから提示される予防方法などを実践することになる．そのため，褥瘡というものが，ある程度，コントロール可能なものであると身をもって理解し，結果として，褥瘡予防に興味を抱き続けることになる．褥瘡の予防・治療に関わる専門チームが院内勉強会などを通して，一般医療スタッフのモチベーションを維持すれば，さらに褥瘡有病率を低下させることができると考えている．

　今まで用いられてきた褥瘡発生リスクのアセスメント方法は，自立度の低い高齢者を主に想定したものである．ところが昨今の急性期病院では，このリスクアセスメントがあてはまらないケースがある．年齢に関わらず，主として集中治療室や手術室で褥瘡が発生している．これは高度先進医療を担う特性から，ショック状態や循環不全に陥る可能性のある病状の不安定な患者を多く扱い，発生要因が複雑で，予測がしにくいからである．このような形で発生する褥瘡のリスクを減らすための方策として，褥瘡好発部位へのクッションの工夫や，高機能エアマットレスの使用，手術時の体位固定器具の工夫などが行われ，一定の効果を上げる可能性もあるが，まだ課題は多い．さらに効果的な予防法について，データの集積に努め，検討していくことは今後の課題の1つである．

　以下では，筆者の勤務する病院の褥瘡予防対策チームに参加しているスペシャリストたちが，自分の専門性をどのように発揮しているか，また，より効果的にチームの任務が遂行できるようにするために日常考えていることなどをまとめた．

［木村 佳史］

5　各専門職の関わり

❶病院の看護師の立場から

　WOC認定看護師と病棟・手術室・在宅医療室から参加する看護師がおり，各部署の褥瘡ケアに従事している．それぞれの看護師は，患者の日常生活自立度や褥瘡発生危険因子などから，予防的ケアの介入や継続的な褥瘡処置の実施など，褥瘡治療に重要な役割を担っている．

(1) WOC認定看護師

　WOC（wound ostomy and continence）認定看護師とは，創傷・ストーマ・コンチネン

ス分野に関する研修を受けた専門の看護師である．当院では褥瘡管理者として配置している．褥瘡管理者は，褥瘡ケアを実施するだけでなく，カンファレンス（全体会議）や回診などの準備，チームメンバー同士や他チームとの連絡などを行い，褥瘡ケアを円滑に行うための調整役でもある．

褥瘡ケアはまず，褥瘡を発生させないための予防的ケアが重要となる．病棟看護師は，患者の状態を観察し，褥瘡リスクアセスメント票を作成する．褥瘡管理者は，それをもとに病棟を回り，患者の病態や身体状況を確認して，ケア計画の追加やケア介入を行う．また，褥瘡ケアに必要な体圧分散寝具および創傷被覆材の種類や定数などについてもチームメンバーとともに検討している．

褥瘡を有している患者に対しては，褥瘡回診で医師とともに創の観察や処置方法を検討する．また回診以外でも，褥瘡処置や評価方法などの相談があればすぐに対応できるようにしている．

院内教育では，定期的に学習会を企画し，スタッフの褥瘡ケアに対する知識・技術の向上を図り，褥瘡発生の予防につながるよう努めている．

(2) 病棟看護師

病棟看護師は，他の職種に比べ患者へのケア内容が最も多いため，患者の状況を最も把握している存在である．各病棟には1名ずつの褥瘡担当看護師（褥瘡対策チームのメンバーである）が配置されており，それぞれが病棟内の中心となって一般病棟スタッフへ働きかけ，褥瘡発生予防に努めている．

看護師は，患者の日常生活自立度や褥瘡発生危険因子の有無を評価する．褥瘡発生の可能性がある場合には，「褥瘡リスクアセスメント票」を作成し，褥瘡管理者へ提出する．褥瘡発生の予防には，入院時点での評価だけではなく，退院までの継続的な観察や，予防的ケアが必要である．褥瘡の新規発生時や褥瘡が悪化した場合には，医師や褥瘡管理者へ直ちに報告し，医師の指示にもとづき処置を行う．このような看護師の日々の観察は，褥瘡への早期対応・早期治癒につながる．

(3) 手術室看護師

手術中の患者は，全身麻酔などにより意識は消失しており，また定期的に体位変換が行えない状態である．そのため，手術室看護師は，患者の身体状況と術中体位による褥瘡発生のリスクをアセスメントし，予防的なケアを行っている．術後も全身の皮膚の状態を観察し，皮膚の色調変化がある場合は病棟看護師へ申し送り，術後の褥瘡ケアにつなげることが必要となる．

[内藤 直美]

❷ 訪問看護師の立場から

訪問看護師は，患者の病状，褥瘡の有無，日常生活自立度の状況，栄養状態，家族の介護力をアセスメントし，また自宅で使用している寝具や家屋の状況を把握し，援助している．患者が住み慣れた家で安全・安楽に過ごせるように褥瘡予防・悪化防止に努めるという観点から，在宅における看護師と，他職種や地域の役割・連携について述べる．

(1) 他職種との連携

病棟看護師：退院支援カンファレンスにて情報交換を行う．

外来看護師：外来，在宅カンファレンスにて情報交換を行う．

皮膚科医師：通院困難な状態の在宅患者も多く，訪問看護師は褥瘡が新たに発生している患者，または患者の褥瘡の状態に変化がみられた場合に，主治医へ報告のうえ，褥瘡の状態をデジタルカメラで撮影する．皮膚科医へ写真を見せて情報提供し，処置の指示を受ける．必要時には往診を依頼し，同行訪問する．

WOC認定看護師：患者の褥瘡の状態について適宜，処置・ケアの相談をし，検討する．

医療ソーシャルワーカー：在宅療養を行うにあたり，経済的な問題や介護の体制についての相談を依頼する．

理学療法士：現在の日常生活自立度の状況，訪問リハビリの内容，リハビリのゴールの確認などの情報交換をする．

管理栄養士：食事摂取状況を確認し，栄養状態に問題がある場合には家族（介護者）への栄養相談の指導を依頼する．

薬剤師：在宅静脈栄養法を受けている患者の相談や，薬剤全般についての相談を適宜行う．

(2) 地域との連携

ケアマネジャー：在宅での療養環境を整えるため，介護サービスの利用，褥瘡予防のための福祉用具の利用などについて検討を行う．

福祉用具担当者：介護用ベッド，マットレス，車椅子を患者の状態に合ったものを選択できるよう，ケアマネジャーを通して相談する．必要に応じて，手すりの設置や住宅改修などを依頼する．

ホームヘルパー：褥瘡のできやすい部位の説明や，予防的ケアの方法について説明し，協力を得ていく．情報交換のための連絡帳としてノートを活用している．

包括支援センター：在宅療養を開始するにあたり，窓口となるため連携をとっている．

在宅療養を継続していくため，患者が利用している介護サービスの担当者（患者本人，家族，訪問看護師，ケアマネジャー，理学療法士，ホームヘルパー，訪問入浴担当者，デ

イサービス事務所，福祉用具担当者などで構成される）が集まり，担当者会議を定期的に実施している．

[坂井田伸子]

❸管理栄養士の立場から

　褥瘡の発生には低栄養が深く関係している．低栄養は，褥瘡の発生のみならず，創傷治癒の妨げとなる．そのため，日本静脈経腸栄養学会の静脈経腸栄養ガイドラインにおいても，「低栄養は，褥瘡発生の重要なリスクファクターであり，褥瘡を予防するためには適切な栄養療法を行う」（推奨度A-Ⅱ）と記されている[4]．また，日本褥瘡学会ガイドラインの栄養管理項目にも，予防，治療のための栄養介入は推奨されており[5]，栄養管理が重要視されていることがわかる．

　当院では，全入院患者に対して，身体計測，生化学検査，食事摂取状況などのスクリーニングを実施し，栄養状態不良と評価された場合は，早期にNSTが介入し，アセスメントを行い，必要栄養量や栄養補給法などを提言している．患者の病態によって栄養の吸収・代謝が異なるため，チームでの連携を図り，個々の病態に応じた栄養管理と評価が必要である．褥瘡回診では，患者の創傷状態を把握し，炎症期，増殖期，成熟期の治癒過程ごとに必要なエネルギー，たんぱく質，各種ビタミン，ミネラルなど微量元素を補給することが重要である[6]．特に創傷治癒過程に関わる栄養素である亜鉛，ビタミンA・C・E，アルギニンなどの欠乏には注意が必要である．

　しかし，多くの患者は基礎疾患からの食欲不振，味覚障害などにより食事摂取量が少ない．特に高齢者の場合は，嚥下障害により食事摂取が困難な状況であり，必要栄養量が不足状態にあることが多い．エネルギーならびに蛋白質を効率的に摂取できるように，栄養バランスのとれた濃厚流動食，たんぱく質強化食品，亜鉛，鉄，銅などの栄養機能食品などを個人の嗜好に合わせて食事に付加して対応している．また，咀嚼・嚥下困難者には，食べやすいように食事形態の工夫をしている．経管栄養患者においても，下痢や投与後の体位保持時間の持続により褥瘡が悪化しないように，経管栄養剤の投与速度や種類について提案している．入院中から，退院後のQOLを維持するために適切な栄養管理を患者本人と家族に指導している．

　介入後も定期的なモニタリングにより，栄養状態を再評価することは，褥瘡の創傷治癒，予防に不可欠である．褥瘡対策チームの一員として栄養状態の改善だけではなく，病態，精神状態，治療内容などを考慮し，個々の患者の問題点に合わせて，常に他職種との情報交換および共有化を行い，お互いの専門的知識を生かして連携を図ることは，患者のQOL向上にもつながると考えられる．

[泉　妃咲]

❹薬剤師の立場から

　薬剤師の役割は，褥瘡対策チームの一員として，医療スタッフ，患者，家族に薬剤の適切な管理と使用方法を提案・指導し，個々の患者に適した褥瘡対策を考えることである．特に外用剤に関しては，薬剤の専門家として職能を発揮できる分野の1つである．

　褥瘡治療に用いる外用剤では，まず，その特性を理解し，病態を把握したうえで選択することが大切である．病態と外用剤の特性が合致していなければ，かえって悪化させてしまうこともありうる．

　軟膏剤は，約1％が薬効成分，残り約99％が軟膏基剤である．軟膏基剤は，疎水性基剤と親水性基剤に分けられる．疎水性基剤は鉱物油や動植物油を原料とした油脂性基剤，親水性基剤は，水分と油分を乳化した乳剤性基剤，水溶性基剤，ゲル基剤などに分類される．水溶性基剤は，長所として吸水性が高く，滲出液を吸収除去する．短所として創を乾燥させ，疼痛を伴う刺激感，塗りにくさがある．油脂性基剤は，長所として創面を保護し，刺激が少ない．短所として分泌物と混ざりにくく分泌物の除去作用がない，汚染源となりうることがある．乳剤性基剤は，長所として冷却作用があり，皮膚分泌物との混和性に優れ，浸透力が高く，水洗いしてきれいに取りやすい．短所として刺激があり，浸潤面の分泌物の再吸収が可能である．

　油脂性基剤や水分含有率の低い乳剤性基剤の軟膏剤は，創を保護，保湿する目的で使用することが多い．水溶性基剤は創の滲出液を吸収させたい場合に，水分含有率の高い乳剤性基剤やゲル基剤は水分を供給したい場合に選択する．また，精製白糖を配合した製剤などは高い吸水力を有しており，大量の滲出液を伴う場合に用いる．

　以上のように，軟膏基剤は，種類によりそれぞれ特性が異なり，滲出液の量など創面の湿潤環境に与える影響が大きい．基剤と創の湿潤環境の観点から考慮する視点をもち合わせているのが薬剤師である．軟膏基剤については，日本褥瘡学会が推奨する「褥瘡局所治療ガイドライン」にも軟膏剤は薬効成分と軟膏基剤の両面から選択するという考え方が記述されている．

　薬剤師は，実際に創部を見て褥瘡を評価し，その治療方針に合った適切な薬剤を提示していくことが大切である．他職種と十分議論しながら，どのような治療方針・薬剤が最適か，なぜ治癒が遅延しているのかを考え，個々の症例に合った対策を見いだす力量を身につけ，さらに専門性を養う努力をしていかなければならないと考える．

[伊東 崇仁，堺 直子]

❺理学療法士の立場から

　リハビリテーションは，病気やけがなどで心身の機能に障害が起こり，日常生活を送ることに困難が生じた人を対象に行われる．入院している患者はすべてこの状態にあてはま

るが，そのなかでも理学療法士の介入が必要な患者は，関節拘縮，病的骨突出，低栄養，活動性の低下，高齢など，褥瘡発生リスクが高いことが多い．そのため，理学療法士が褥瘡対策チームに参加し，褥瘡への配慮をしつつ理学療法を行っていくことは，患者にとって有益である．

褥瘡対策チームのなかで理学療法士は，回診やカンファレンス（全体会議）に参加し，回診では，実際に患者の褥瘡を観察し，処置中に患者の負担になりにくい姿勢介助を行う．また，ADLの確認，ポジショニングの確認などを行い，褥瘡が発生しないように早期離床を促す役割も担っている．

体位変換ができない患者の場合，関節の拘縮が起こりやすく，とることができる体位も限られてしまうことから，さらに褥瘡が進行したり，別の部位に新たな褥瘡が発生してしまうこともある．

ADLを向上させるうえで褥瘡予防の視点をもつことが理学療法士として重要であるため，勉強会も積極的に行っている．この成果として，理学療法の実施の際に褥瘡の発生要因となる起き上がり動作や他動運動，皮膚・皮下組織のずれなどを考慮するようになった．また，褥瘡対策チームに参加することで，他職種との交流も活発となり，各職種との相互理解につながった．患者・家族だけでなく，病棟スタッフの情報により運動能力を把握した機能回復訓練，生活自立訓練を行うことができるようになった．

また，褥瘡のリスクの1つとして，低栄養があげられる．当院ではリハビリテーション科から褥瘡対策チームに参加しているのは理学療法士だけだが，NSTには，理学療法士，作業療法士，言語聴覚士が参加している．リハビリテーション科内で積極的に患者の情報交換を行っており，各療法士が必要に応じて介入できる状態にある．運動機能の向上，褥瘡の改善の双方に栄養状態の把握が不可欠であるが，褥瘡対策チームとNSTにリハビリテーション科のスタッフが関わっていることで，より効果的なリハビリテーションが実施できるようになったと考える．

[廣瀬 紀子]

[文献]
1) 宮地良樹：急性期病院における褥瘡と褥瘡チームの役割．医学のあゆみ，213 (8)：751-754，2005．
2) 宇野光子：急性期病院の褥瘡はどこが違う？ Modern Physician，28 (4)：541-543，2008．
3) 但田敏恵・他：褥瘡治療での薬剤師の関わり．日病薬誌，42 (9)：1227-1230，2006．
4) 日本静脈経腸栄養学会編：静脈経腸栄養ガイドライン．第2版，南江堂，2006．
5) 日本褥瘡学会編：褥瘡予防・管理ガイドライン．照林社，2009．
6) 塚田邦夫：やさしくわかる創傷・褥瘡ケアと栄養管理のポイント．カザン，2008．

チーム医療の実際

1-5 化学療法外来

1 総論

❶化学療法とチーム医療の歴史

　化学療法の歴史はまだ80年程度と浅い[1]．第一次世界大戦中，毒ガスのマスタードガスが使用され，大戦終結後それによる造血器や消化器に対する強力な作用が報告され，改良の研究がなされ，1935年，世界最初の抗がん剤ナイトロジェンマスタードが開発された．その後抗がん剤が次々と開発されたが，やはりがんといえば不治の病であり，抗がん剤も今日あるような多種多様なものはなく，得られる情報も学会誌や出版物からの限られたもので，今のようなインターネットを駆使した世界での情報共有というものはなかった．そのなかで，医療従事者はどうにか治療成績を高めたいとの思いで，患者の副作用や苦痛も覚悟で抗がん剤の投与を施行してきた．当時は薬剤師や看護師が，病棟の点滴台で調合して，投与していた．投与量は，各医師の感覚も重んじられ，さじ加減と称して減増もしていた．副作用を抑える薬は乏しく，患者は吐いたり，骨髄抑制のために発熱して亡くなったりもしていた．薬剤師は，医師からの処方箋に従って薬の調合を行い，窓口で患者に渡すまでを仕事の範疇としていた．

　しかし今日では，部門ごとに大きな飛躍がなされたのに従い，それらが協調して仕事を行うことで，より多彩で，効果的で，効率的な治療が可能になりつつある．例えば薬剤師は薬剤室より出て，病院の診療の要として各病棟にサテライトの拠点をもち，医師や看護師と患者のあいだの接着剤のような役目が病院にとって必要不可欠になった．手書きでは読みづらく誤解も生じやすかった処方箋も印字による印刷が可能となり，さらに院内共通の統一レジメンを作成した．ここで共通して言えることは，抗がん剤の治療を個人単位のレベルで行うのではなく，チームという組織が，専門的に情報を総合し俯瞰したうえで，最も信頼に値する治療を選択し，実行するということである．

❷外来化学療法の国としての意味づけ

　2002年の診療報酬改定により，外来化学療法加算が認められた．これにより，施設基準を満たせば，1日につき300点加算できるようになった．外来化学療法の必要性はその認定条件によく現れている．加算の条件として，専用のベッドまたはリクライニングシー

トを有する治療室を保有していること，またその治療室は，化学療法以外の目的では使用できないこと，化学療法の経験豊富な医師，看護師，薬剤師が勤務していること，実施される化学療法のレジメン（治療内容）の妥当性を評価し，承認する委員会を開催していることなどである．このことは，抗がん剤の治療にあたっては専門の部屋で，それぞれ高度な知識と経験を有するスタッフのもとで，適切な種類の抗がん剤治療を患者が受けられる権利を示している．抗がん剤の使用に関しても国全体の問題として捉え，EBMを実践し，医療機関や医師によりばらつきのある医療の質を一定の水準以上に保ち，日本全国どこでも地域差なく共通の治療を受けられるための医療の標準化が必要であるとしており，まさにその後のがん基本法の対策の柱になっている．

2 目的

❶化学療法外来チーム設立の背景

かつて抗がん剤治療といえば，入院は不可欠であった．しかし現在では，外来化学療法室を使い，チームで対応する外来投与が主流になっている．現在全国で，外来化学療法加算を申請している病院は約1,400に上る．この背景には，医療面の進歩がある．抗がん剤自体が進化して副作用が少なくなり，より使いやすくなったこと，また副作用自体を抑える効果的な薬が数多く開発されていること，万一，骨髄抑制が出てもそれを克服する薬があること，細菌の増殖を抑える抗生物質が容易に供給できることなどである．また，厚生労働省が外来化学療法加算を算定したという，経済的な後押しもある．しかし何よりがん告知を受けても「罹患前と同じ生活を送りたい」「仕事を続けたい」という患者の切実な願いがそこにはある．確かに国としてがん対策基本法を制定し，具体的な取り組みを列挙し，到着点を明示した点は大きな一歩である．しかし，そのニーズに合うようなチーム医療を中心とした供給体制を整備できるかは，現場である病院側の真摯な取り組みにゆだねられている．

❷北里研究所病院の化学療法委員会の変遷

北里研究所病院においても2004年2月に外来化学療法運用プロジェクトが発足し，2004年10月開設に向けて動き出した．8ヵ月間で開設にこぎつけるため，各部門が一丸となり，全体打ち合わせを度々行い，各部門での達成目標を決めた [表1]．

このような多面的な問題を，各部門に割り振り，各部門で達成し，最終的に問題なく外来化学療法が行われたことは，チームで対応したからに他ならない．以上の経過を経て，外来化学療法室および委員会が発足した．開設後の取り組みとしては，分子標的薬の適応の拡大に対する対応を協議したり，新規制吐剤の導入や既存の見直しなどを行ったが，常

[表1] 各部門の達成目標・役割分担

診療部門	・臓器別レジメン作成，専門医への確認依頼 ・化学療法説明書・同意書の作成
看護部門	・専任看護師の決定 ・フローチャート（患者動線）の作成 ・看護経過記録票・有害事象問診票・緊急時（コール）対応マニュアルの作成 ・外来化学療法実施連絡票の作成
薬剤部門	・外来化学療法線法注射箋・レジメン登録票・患者用説明パンフレットの作成 ・抗がん剤漏出時ケアプロトコールの作成 ・注射箋の仮運用と問題修正，前投薬の決定，主管薬剤の決定 ・副作用チェックリストの作成
事務部門	・部屋の図面作成と見積もり，医療機器や備品を用度部門へ見積もり依頼 ・院内外への広報（各部門へのアナウンス，ホームページに掲載） ・各必要消耗品の確認と発注
情報部門	・化学療法予約に伴うシステム変更
施設部門	・改装工事の段取り
用度部門	・高額医療機器・備品等の見積もりと購入

に運用が円滑に行われるように，絶えずこのメンバーで話し合い，検討して課題を解決した．

3 職種と具体的行動

❶医師の役割

(1) 化学療法開始前の診察と，採血のチェック

化学療法前に診察を行い，患者の状態を把握する．同時に採血を行い，白血球などで骨髄抑制の兆候や，肝障害，腎障害などがないかどうかを確認し，治療の可否を決定する．

(2) 定期的な治療効果判定

採血検査で各種腫瘍マーカーなどをチェックして，治療の評価をしていく．また，CTやMRI，PETなどの画像検査を一定間隔で定期的に施行して，腫瘍があれば大きさの評価をして，化学療法を継続するか，変更するかの資料とする．

(3) 各種がんのレジメンの決定および最新情報の収集と共有

各種ガイドラインなどを参照して，最新の治療成績の収集に努め，そのつど，レジメンの変更，または消去と新規の作成を行う．新薬が登場して新レジメンが必要になれば，それを作成する．すべての決定事項は，委員会の承認を受け，レジメン一覧に表記する．前投薬や吐き気止めなどの使用も院内で統一する．各医師の個人的な使用は控える．

(4) 外来化学療法室の管理，運営をつかさどる

　化学療法を行う各科の医師は，共有の化学療法室を，有効かつ重複がないように，効率的な運用を心掛ける必要がある．内科，外科，婦人科，泌尿器科など，広範囲に診療科が入るため，各科にも配慮した姿勢が必要である．方針決定にも積極的に参加して，協調して運営する．

(5) アレルギーや副作用などのトラブル時の対処

　化学療法における副作用の発現に注意し，診察や報告を受けたら，その対応をする．アレルギー症状は，応急処置を施し，重度の場合には入院の手続きをとる．血管漏出があればその程度に応じた対処をする．皮膚科医の診察を要することもある．

❷ 看護師の役割

(1) 患者や家族の身体面・精神面・社会面・経済面などの状況をよく理解し，患者や家族が納得して治療を受けることができるようにする

　がん化学療法を受ける患者が安全で安心して治療に取り組むために，看護師は患者の状況を理解することが前提となる．当院では，がん看護専門看護師やがん化学療法看護認定看護師を中心として，外来がん化学療法専属スタッフが専門的な看護ケアを行うなかで理解を深めている．そのために，患者が自分の病状や治療をどれだけ理解しているのか，治療によるメリット・デメリットなど身体的・精神的・経済的な変化をイメージできているのかを治療開始時に確認し，補足説明を行う．さらに詳しい説明が必要であれば，専門スタッフへ依頼し，直接面談して納得できるように橋渡しをする．治療経過において生じてくる問題など，限られた診察時間内で話しきれないことや，思っていることが表出できないでいる患者には，ゆっくり話せる場を設けるようにしている．

(2) がん化学療法を安全に確実に実施できるようにする

　外来がん化学療法においては安全・確実に実施されることが絶対条件であるが，チーム医療は医療事故予防においても重要な役割をなしている．レジメン管理，オーダーの監査，薬剤の投与管理，有害事象の症状マネジメント，身体所見や検査データの変化など各部門でのチェック機能がミスを未然に防ぐことになる．看護師は投与前中後で，検査データやバイタルサインの確認，栄養状態の評価，患者確認，薬剤確認，投与量確認，投与時間管理といった確認作業の連続のなかで，患者の状態や有害事象の観察など症状マネジメントも行っている．チーム間でも伝達・コミュニケーションにより患者情報を共有することで，一回投与量や累積投与量，投与間隔などチェック機能が働き，事故防止につながる．そのために，看護師は治療時間内で，自宅から治療に来るまでの多くの患者情報を入手する必要があり，患者のちょっとした変化を見逃さないことが症状マネジメントにつながると考える．

(3) 患者・家族が，自宅で有害事象や体調の自己管理ができるようにする

　外来がん化学療法は入院とは違い，治療の延長線上に自宅での生活があるため，患者が自分で有害事象に対応できるようにセルフケアを行う必要がある．そのため，薬剤や治療上の必要な情報は看護師や薬剤師，経済面での情報は医事課や医療ソーシャルワーカーなどが共有し，治療を継続できるようにチーム全体で支援していくこともチーム医療では必要とされる．当院では，キャンサーボードとしてがんカンファレンスを実施し，チーム全体で患者の治療状況や問題点などの情報を共有する場を設けている．具体例として，治療を受ける患者が家族のなかで唯一の働き手である場合，外来での治療を継続するためにどうサポートすればよいか，また日常生活に支障をきたす副作用に対して有効な対策はないか，などチーム全体で患者の全体像を把握し，患者の抱える問題を考え，各専門分野からのアドバイスをもとに何らかの糸口を見いだせる場となっている．がんカンファレンスで話し合われた内容は現場のスタッフにも伝達され，看護ケアに役立っている．

❸ 薬剤師の役割

(1) レジメンの作成・管理・監査

　がん対策基本法（2006年制定）により打ち出されたがん医療の均てん化を推進するため，つまり診療科間や医師間のがん治療の隔たりを是正するためには，がん化学療法のレジメンを標準化，統一化する必要がある．ここでいうレジメンとは，がん化学療法剤，輸液，支持療法（制吐剤など）を組み合わせた時系列的な治療計画のことである．このレジメンの作成・管理を行う際，薬学的視点から適正な投与方法，適正な支持療法（制吐剤など）などの作成に参画する．作成されたレジメンが処方された際は，そのレジメンがその患者に対して妥当であるかを判断し，そのうえで適正な投与量，投与期間，休薬期間であるかを総合的に監査する．

(2) がん化学療法剤の調製・混合

　がん化学療法剤の取り扱いには他の薬剤以上に注意を要し，接触（被曝）したり，不適切な取り扱いを行った場合，健康被害が出る恐れがある．したがって，がん化学療法剤の特徴や取り扱いに関する知識を有し，安全な調製環境を整備する薬剤師の必要性は高まっている．具体的に必要なスキルとしては，がん化学療法剤の取り扱い注意度ランク，被曝の経路，被曝時の対処法，被曝しないための調製環境の知識，実際の調製手順の熟知などがあげられる．これらが達成されることにより患者へ安全かつ品質の高いがん化学療法剤が提供される．

(3) 薬剤管理指導

　がん化学療法剤は一般的に全身の組織に移行するので正常組織への障害により副作用が発現する．したがって，十分な予防策（先に述べたレジメン内の嘔気対策の制吐剤などが

相当する）および軽減策（早期発見）を講ずる必要がある．そのうえで患者へレジメンの内容（薬剤名，薬効，投与スケジュール），特徴的な副作用とその発現時期，予防法，対処法，ならびに生活上の注意点を説明する．患者はやはり，がん化学療法を行うことに対し不安に感じることが非常に多い．したがって患者に安心して治療に向き合ってもらうためにも，不安を与えない説明の仕方も重要である．

❹他職種との相互連携

(1) 漢方との連携

当研究所病院は，東洋医学研究所が隣接されており，針，灸，漢方薬の専門家が診療している．抗がん剤は，西洋の知見にもとづいて使用するが，東洋の陰と陽の考え方による治療や，免疫の賦活作用も取り入れた治療が今求められている．両者が連携することで総合的な治療戦略を組んでいる．

(2) 医療ソーシャルワーカーの連携

がん患者は，がん治療だけに専念する必要があるが，実際は，周りのことや経済的な問題がそれを阻むことも多い．治療を成功に導くためには，医療の周辺の社会的問題をいち早く察知して対処することがとても大事である．医療ソーシャルワーカーは，専門的知識および技術をもって，それぞれのケースの相談に応じ，助言，指導，福祉サービスを提供し，医師など保健医療サービスを提供する者との連絡および調整，援助を行っている．

(3) 免疫療法の連携

臨床薬理研究所による治療の一環として，免疫治療を初期の頃から導入している．腫瘍細胞を抗原とした活性化リンパ球療法は，厚生労働省の先進医療にも採択されている．抗がん剤を使用した後の免疫の低下時に使用することもでき，併用療法により効果の増強を期待している．

❺抗がん剤投与の実際の流れ

当診療スタッフは，医師4名，看護師5名（がん化学療法看護認定看護師，がん看護専門看護師を含む），薬剤師3名，地域医療担当1名，診療技術部1名，事務2名で構成されている．稼働時間は月～金曜日の9～5時である．化学療法室は，4つのリクライニングシートでスタートしたが，現在では腫瘍センターの一部門となり，ベッド数は2台，リクライニングシート4台で稼動している［図1］．土曜日にも免疫療法を受ける患者が多いため，稼動を開始した．

来院した患者は採血室で採血後，外来化学療法室で看護師から渡された問診表に記入する．看護師は，体温，血圧などを測定し，前回の化学療法後から，有害事象がどの程度出現しているのか，患者の日常生活に影響を及ぼしていないかをアセスメントしながら尋ねる．血液検査の結果は40分ほどで出る．主治医は診察，治療を決定し，薬剤部に電話連

絡を行う．薬剤は前日に準備されており，約20分で調合は終了する．薬剤は監査が終了後，患者専用トレーに入れられ，外来化学療法室に搬送される．看護師が，患者名，外来カルテ，注射箋，ラベルと薬剤名，注入速度を確認して治療開始となる．起壊死性薬剤の場合，主治医，または医師が確認し投与を開始する．治療中，看護師は，バイタルサインやショック症状など有害事象の有無を定期的に確認する．治療終了後次回の化学療法の説明，生活指導などを行う．

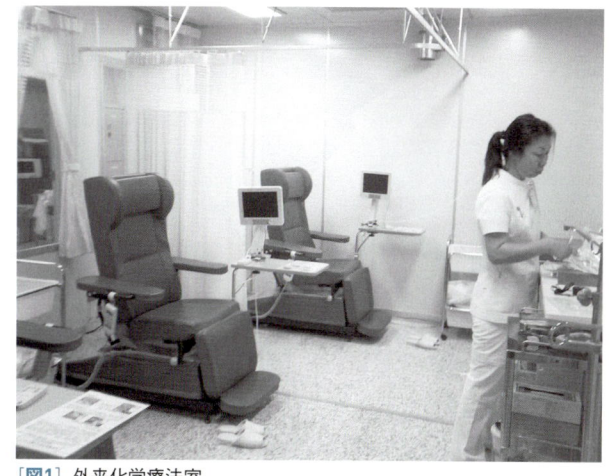

[図1] 外来化学療法室

4 チーム医療の活性化

❶新規のがん化学療法への対応

　チーム医療を促進する因子として，前述したような社会的要因もあるが，大きなものは，新規の化学療法が導入されるときの，個人レベルの努力ではもはやついていけない化学療法の複雑さにある．

　近年，がんの化学療法で飛躍的に伸びてきた分野に大腸がんがある．長い間，大腸がんの化学療法は 5-FU（一般名：フルオロウラシル）を中心に発展しており，それに効果増強剤のロイコボリンを併用する 5FU/LV 療法が基本にあったが，効果は限定的であった．1990年半ば以降，イリノテカンとオキザリプラチンという新しい抗がん剤が登場した．イリノテカンを加えた IFL 療法[2] は米国を中心に発達してきた．それに対して，イリノテカンと 5-FU を 48 時間持続静注する FOLFIRI 療法[3]，イリノテカンの代わりにオキザリプラチンを使った FOLFOX 療法[4] は，欧州を中心に発展してきた．通常の静注か，2日間という持続静注かの違いだが，比較してみると効果と副作用の違いが出て，欧州の流れが主流になり，米国中心の IFL 療法は衰退した．当院の使用実績をみてみると 2005 年 5 月を境に IFL 療法が落ち，代わりに 9 月には FOLFOX 療法がトップに躍り出た．しかし，この投与法は複雑で時間もかかる．入院であれば 3 日ほどだが，薬の性格上入院の必要性はなく，外来でも可能であり，そのために医療関係者はさまざまな新しいことを導入しなければならなかった．1つは CV ポート [図2] とインフュージョンポンプ [図3,4] の導

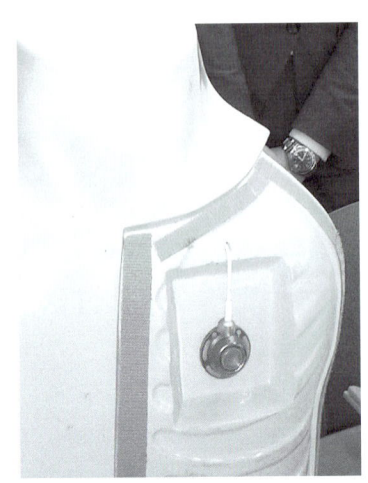

[図2] CVポート

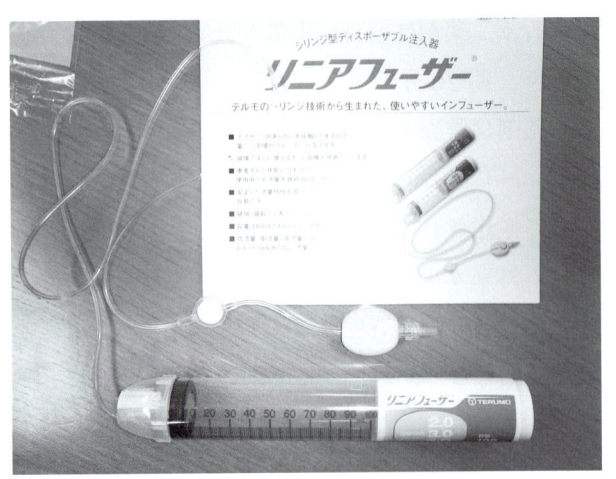

[図3] インフュージョンポンプ

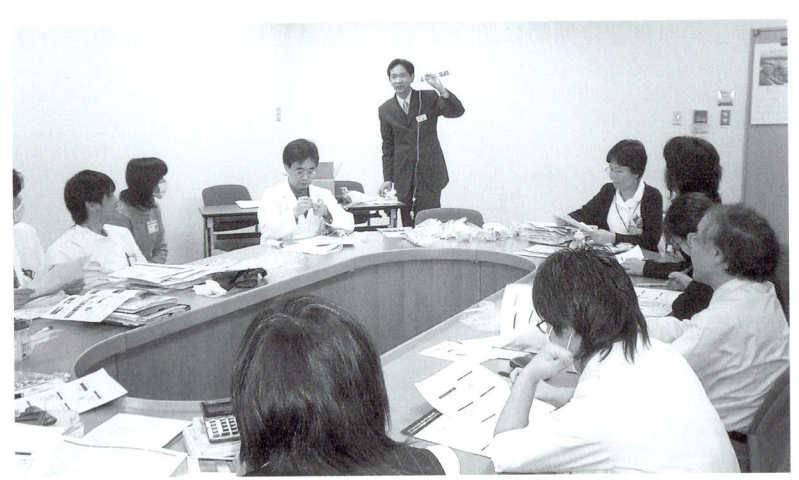

[図4] 導入器具の検討場面（化学療法委員会）

入である．それらの器具により，48時間の持続的な点滴が可能になった．当院では，化学療法委員会に数社の担当者を呼び，実際に器具を見て，また薬剤部が実際に投与精度を確めて，購入会社を決定した．CVポートの埋め込みは医師が担当し，ポートの針を48時間後に患者自身で抜く必要があるが，その指導は専任看護師，がん看護専門看護師が行った．同時に全病棟の看護師に指導し，患者向けの指導パンフレットを作成した．インフュージョンポンプは薬剤師が，専用フードの中で調合した．このように，1つのレジメンの導入のために，多くの職種が協働してはじめていかないと導入不可能であった．これを導入できたことで全員の意識が活性化して，それ以降のグループの一体感が醸成された．

さらに分子標的薬のベッシズマブやセツキシマブが承認され，既存の治療に対して上乗せ効果を認めたため，加えることとなった．このように，次々に迫ってくる課題を解決し，治療に結びつけるためには，1人ひとりの努力のうえにチームでの対応が肝要である．

❷ がんカンファレンスの定期的開催

　外来化学療法室でのがん患者治療中に，医療従事者より治療に関する各種の問題点，疑問点が湧き出ることがある．それらをつぶさに拾い集め解決する窓口として，がん全体を対象としたカンファレンスが月に2回オープンに開催されている．がん専門医のみならず，看護師，薬剤師，検査科，リハビリテーション科，放射線科，医事課，医療ソーシャルワーカー，学生など，毎回30名程度の参加があり，入院，外来のがん患者の状況の報告や，症例発表，緩和ケアの状況など幅広く，議論されている．

5　まとめ

　7年前に発足したプロジェクトが，委員会に変化し，さらにがんを総合的に扱う腫瘍センターと発展してきた．この道程は，簡単から複雑への過程であり，個人から集団への移行を意味している．医療の高度化と複雑性への移行は今も進行中であり，滞まるところをしらない．当院は，がんに関して，免疫学の開祖である北里柴三郎先生，抗がん剤の開拓者である秦藤樹先生の薫陶を受けている．歴史の重みを感じつつ，さらなるこの分野の発展を期待したい．

[大作 昌義，上田 知美，荻原 修代（看護師の役割を執筆），
齋藤 雅俊（薬剤師の役割を執筆）]

[文献]

1) 塚越　茂編著：抗癌剤開発の軌跡．先進医学社，1998, pp.38-57.
2) Saltz, L.B. et al.: Irinotecan plus fluorouracil and leucovorin for metastatic colorectal cancer. Irinotecan Study Group. N Engl J Med, 343: 905-914, 2000.
3) Tournigand, C. et al.: FOLFIRI followed by FOLFOX6 or the reverse sequence in advanced colorectal cancer: A Randamized GERCOR Study. J Clin Oncol, 22: 229-237, 2004.
4) de Gramont, A. et al.: Leucovorin and fluorouracil with or without oxaliplatin as first-line treatment in advanced colorectal cancer. J Clin Oncol, 18: 2938-2947, 2000.

チーム医療の実際

肝臓病センター

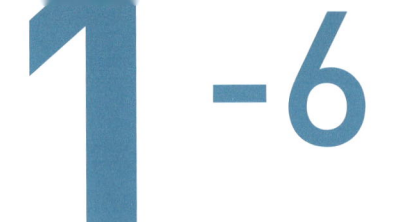

1-6

1 総論

「センター医療」は，ある疾患（病態）を対象として複数の診療科が協働して集学的医療を行うことを目的に設立される．肝臓病センターの対象となる疾患は，肝臓病全般ということになる．北里大学北里研究所病院の肝臓病センター（肝センター）の場合には，B型肝炎ウイルス，C型肝炎ウイルスによる慢性肝炎，肝硬変，肝細胞がんが主たる対象疾患である．

慢性ウイルス性肝炎に対するインターフェロンを中心とした抗ウイルス療法の進歩はまさに日進月歩であり，ウイルスならびに宿主（生体）の遺伝子解析が治療方針の決定に大きく影響すること，新規の治療薬には注意すべき重篤な副作用もあることなど最新の知見を網羅して治療を進める．そのためには，診療部（医師）のみならず薬剤部，看護部など各部門の協力が不可欠である．

肝硬変では，肝機能の低下と肝不全への進行を抑えるために，薬物療法と生活指導がとても重要になる．服薬や食事，日常生活の指導においては薬剤部，栄養科，看護部などの果たす役割が大きい．また肝硬変においては，年5〜7％の割合で肝細胞がんが発生する．肝細胞がんの診断には，放射線科によるCTスキャンやMRIなどの放射線診断と臨床生理検査科による腹部超音波検査（単純および造影検査）が不可欠である．肝細胞がんの治療は，経皮的エタノール注入法（PEIT；percutaneous ethanol injection therapy）やラジオ波焼灼療法（RFA；radio frequency ablation）などの局所療法，外科的な肝部分切除術，肝動脈塞栓術（TAE；transarterial embolization），定位放射線照射療法（SRT；stereotactic radio therapy）など状況に応じた選択肢が多く，外科，内科，放射線科ならびに放射線技師，臨床検査技師，看護師などの協力のもとで行われる．

慢性肝疾患は，継続的な診断・治療が求められ，さまざまな治療のため通院中に入院診療を何度か必要とすることも多い．その際，外来医療スタッフと病棟医療スタッフが個々の患者の診療情報の伝達などを中心に緊密な連携をとることで，患者に適正な医療を継続的に提供することが可能となる．以上のように，病院各部門が連携して患者を中心として多次元的なチーム医療を展開していくことが「センター医療」の意義といえる．

2 医師の役割

❶内科医

　初診の肝疾患者の病態を的確に診断し，治療方針を策定するのは，大部分の症例で内科医の役割となるが，診断・治療の各段階で外科医や放射線科医などから適切なアドバイスを得ることは当然必要である．慢性肝疾患者の臨床経過を継続的に診ていくことも内科医の役割である．そのためには認定内科医であるとともに肝臓専門医として肝臓疾患全般について専門的な研修を継続的に続けること，肝炎ウイルスなどの分子遺伝学的研究も臨床にフィードバックされ応用されるので常に最新の知見を得ていくことも大切である．さらに肝細胞がんの診断・治療において腹部超音波検査の習熟は，早期発見のツールとしてのみならず，腹部超音波装置を用いたPEITやRFAなどの治療を施行するうえでも必要である．また消化器内視鏡専門医として，肝硬変症の食道・胃静脈瘤に対する内視鏡的治療に自ら携わることもある．

❷放射線科医

　慢性肝疾患においては，肝細胞がんの早期の確定診断が重要課題であり，そのためには腹部CTスキャンや腹部MRIなどの画像検査が不可欠である．新しい造影剤を用いた肝臓特異的な検査法も最近開発され，放射線科医の的確な診断がより必要とされる．また，肝細胞がんの治療の1つのツールとして，血管カテーテルを用いたTAEも重要な役割を果たしている．PEITやRFAでアプローチ困難な位置にある原発性肝がんの治療には，放射線治療医によるSRTや重粒子線療法なども威力を発揮する．

❸消化器外科医

　肝細胞がんに対する外科的な肝部分切除術は現在でも根治を目指す治療として重要な位置を占める．特に最近では腹腔鏡を用いた，より侵襲の少ない手術も行われるようになっている．術前の肝予備能の評価，術後の肝不全の予防などには内科医の協力を得ることもしばしばある．閉塞性黄疸に対する経皮胆管ドレナージ（PTCD；percutaneous transheptatic cholangio drainage）や胆管内ステント挿入なども消化器外科医が行う場合が多い．

❹病理診断医

　原因不明の肝障害に対して，また病理学的な確診を得るために肝臓病理検査（エコーガイド下の肝針生検）がしばしば行われる．病理診断医は臨床情報を参考にしながら，採取された肝組織を顕微鏡下で観察して病理診断を行う．治療効果の判定や，臨床経過の判定のために，経時的に複数回肝針生検を行うこともある．その場合，病理診断医の判定が直接臨床にフィードバックされてくる．

外科手術における迅速標本の診断は手術方法の決定に大きく影響を与え，摘出標本の病理診断は術後の予後を予測するうえで重要な判断材料となる．

❺漢方医

慢性疾患に対する漢方治療は西洋医学と相互補完的な役割を果たしてきた．肝臓病の治療においても古くから東洋医学的アプローチが行われており，その成果が西洋医学に採用された事例も多い．臨床経過を内科医と並列的に観察し，定期的に情報交換をすることで，さまざまな自他覚症状を漢方治療によって緩和することが可能となっている．

❻肝疾患カンファレンス

さまざまな症例を対象に，内科医，外科医，放射線科医，病理診断医，漢方医などが一堂に会して臨床所見から病理所見まで網羅して検討する臨床カンファレンスを定期的に開催する．これは，臨床教育上も大変に重要で，他の医療機関とも共同開催することで，より多くの肝疾患症例を追体験することができる．

以上のように肝臓病の診療は各診療科が臨床情報の共有と意見交換を行うことで，最良の集学的治療を行うことが可能となる．

［熊谷 直樹］

3　臨床検査技師の役割

肝センター外来では，超音波検査士と連携して超音波検査装置を活用した肝疾患のスクリーニング検査から，精査，経過観察，肝生検のための穿刺や治療までを行っている．診療では，超音波検査の検査結果がその場で得られる利点を生かして，診察直前に超音波検査を実施している．

特に肝センターのチーム医療のなかでは，超音波検査装置を使用したPEITやRFAによる治療の分野でもその役割を発揮している．PEITやRFAは，肝部分切除術と比べて大きな設備や特別な準備を必要とせず，患者の身体に与える負担も少なく，入院期間も短いため術後の早い社会復帰が期待できる．治療効果も高い治療方法である．

PEITは，体の表面に局所麻酔を行い，超音波検査装置で肝腫瘍の位置を確認しながら，直接経皮から肝腫瘍へ長さ20 cm，21Gの針を刺し込み，無水エタノールを腫瘍内に直接注入し，腫瘍組織を死滅させる方法である．

RFAは，PEITと同じように超音波検査装置で肝腫瘍の位置を確認し，長さ20 cm，17Gの電極針を経皮から肝腫瘍に直接刺し込み，肝腫瘍内で，針先2 cmまたは3 cmの電極からラジオ波（450kHz）を放出し，熱凝固により腫瘍組織を死滅させる方法である．焼灼中も超音波検査装置でリアルタイムに焼灼状況を確認しながら治療を進める．これら

の治療方法は，治療効果を高めるためにTAEと併用して行われることもある．治療が終了した後は，後日造影CTや造影超音波検査などで肝腫瘍の残存の有無を確認し，必要に応じてPEITやRFAを追加して実施する．

　PEITやRFAは，穿刺を行う医師2名と医師の作業を補助し患者のバイタルを管理する病棟看護師1名，超音波検査装置とラジオ波焼灼装置を管理する臨床検査技師1名が，チームを構成して実施する．

　このように検査から治療に至るまで，医療スタッフはチームを組み，力を合わせて患者のQOL向上に努めている．

［林　規隆］

4 診療放射線技師の役割

　診療放射線技師は一般・透視下撮影，CT，MRI，血管造影撮影，核医学，放射線治療の各部門に所属し，検査・治療などに携わっている．肝センターにおける役割は，主治医の検査依頼を受け，小型肝がんのうちに発見するべく，CT検査，MRI検査などによる定期的な画像診断によるスクリーニング検査を行う．肝腫瘍の診断には，一般的にヨード造影剤を用いた造影CT検査，マグネビストなどのMRI造影剤を用いた造影MRI検査が実施され，これらの検査で腫瘍の血流動態を評価することにより，病巣の存在診断や質的診断を行う．最近開発されたMRI造影剤のEOB・プリモビストは，投与後血流動態はマグネビストと同様であるため，腫瘍の血流動態を評価することが可能であるうえ，肝細胞に造影剤の取り込まれた肝細胞造影相では，肝細胞機能の消失あるいは低下した病巣部と正常肝実質との間に造影剤の分布差が生じることから，的確ながん病巣検出が可能となる．

　画像診断により肝臓内に腫瘍が発見された場合には，血管造影撮影検査を含む質的診断が行われる．腫瘍を栄養する動脈に抗がん剤と塞栓物質（ゼラチンスポンジ）を入れ，栄養動脈を詰める治療方法（肝動脈塞栓術；TAE），皮下にリザーバーを埋め込み，抗がん剤を繰り返し肝動脈に注入し，がんを治療する方法（リザーバー動注療法），PEIT，RFAなどが行われる．

　核医学検査では，肝疾患などより生じた骨転移の検索に骨シンチグラフィなどの検査が行われる．放射性同位元素（RI）を静脈注射し，体内から放出されるγ線をガンマカメラにて全身撮像し，患者状況に応じてSPECT撮影を追加して3次元構造の情報を得て，さまざまな角度からの画像を作成し提供する．術前や術後の検査でも一般的に施行されており，スタンダードな検査である．

　また放射線治療は，根治的治療から緩和的治療などさまざまな患者に適応とされており，

最近では陽子線，重粒子線などの放射線治療が肝がんに適応とされることもある．放射線治療計画を立て，位置や範囲を決めて適切に放射線を照射できるよう，慎重に放射線治療医と共同で計画を進めていく．昨今，医療の高度化に伴い放射線治療医や診療放射線技師のほか，医学物理士や放射線治療品質管理士などの資格が求められるようにもなっている．診療放射線技師は，多くの検査・治療において肝センターと密な関係性がある．さらに，放射線治療レベルの向上に貢献し，高度かつ安全な医療を提供することで，治療成績の向上に寄与できるよう日々努力している．

［安冨 蔵人］

5 看護師の役割

　肝臓は「沈黙の臓器」といわれ，初期には症状が現れにくいのが特徴である．急性肝炎，ウイルス性慢性肝炎，肝硬変，肝臓がんなどの，それぞれの疾患・症状により，必要な看護は異なるが，肝センターでの看護師の主な業務は，①治療・検査を受ける患者への説明，②非代償期肝硬変患者の療養指導，③治療中の患者の不安や疑問の軽減，④チーム医療のコーディネート（肝臓病教室など）の4つである．多くが慢性疾患である肝疾患患者には，外来と病棟での継続的な看護が必要である．

❶治療・検査を受ける患者への説明

　主に肝生検やPEIT，RFA，TAE，インターフェロンなどの治療・検査の説明を行っている．医師により治療・検査が決定されると，外来でクリティカルパスを用いて患者への説明を実施する．入院後は，病棟で患者の理解度に応じて説明を行う．特に初めて検査や治療を受ける患者に対しては，安心して治療に臨めるように，視覚的な資料（CD-ROM）を用いて補足している．

❷非代償期肝硬変患者への療養指導

　自宅での生活管理が大きなカギとなる．自己での体調管理はもちろんのこと，家族の協力が必要不可欠である．肝性脳症では予想もつかない行動を起こすことがあり，そのため，患者・家族を含めた疾患の理解，生活指導を行っている．これが患者の症状の悪化を未然に防ぎ，状態変化を早期発見することにもつながる．また，指導内容を確実に継続できているか，常に再確認をすることが長期の自宅療養を可能にする．

❸患者の不安や疑問の軽減

　患者が自己の疾患を十分に理解し，意欲的に治療に取り組めるようにケアしていくことを何よりも心掛けている．検査・治療に対する不安をできるだけ取り除くよう，質問や疑問には具体的に回答する．腹水や胸水，下肢の浮腫，全身のかゆみなどの症状で苦痛を

感じている患者には，痛みや苦しみを軽減することを最優先した看護を行う．症状の予防法や対処時の注意事項を伝え，可能なかぎりQOLを維持する看護を行っている．

❹ チーム医療のコーディネート

患者・家族が肝臓病と上手に向き合っていくために，「肝臓病教室」を開催している．肝臓病教室の企画・運営，患者への情報提供と知識の共有を行う機会を作り，チーム全体で効果的な医療の提供を目指している．

以上，肝センターにおける看護師の役割とは「患者が肝臓病と上手につき合っていくために，身体的・精神的な側面から，患者の立場に立った心ある看護を提供し続けていくこと」と考える．これからの看護として，臨床研究への参加や，外来と病棟看護師による患者回診での情報共有・継続看護を通して，患者の安心感や闘病意欲につながることを目指したい．

［森 ただえ］

6 薬剤師の役割

肝センターでは外来患者と入院患者に対し，それぞれ「肝臓病教室」を実施しており，薬剤師はここで主に肝疾患や肝疾患に伴う合併症に用いる治療薬の説明を行う．説明は講義形式や資料を配布してからの質問形式と，患者のニーズに応じて行っている．内容は，薬物療法，薬効，使用目的，副作用症状，副作用対策，服用上の注意である．薬物療法を説明する際には必ず病態の説明から行い，その病態に対し薬剤がどのように作用するのかをわかりやすく説明するようにしている．特にウイルス性肝炎から肝硬変に進行した患者は服用薬剤が多岐にわたるため，アドヒアランス向上のためにも服薬目的を理解させることは非常に重要なことである．

ウイルス性肝炎の患者には，抗ウイルス療法（インターフェロン　IFN；interferon），リバビリンなどの核酸アナログ剤の薬効，副作用，服用上の注意），肝庇護療法（肝庇護剤の薬効，副作用）について説明している．IFN療法の副作用は，投与開始直後に現れるものや，2～3カ月後に現れるものがあり，治療を継続できるもの，中止しなければならないものなどさまざまである．IFNは発熱，倦怠感などのインフルエンザ様症状，血液障害，脱毛，精神症状といった副作用の発現頻度が高く，注意すべきものに重篤なうつ状態や自殺企図があげられる．そのため，副作用のモニターや副作用対策など，患者や家族が十分に理解できるよう指導する必要がある．ウイルス性肝炎の治療は長期間に及ぶため，こうした副作用対策の他，自己判断で服薬を中止しないよう指導することも治療効果を上げるためには重要である．

肝硬変の患者は腹水，食道・胃静脈瘤，肝性脳症などの合併症を伴うことが多いため，これらの合併症に対する治療薬についても説明を欠かすことはできない．プロプラノロールは保険適応外ではあるものの食道・胃静脈瘤の破裂予防に用いていることを説明する．肝硬変の患者は肝臓内のグリコーゲン貯蔵が減少しており，夕食から10時間経過した起床時は健常人の2～3日の絶食に相当するほどの絶食状態にあると考えられている．こうした絶食状態を防ぐことを目的とした栄養療法をLES；late evening snack（就寝前軽食摂取）といい，分枝鎖アミノ酸製剤が用いられる．しかし，薬剤そのものの味で，服用しづらいことが難点である．そこで，フレーバーによる対策，冷やして服用してよいことや，溶かす水の量を加減できるなどを説明し，服用しづらさを克服できるようにアドバイスする．

　また，医療スタッフに対しても治療薬の情報提供を行うことで，スタッフ全体のレベルアップにもつながっている．

[岩田耕一郎]

7　管理栄養士の役割

　肝センターにおける管理栄養士の役割は，身体計測，血液検査，食事摂取状況などから栄養アセスメントを行い，それをもとに適切な栄養療法，食事指導を実施することである．具体的な業務としては集団指導（「肝臓病教室」）と個別指導があげられる．

　外来患者に対する集団指導は，毎回テーマを決め，他医療職とともに開催している．スライドと資料を利用し，肝疾患の食事について講義を行っている．入院患者に対しては毎月1回，看護師とともに開催している．看護師からは日常生活の指導を，管理栄養士からは肝硬変の食事について説明する．その内容は，規則正しい食生活を送るために適正なエネルギー量，栄養バランスのよい食事をとるポイント，外食での注意点などである．そして腹水やむくみ，高アンモニア血症（肝性脳症），食道静脈瘤などのさまざまな症状や合併症に対する塩分制限，蛋白質制限，食物繊維の摂取，消化のよい食品について情報を提供している．また個々の病院食を教材に用いるなどして，わかりやすい指導を心掛けている．参加者からはサプリメントや健康補助食品に対する質問が多いため，管理栄養士は常に最新の情報を得ておく必要がある．集団指導では，医療者側の情報提供ばかりではなく，患者同士の情報交換の機会となり，悩みを共有する場にもなっている．

　個別指導は医師の指示にもとづき行う．患者の生活習慣，食習慣を踏まえて適正なエネルギー量，主食・主菜・副菜を揃えバランスのとれた食事について説明する．理解度に合わせて資料などを用いながら，献立作成・調理の工夫について説明を行っている．また病態に合わせ，LES食やBCAA製剤の補給法を指導する．BCAA製剤は必要エネルギー量，

蛋白質を考慮し，食事量と併せて説明しなければならない．患者に内服の重要性や食事制限の必要性を理解してもらうために，薬剤師と協力して進めることが不可欠と考える．その他に鉄制限食の説明や，インターフェロンの副作用で食欲不振の続く患者には食べやすい食事の工夫や栄養剤の利用についても指導している．

肝疾患患者は栄養学的リスクを有しているが，患者ばかりか医療者側も栄養療法に対する認識は高いとはいえない．管理栄養士は患者に適切な食事指導を行い，医療者側の啓蒙に努めつつ，他職種と連携し個々の患者の栄養療法を専門的かつ統括的に実施して，QOLの向上や予後の改善につなげていく役目がある．

[泉　妃咲]

8 医事課の役割

肝炎は日本において最大級の感染症である．インターフェロン治療や核酸アナログ製剤治療によって，その後の肝硬変や肝がんといった，より重篤な病態への進行を防止できるようになったが，これらは高額で，治療に踏み切ることができない患者が多くいた．

これらのことに鑑み，2008年度より，B型・C型ウイルス肝炎のインターフェロン治療に対する医療費助成制度が開始された．2009年度には，一定の条件を満たした患者には助成期間の延長を認めるなどの運用変更があり，2010年度には自己負担限度額の引下げや，B型ウイルス肝炎の核酸アナログ製剤治療が助成の対象となった．このようにめまぐるしく変化する，医療費助成などの制度を理解し，職員や患者に対して情報提供，相談の窓口となるのが医事課の役割の1つであると考える．実際当院では，患者向けに行われている「肝臓病教室」において，医事課スタッフが患者やその家族に医療費助成制度の概要を説明している．助成内容や患者一部負担額，申請先や申請に必要な書類，助成期間，実際に医療券が届いてからの病院での返金処理の方法などが主な内容である．治療費を心配する患者は特に多いため，患者一部負担額の上限が決まっていることを説明し，安心感を与えるようにしている．助成期間は，担当窓口へ申請書などを提出した月の初日からとなるため，医師と相談し，治療開始日を決めたうえで申請するよう案内している．

医事課は，事務職としてチームの一員となって活動し，医師や看護師をはじめとしたコメディカルスタッフと行動をともにしていくなかで，通常の業務では知りえない肝臓病の知識や実際の治療の流れなど，現場を知ることができる．これは医事課にとっても貴重な経験の積み重ねとなり，医療現場に精通することで，さらに患者やチームへ貢献できると考えている．

[小泊 春菜]

1-7 糖尿病センター

チーム医療の実際

1 総論

　糖尿病治療の目的は「健常者と変わらない寿命やQOLの確保」にある．そのためには，合併症の発症・進展の阻止が必要であり，血糖のみでなく，血圧，脂質，体重，喫煙といったさまざまな要素を管理していく必要がある．糖尿病を発症する要因には遺伝因子と環境因子があるが，遺伝因子の変更が困難な現代医療のなかでこれらのさまざまな要素を良好に管理するためには，環境因子の改善に向けた甚大な努力が患者に求められる．多くの糖尿病患者が口にする「わかっているんですけどね…（実際に食事・運動療法をすることは難しいんですよ）」という言葉は，この甚大な努力を実行し続けることがいかに困難であるかを物語っている．かつての糖尿病医療においては「わかっているならやれるはずだ」という楽観的な概念にもとづき，一通りの糖尿病教育を終えた後は，すべて患者の責任に丸投げするという治療がまかり通っていた．しかし，最近になって「わかっていても実行することは困難なのだ」という，今にして思えば当たり前の概念が定着するようになり，一通りの糖尿病教育を終えた後，いかに患者をサポートしていくのかが治療上の最重要ポイントであると認識されている．

　糖尿病患者をサポートするには，すなわち，一通りの教育を受けた患者の療養行動（食事・運動療法）をより適切なものにし，薬剤コンプライアンスを向上させるためには，教育ではなく，コーチングが必要である．座学としての教育であれば，職種は少なくてもよい．しかし，実学としてのコーチングには，さまざまな職種が関わる必要がある．ここに

[表1] 一般的な糖尿病療養チーム

患者（治療の主体であり，患者がチームの中心であることを忘れてはいけない）
医師（糖尿病医のほか，腎臓医，神経内科医，循環器医，眼科医，血管外科医，精神科医，整形外科医，皮膚科医なども含まれる）
看護師
管理栄養士
薬剤師
理学療法士または健康運動指導士
臨床心理士
臨床検査技師
事務職員

糖尿病療養チームの必要性がある．一般的な糖尿病療養チームは[表1]のメンバーで構成される．

以下に，代表的な職種のチームへの関わりを記述する．

2 医師の役割

糖尿病治療においては，患者教育が必要不可欠であり，患者教育には教育のための場が必要である．よって，糖尿病教室を設定することが医師の一番の仕事である．病院の事情にもよるが，医師が糖尿病の概念について，管理栄養士が食事療法について，理学療法士または健康運動指導士が運動療法について，薬剤師が薬物療法について，看護師が日常における療養上の注意点について，臨床検査技師が臨床データの読み方や自己血糖測定について，事務職員が糖尿病についての保険診療上のルールについて，患者に教育できるようにする．

そのうえで，患者が療養行動を始めた後，その療養行動上の悩みを吐露し，チームとともに問題解決のために相談する場が必要である．したがって，糖尿病患者友の会を設立することが医師の2番目の仕事である．個人的な悩みを打ち明けることに抵抗感を覚える患者もいるので，外来や病棟において心理面に配慮できる看護師（日本糖尿病療養指導士あるいは看護協会認定看護師であることが望ましい）や臨床心理士を育て、サポートすることも医師の仕事である．

さらに，医療スタッフ内で個々の患者の問題点を共有したり，糖尿病療養システムの見直しをしたりすることができるよう，糖尿病カンファレンスやスタッフ会議を開催するべきである．また，個々の医療スタッフで患者への教育・指導内容が異なることは断じて許されないため，糖尿病スタッフ向け勉強会を開催し，スタッフ間でコンセンサスを形成しておくことも必要である．常に最新の知識をスタッフで共有し，他職種がどんな教育・指導をしているのかを相互に把握しておく．

理想的には，各職種のスタッフが，糖尿病療養チームに所属することにより，誇りをもち，キャリアアップできるようになっていることが望ましい．したがって，若手医師には糖尿病専門医を，コメディカルスタッフには日本糖尿病療養指導士の資格を取得できるよう，スタッフへの最大限の支援をすることも大切である．また，病院経営の観点では理にかなっているスタッフの異動が，糖尿病療養を志す当該スタッフの意にそわず，糖尿病療養チームにとっても大きな痛手になることがある．この点では，病院経営陣に糖尿病療養チームの意義を理解してもらい，人事上の配慮をしてもらうという努力も求められるであろう．逆に，日本糖尿病療養指導士の資格を取得した途端に病院を退職してしまうコメディ

カルスタッフもいる．これは，本来は痛手なのであるが，そうしたスタッフがさまざまな医療機関で働くことで，より多くの糖尿病患者が救われるようになると信じて，スタッフを快く送り出し，また復職したいと希望した際には，快く受け入れるべきであると考えている．

このように考えると，糖尿病療養チームにおける医師の役割はオーケストラにおける指揮者のそれに似ている．さまざまな職種が奏でる音色が最も美しく調和し，聴衆であるところの患者が満足できるように全体としての統一を図るのである．

[山田　悟]

3　看護師の役割

糖尿病は慢性疾患であり，生涯にわたる治療や患者自身のセルフケアを必要とする．患者は糖尿病とともに生きる生活者であるということを念頭に置き，患者がセルフケアしながらその人らしく過ごせるように支援していくことが，糖尿病医療チームにおける看護師の最大の役割である．つまり，看護師には患者にとって最も身近な医療職者として，患者や家族，支援者の意見や思いに寄り添い，他の医療従事者に対して患者家族の思いを代弁すること，入院生活や外来での患者との会話から患者の日常生活上の問題点などを見いだし，どのように行動修正が可能であるかを患者やその支援者とともに考え，患者自身でセルフケアを行えるよう，行動変容に向けてともに取り組むことが求められる．

糖尿病患者の生活をサポートすることはすべての職種の共通の役割でもある．看護師が得た情報は，カンファレンスや多職種間連絡票などを利用し，各職種間で情報共有を図るべきである．

当センターでの看護師独自の役割としては，「糖尿病教室（療養上の注意点）」と「糖尿病看護外来」を担当することがある．

「糖尿病教室」では，主に日常生活上の注意点を中心に講義を行う．フットケア，口腔管理，シックデイルール，旅行時の注意，災害時への備えなどを説明する．病院によっては医師や臨床検査技師が担当することもあるが，当院では特に患者自身が把握しておくべき血糖コントロール指標，動脈硬化のリスクファクター，合併症に関連する指標といった検体検査データの読み方も看護師が担当している．さらに，かかりつけ医とも糖尿病療養チームとして医療連携を図るために，「糖尿病連携手帳」の使い方も解説している．

当院の糖尿病看護外来には「フットケア外来」と「糖尿病看護支援外来」がある．前者では，糖尿病合併症管理加算対象者を中心に，足病変ハイリスク者に対し，完全予約制でフットケアを行ったり，フットケア指導をする．後者では，糖尿病に関するよろず相談窓

口として，糖尿病看護認定看護師や日本糖尿病療養指導士を中心に，あらゆる相談に対応している．相談例としては，血糖パターンマネジメントを用いた生活支援調整や，インスリンやGLP-1受容体作動薬などの外来自己注射指導，入院困難症例でのこまめな糖尿病教育支援などがある．

糖尿病医療に関わる看護師は，「日本糖尿病療養指導士」資格取得者が増えてきている．有資格者はチームの中心的存在として，個々の患者の療養生活に目を向けるのみならず，病院全体の糖尿病看護（糖尿病診療）の質の向上に日々取り組むべきである．糖尿病看護の実践の場は病棟・外来・院外（市民講座など）と多様で幅広く，極めてやりがいのある看護領域である．

[塚本 洋子]

4 管理栄養士の役割

食事療法は，すべての糖尿病患者において治療の基本である．実際の栄養指導にあたる管理栄養士の役割は大きい．ここでは，管理栄養士の役割を，入院（特に教育入院），外来，患者会活動の3つに分けて説明する．

❶教育入院

(1) 糖尿病教室（集団指導）

食事療法，栄養の基礎を講義する．教室で配布するテキストには栄養学の基礎や食事療法の概要ばかりでなく，書き込んで学ぶ演習問題，クイズを盛り込むなどして，座学講義ではあるが参加型の講習会になるよう工夫している．

(2) 個別指導

必要エネルギー量，栄養素の配分などの医師からの指示を，患者の食習慣，食嗜好などを十分に聴取し，個々の生活習慣に合わせた指導を行う．理解度や意欲をみながら，食品交換表やフードモデル，カロリーブックなどを用いて指導する．

大切なことは，カンファレンスなどで他職種と共有した情報，治療方針に則って指導を行うことである．退院時には実生活のなかで実行可能な目標を患者が主体的に設定できるように支援し，外来での継続指導につなげていく．

(3) カンファレンスへの参加

不足している情報を他のスタッフから収集し，食事療法の方針を統一する．食事療法に関する専門職として責任をもち，主体的に参加することが大切である．

❷外来栄養指導

外来栄養指導は，初回指導よりも，継続指導の場となることが多い．患者の病態や生活

習慣，食習慣に合わせた指導を行う．長期にわたる療養のあいだに生活環境や生活習慣，あるいは合併症の状況が大きく変化する場合もあり，患者からの情報，医師の指示，カルテの記載，他のスタッフからの情報を確認し，生活の変化に合わせた自己目標を設定する．

❸患者会への参加

管理栄養士が，患者会での講演や食事会への参加などを行うことで，実生活における患者の豊かな食習慣の実現に貢献できる．多くの患者会で，近隣のレストランにおける食事会が行われているが，その際に管理栄養士がメニューのエネルギー量計算やメニューについて助言などの協力をするとよい．

「楽しくて続けたくなる糖尿病治療」を目標にし，外食の多い患者であっても，エネルギー量あるいは糖質摂取量を守り，必要な栄養素を満たすポイントを示し，食事療法を楽しみながら続けられるよう支援する．

[冨永 晴郎]

5 薬剤師の役割

糖尿病療養チームにおける薬剤師の役割は，①患者の薬剤服用歴の把握，②薬物療法についての正しい知識の提供，③服薬指導，④薬物療法を中心としたアフターケアということになる．外来患者において最も頻度が高く，患者に接する職種の1つは薬剤師であるため，薬剤師は「患者との信頼を築き，薬物療法に対して責任をもつだけでなく，患者の表情などから患者の療養上の問題に気づき，それを聞き出し，チーム全体で共有できる」ように心掛ける．糖尿病療養に関わる薬剤師には，薬物療法に関する知識だけでなく，人間としての優しさや思いやりが求められる．

以下に，糖尿病教育入院を例に具体的な薬剤師の業務を列記する．

①入院時
- さまざまな情報源から患者背景や生活習慣，薬の服用歴などを把握
- 薬物に関する患者の向き合い方を確認（持参薬の確認）

②入院中
- 患者の薬物療法に関する正しい知識を提供
- 集団指導（糖尿病教室）への関与
- 患者指導で得られた情報の共有

③退院までの確認事項
- 服薬の意義，服薬方法，飲み忘れた際の対処法
- 副作用とその対応の仕方

・低血糖症状とその対処法
・シックデイ時の薬の自己管理
・トラブル時の対応（特にインスリン注入器や血糖自己測定器）

　入院時における患者指導は，退院後の自立に主眼を置き，患者の生活がみえるような情報収集を行う．さらに持参された処方薬を見て，自宅での薬剤の管理状態を把握し，患者の薬物療法に対する姿勢や思いを理解するように心掛ける．

　入院中においては，個別指導と集団指導（糖尿病教室）を組み合わせながら患者指導を実施する．個別指導は，薬物療法に関する正しい知識を患者に提供することから始まる．これは，患者が正しく薬剤を理解することで，服薬の意義（必要性）を認識することにつながるからである．集団指導（糖尿病教室）では，「服用中の薬剤の薬理作用を知る」「服薬の意義と留意点を理解する」ことを主眼とした指導を行っている．一般的な薬物療法の知識のほか，薬物療法に関する根拠のないうわさについて正しく解説し，低血糖時やシックデイ対策，民間療法での注意点についても指導している．

　退院前には，これまでの指導内容の把握状況を確認し，加えて患者の生活パターンや人生観にも配慮して，「楽しくて続けたくなる糖尿病治療」を実現する関わりを心がけている．

［井上　岳］

6　健康運動指導士（理学療法士）の役割

　現在，「日本糖尿病療養指導士」資格を取得できる運動療法の専門家は理学療法士である．しかし，多くの医療施設に理学療法士はいるものの，他疾患者のリハビリテーション業務に追われ，糖尿病療養指導に参画することが十分にできないことも多い．実際，看護師，管理栄養士，薬剤師，臨床検査技師に比して日本糖尿病療養指導士の資格を保有する理学療法士は最少である．一方，医療法第42条により医療法人が運動療法施設の業務を行うことができるようになると，その中心となったのは健康運動指導士である．

　当院では，糖尿病センター設立時より健康運動指導士が加わっており，運動療法を中心に，糖尿病教室，カンファレンス，運営委員会といった糖尿病センターの業務に関わっている．糖尿病教室では運動療法の一般的な知識を提供し，個別運動療法においては患者の体力や嗜好に合わせた運動指導を行っている．

　健康運動指導士には，かつて自らが競技スポーツを経験した者が多く，糖尿病の運動療法とスポーツマンのトレーニングとを同じようなレベルで捉えてしまうことがある．しかし，効果ばかりを求めて強度の強い運動を糖尿病患者に指導すると，患者の体力や嗜好に

合致しないばかりか，運動に対する患者の拒否感の原因となってしまうこともある．そこで，指導の開始時においては，運動療法を血糖値を下げる方法としてではなく，ストレスの発散や精神的なリラックス効果を得る方法として患者に提案することを心掛けている．運動の楽しさを心と身体で実感した患者は，自ずと運動療法へのアドヒアランスが高くなるものである．

教育入院は，患者の運動に対する気持ちを前向きにさせるよい機会であり，個々の患者の体力や嗜好を把握して，テーラーメイド[*1]の運動指導を実現させるべく，運動前に個人問診時間を作り，じっくりと患者の生活背景や，糖尿病療養に対する考えを聞いていく．時間をかけて少しずつ本音を聞き出していく必要があり，得られた情報をカンファレンスなどにて他職種と共有すべきである．

外来での運動療法では，"いつでも，どこでもできる，楽しい運動"を指導するよう常に心掛ける．強制的なメニューを作成せず，個々の患者が着実に実行できるように，患者と相談しながら，自宅や旅行先でもできるプログラムを指導している．他の人にわからずにこっそりできる運動や，テレビを見ながらできる器具不要の運動はニーズが高い．また，歩き方の指導などによる，つらくない，楽しい，効果的な身体活動の向上にも意識を向けるべきである．

[渡辺 雄一]

[注]
*1 テーラーメイド（tailor-made medicine）個別化医療

7 臨床検査技師の役割

現在当院で臨床検査技師が行っている糖尿病に関する主な業務には，①診断や血糖コントロールの把握に関与する血糖値やHbA1cなどの検体検査，②合併症評価のための生理機能検査，③検査室外の活動がある．

検体検査は，臨床検査技師が採血から担当し，採血後は項目ごとに処理を行う．空腹時血糖，HbA1c，グリコアルブミン，1.5 AG，尿糖などを院内で分析して，臨床側にリアルタイムで報告している．検査室内では個々の検体について，毎回の分析値と合わせて時系列で確認しているので，異常値の発見は早い．また，診療前の採血により当日に結果をみることができるため，患者の最近までの生活習慣を見直し，今後の治療方針を考えていくうえで有益な情報となる．インスリン，C-ペプチドなどは院外分析となっている．

生理機能検査についての説明は，合併症評価の検査として，心電図，自律神経検査（CV-RR），脈波伝播速度検査（PWV/ABI/TBI），腹部エコー，頸動脈エコー，心エコー，エ

ルゴメーター運動呼気ガス分析（以下，運動負荷試験）がある．頸動脈エコーやPWV/ABI/TBIから心血管疾患のリスクを評価でき，また全身の動脈硬化の程度が推測可能である．心エコーは隠れた心筋症や弁膜症を見逃さず，安全に運動負荷試験を行うために必須であり，当院では運動負荷試験前に実施することが周知徹底されている．運動負荷試験では医師とともに検査に入るが，目的は虚血性心疾患の鑑別の他に，心肺機能評価にあり，患者が効率よく安全に運動療法が継続できるよう，個々の患者に適した負荷量を決定している．その結果は，健康運動指導士に速やかに伝えられ，運動療法開始時の負荷レベルの目安となっている．

検査室外の活動として，血糖自己測定機器やPOCT；point of care testing（臨床現場即時検査）用の血糖測定機器の保守管理は臨床検査技師が行うべき業務の1つと考える．また，血糖自己測定そのものも上手に利用すれば食事，薬物，運動と並んで第4の治療法になると考えられており，検査値の評価法とともに血糖自己測定の方法と意義について「糖尿病教室」での説明を担当している．患者を安全かつ有効に治療するうえで，患者の検査結果を把握して臨床カンファレンスに参加し，他職種と情報共有を図ることも大切である．

[山田 洋子]

8 事務部門の役割

糖尿病の教育入院や患者友の会の円滑な運営に対しては，病院事務部門の果たす役割が大きい．

❶教育入院

糖尿病の教育入院においては，病態評価や合併症の診断のためにさまざまな検査が短期間に行われる．検査漏れや入院直後に複数の検査が集中することを防ぐために，当院では，糖尿病教育入院用の検査枠を準備しておき，入院の申し込みがあると，事務部門において検査枠を仮予約する（後日，主治医の予約確定がなされる）．また，実際の入院日までのあいだに検査の一部でも実施することで，主治医が入院後より早期に病態を把握できるようにしている．このことは，入院期間における医療経費の軽減にも役立つと考える．

また，カンファレンスや教育入院での「糖尿病教室」，スタッフ向け勉強会のための会議室などの確保も事務部門が行う．病院機能の多様性や各職種の専門性の高度化に伴い，病院では日々数多くの会議が開催されているが，そのなかでチームが必要なときにカンファレンスや勉強会を行える場を確保できるよう調整するのは事務部門の役割である．

さらに，無駄な経費をなくすという視点から，教育入院における検査などの医療の内容について把握し，必要時にはチームへ助言をできるようにしている．

❷患者友の会

日本糖尿病協会は，糖尿病患者やその家族，医療スタッフがともに手を携え，患者の療養生活がより有効で，快適なものになるよう1961年に設立された組織である．日本糖尿病協会は各都道府県の糖尿病協会により構成され，さらに個々の医療施設ごとの患者友の会によって構成されている．当院でも「生身の人間が一生続けられる糖尿病治療」を目指すために，必要な人に必要な情報を届けるための場として患者友の会が設立されている．ここでは，患者が医療スタッフの声を，医療スタッフが患者の声を，そして患者同士がお互いの声を聞くことができる．この患者友の会はあくまでも患者を中心とした会であり，病院とは独立した存在であるがそれらの円滑な運営のためには，病院の事務部門のサポートが有効である．

会費は，年会費として会員から徴収し，専用口座で管理している．また必要時（日本および東京都糖尿病協会費，事務用品購入費，通信費，勉強会時の外部講演者への講演料など）に応じて引出し，各種を支払う．また，年度末には収支報告書と次年度予算を作成する．

会員に対しては，年2回の総会・勉強会の開催通知，および「月刊誌・糖尿病ライフさかえ」，ならびに年度末の更新案内を発送している．

総会・勉強会の会場・機材の予約，当日の準備，受付，後片づけを行う．

［鴨下 隆明，荻野 昌敏］

チーム医療の実際
在宅ケア（在宅医療）

1-8

1 総論―在宅医療とは

　在宅医療とは，広義には病院外での医療すべてを指すが，通常は通院困難な患者が過ごす自宅や施設に医師，看護師，理学療法士などが訪問して行う医療をいう．

　一般的な医療は患者の疾患治療（キュア）を主体とするのに対し，在宅医療では介護（ケア）の比重がより大きく，従来の"医師自己完結型"医療ではなく，各職種によるチーム医療の展開が重要となる[1]．また，職種間連携という観点だけでなく，施設間，さらに行政を含めた地域連携としての幅広いチーム医療と捉えることもできる．

2 目的

❶介護保険制度導入による在宅医療の推進

　近年の在宅医療の普及は2000年の介護保険制度の導入が大きな役割を果たしている．

　日本の少子・高齢化，核家族化，慢性疾患中心への疾病構造の短期間での急速な変化は，それまではどこでもみられた「大家族に見守られながら家庭内で最期まで」といった療養生活を困難なものにした．また，1970年代には，本来の治療目的から離れ，医学的治療の必要のない長期入院（社会的入院）が増加し，長期臥床に伴う身体機能低下，認知症増悪，自活力低下による寝たきり状態を助長するといった患者自身への弊害のみならず，医療費増大や救急患者受入れ困難などの社会問題を招いた．

　このような問題の解消に向け，病院や施設入所中心から可能なかぎり日常生活の場で医療，看護や介護が行えるよう「居宅」が「医療提供の場」と位置づけられた．2000年の公的介護保険制度の導入は，患者の地域生活へのシフトを誘導し，必然的に病院単体での医療完結から地域全体での在宅中心医療への変化をもたらした[2]．

❷介護認定

　在宅療養者は特に介護保険制度導入以来，増加の一途をたどっており，被保険者［表1］，要介護認定者，介護保険サービス受給者（特に居宅サービス）数のいずれも増加している．

　在宅医療の実践にあたっては，介護保険でのサービス利用法の理解が必要である［図1][3]．

被保険者が介護保険サービスを利用する際には，介護認定審査による要介護認定を受ける．認定のランクは非該当から要支援1・2，および要介護1〜5に段階分けされており，これにより利用できるサービスが決められている．

[表1] 介護保険被保険者

第1号被保険者

65歳以上すべて

第2号被保険者

40歳から64歳までの医療保険の加入者で下記16疾病の該当者
1. 筋萎縮性側索硬化症
2. 後縦靱帯骨化症
3. 骨折を伴う骨粗鬆症
4. 多系統萎縮症
5. 初老期における認知症
6. 脊髄小脳変性症
7. 脊柱管狭窄症
8. 早老症
9. 糖尿病性神経障害，糖尿病性腎症及び糖尿病性網膜症
10. 脳血管疾患
11. パーキンソン病関連疾患
12. 閉塞性動脈硬化症
13. 関節リウマチ
14. 慢性閉塞性肺疾患
15. 両側の膝関節又は股関節に著しい変形を伴う変形性関節症
16. がん末期

❸在宅医療の本来の目的

在宅医療推進の背景には社会問題もあるが，本来の目的はあくまでも病気をかかえながらも不安なく，住み慣れた地域，家庭での生活を続けたいと希望する患者と，介護の主体となる家族をも含めた高いQOLの実現にある．

❹対象者

在宅医療を必要とする主な疾患としては，がん，脳血管疾患後遺

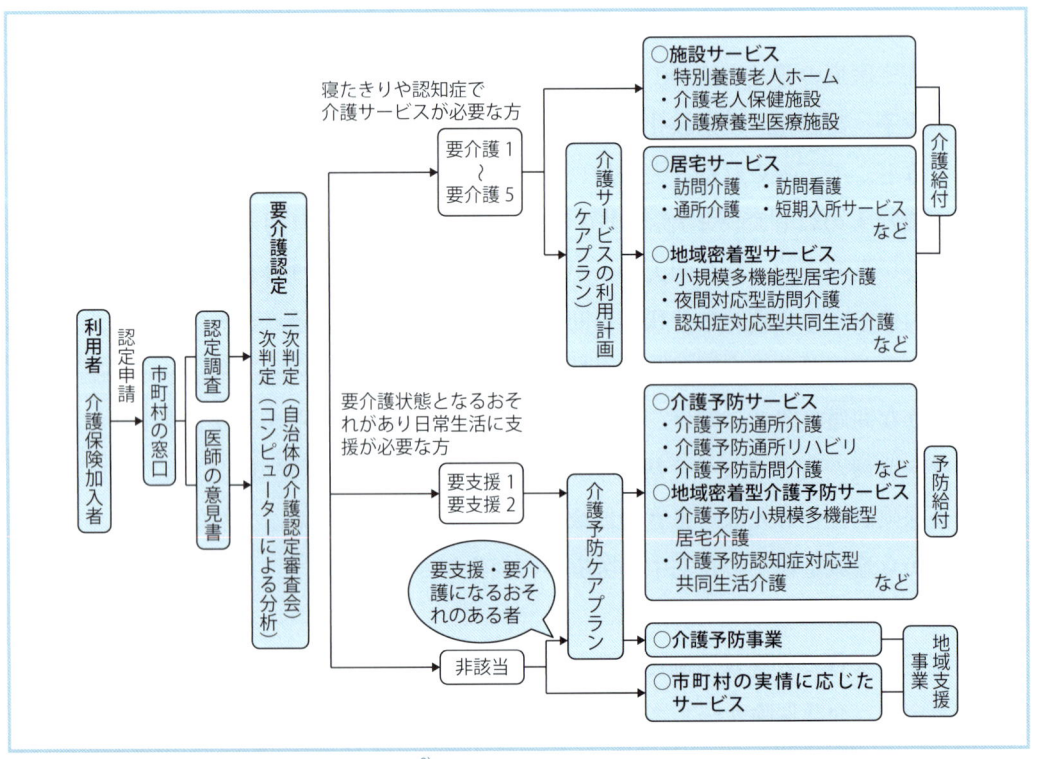

[図1] 介護認定審査から介護サービス受給までの流れ[3]

症，心疾患，心不全，慢性呼吸不全，整形外科疾患があげられる．

年代別には，小児や乳幼児では障害児，先天性疾患，学童期ではがん，成人では障害者，神経難病，事故後遺症，脳血管疾患後遺症，がん，高齢者では脳血管疾患後遺症，整形外科疾患，難病，がんが在宅医療を必要とする主な理由となっている[4]．対象者の多くは高齢者，難病疾患や悪性疾患患者など介護保険の被保険者であることが多いが，自立支援サービスを受ける障害者も対象となる．また，本人側の因子だけでなく，介護者の能力や負担，福祉サービスの充実度などの環境因子も踏まえて在宅医療の対象を検討すべきである．

3 職種

在宅医療は外来と入院のあいだに位置する継続医療の場で，入院患者が在宅へ速やかに移行できる体制の構築が重要である．

医師や看護師，歯科医師，薬剤師，栄養士，リハビリテーション担当者などの在宅医療を支える医療専門職の関わりは個々の患者によって異なり，「オーダーメイド（テーラーメイド）医療」が求められる．

まず，在宅医療の実施にあたり介護保険，医療保険のいずれを使うか選択するが，介護保険はケアマネジャー，保険利用が困難な場合は医療ソーシャルワーカーや地域の保健師などが介入する．医療面以外での食事，排泄，入浴などの生活支援は介護福祉士，ホームヘルパーが担当する．在宅医療に携わる職種，施設，事業所は多岐にわたり，医療職の他，実際に介護する介護職の役割が大きい．また，各職種の業務がオーバーラップする部分も大きく，専門性を生かしつつ，相互に理解し，積極的に関わる姿勢が求められる．

❶在宅医療の担い手とその役割分担

(1) 医 師

在宅医療チームの包括的責任者で，主治医として自らが計画的訪問診療による患者の病状管理を行うとともに，病状に応じた訪問看護やリハビリテーションなどを指示して各職種が専門性を発揮できるよう調整する役割ももつ．介護保険では主治医意見書作成や，ケアマネジャーによる介護計画策定などに関わる．患者の容態悪化時には随時訪問診療を行い，在宅看取り，あるいは在宅療養支援診療所であれば連携医療機関への診療，入院につなげる．

在宅医療で医師に求められる知識と技術は多岐にわたる．老年医学領域では栄養，肺炎などの感染症，転倒・骨折，摂食・嚥下障害，廃用症候群，褥瘡，排尿・排便障害などの対処，あるいは家族指導などである．がんの緩和医療（疼痛緩和，症状緩和，グリーフケアなど），神経難病や慢性呼吸不全，リウマチなどの終末期医療を含めた内科的管理，そ

の他小児科や精神科領域の医療が求められるが，これらに対して1人の医師による医療は不可能であり，整形外科，リハビリテーション科，皮膚科，眼科，耳鼻科，精神科などの知識習得のみならず情報交換による医療連携が必要である．

さらに，医師に限らないが，患者や家族などの介護者への精神的配慮も重要で，コミュニケーション技術も求められる．

(2) 看護師

訪問看護とは患者自ら生活の質を高めることを目指し，健康を阻害する因子を日常生活のなかから見いだし，健康の保持，増進，回復を図り，疾病や障害による影響を最小限に留め，また，安らかな終末を過ごせるように支援すること（日本看護協会訪問看護検討委員会，1990年）される．常に患者をよい状態におくにはどうすればよいかを考えながら「看護計画」を立て，看護でできることとできないことを区別して他職種へつなぐことも重要である．

具体的業務としては，在宅移行期の支援から在宅での病状や療養状態の観察，呼吸ケア，栄養・摂食ケア，排泄ケア，皮膚ケア，カテーテル管理や創傷などの医療処置，ROM訓練などのリハビリテーション，終末期ケア，看取り，グリーフケア，家族支援，介護相談，24時間体制による緊急対応，さらに主治医やケアマネジャー，ホームヘルパー，機器メーカーなどとの連絡調整まで多岐に及ぶ．また，看護師は，患者・家族と接する時間が最も長く，医師に言えないことなどの相談に乗ることもあり，これは患者側と医療者との信頼関係の構築にも大きく影響する．

医師が在宅医療における責任者の役割をもつ一方，幅広い業務範囲を担う看護師は，実際の在宅医療活動での中心的役割をもつといえる．外来や病棟看護とも異なり，その場の1人での判断と実行が求められることも多く，責任も大きいがやりがいのある業務である．

(3) リハビリテーション

理学療法士，作業療法士，言語聴覚士が通所あるいは訪問により専門的リハビリテーションを提供する．単なる機能訓練に留まらず，ADL維持，QOL向上，自立拡大を目指すが，訪問リハビリテーションでは，患者本人と医師とで症状に対する認識が異なる場合も少なくなく，患者は発症前の元気な状態と比べ「こんな状態では自宅復帰は無理」「もうよくならない」など，リハビリテーションに消極的な考えをもつことがあるが，動機づけを含めて，患者と一緒に進んでいく姿勢が必要である．

また，病院は医療が優先する場であるが，自宅は患者本人の場であり，基本的に患者の意思によって物事が進められることが多い．また，訪問スタッフにとって単独訪問は緊張を強いられ，専門性をどの程度活かせるかは個々の能力による部分も大きいが，リハビリテーションの導入時から目標を設定し，訪問を重ねながら自己評価を行っていく．

(4) 薬剤師

処方薬剤の服薬指導が業務の中心となるが，確実で安全な服薬のためには看護師と，嚥下機能についてはリハビリテーション担当者と連携をとり，調剤の工夫（一包化や粉砕化など）に関する提言，患者・家族に対する確実な服薬指導，副作用などの情報提供を行う．中心静脈栄養患者では，クリーンベンチでの無菌調剤や製剤保管に関する指導も行う．

実際には現在，訪問薬剤指導は普及しているとはいえず，課題として，①臨床現場での経験不足，②コミュニケーション力，③チーム医療のなかでの患者・コメディカル側からの意識，などがあげられているが，専門職として今後積極的な介入がぜひとも必要である[5]．

(5) 栄養士，管理栄養士

患者の病状や嚥下機能を含めたADLに合わせて，訪問栄養指導を行うとともに，自宅での調理法に関する工夫，食行動への助言や指導を行う．実際に調理のデモンストレーションをしてみせることも有効である．

(6) 医療事務

医療保険や介護保険算定や請求業務，経営に影響する情報提供をする重要な役割をもつ．

(7) 歯科医師，歯科衛生士

主治医との密な連携による歯科治療，口腔ケア，口腔リハビリテーションなどは特に高齢者の在宅療養者では誤嚥性肺炎などの発症予防にもつながる．

(8) 医療ソーシャルワーカー

社会保障制度や種々のサービスを視野に入れ，生活に関する相談支援を行う．患者や家族の役割や意欲の評価を行いながら療養に関する資源の情報提供や助言，また，病院内外の関係職種との連絡調整により在宅に関わる資源の効果的利用，退院に向けた意思決定に関する支援を行う．

(9) ケアマネジャー

要介護者に対して居宅サービス計画（ケアプラン）を作成し，事業者などとの連絡調整，種々のサービスの情報提供，施設への紹介を行う．ケアプランは，本人の健康状態，障害度，認知度，ADLの他，本人を取り巻く経済状況，家族状況，介護状況や住環境の評価からニーズを把握し，希望をふまえた実現可能な目標設定が必要である．

(10) 在宅療養における住環境整備

手すりの取つけや段差解消などの住宅改修，車いすなどの福祉用具の整備については，リハビリテーション担当者，ケアマネジャー，ソーシャルワーカー，施工業者などが関わる．

❷在宅医療を担う施設，事業所

病院や診療所のほか，事業所として訪問看護ステーション，居宅介護支援事業所などが在宅医療を担っており，病院内資源と院外（地域）資源に大きく分けることができる．

病院では医師，看護師，薬剤師，理学療法士，聴覚療法士，言語療法士，ソーシャルワーカーなどの専門職がチームで在宅医療を実践するが，地域の診療所（在宅療養支援診療所など）医師や施設，事業所の看護師，理学療法士，ケアマネジャー，ホームヘルパー，さらにボランティア，民生委員が関わることもあり，個々の患者に合わせたきめ細かく，幅広い連携が求められる．

(1) 地域包括支援センター

　地域住民の心身の健康の保持，生活の安定のための援助，保健医療向上，福祉増進を目的とし，包括的支援を行う施設である．社会福祉士，保健師，ケアマネジャーが配置され，総合相談支援，権利擁護，介護予防マネジメントなどの支援業務を行う．

(2) 在宅介護サービス施設（事業所）

　在宅介護サービスは大きく，身体介護，生活援助，通院など乗降介助の3つに分類され，サービス利用をコーディネートするのが居宅介護支援事業所のケアマネジャー（介護支援専門員）で，実際の介護は介護施設（介護サービス事業者）の介護士（ホームヘルパー）が行う．

　主に身体介護を行う訪問事業所として訪問介護事業所，訪問入浴介護事業所，訪問看護ステーション，訪問リハビリテーション事業所など，通所では通所介護事業所（デイサービス），通所リハビリテーション事業所（デイケア），短期入所生活介護事業所（短期入所療養介護とともに"ショートステイ"という）などがある．

　その他住居施設として認知症対応型共同生活介護（グループホーム），特定施設入居者生活介護事業者介護対応型の有料老人ホームや軽費老人ホーム（ケアハウス），介護保険施設には指定介護老人福祉施設（特別養護老人ホーム），介護老人保健施設がある．

　さらに，生活支援を目的とした給食・食材サービス，患者搬送サービス，入浴サービス，ホームヘルプサービス等があげられる．

具体的行動

❶ 退院計画，退院支援

　在宅療養への方向づけは外来でも行われるが，入院中に行われることが多い．

　その際，重要となるのが退院計画で，「患者とその家族が退院後の適切なケアプランを作るのを支援するために利用可能でなくてはならない，部門を超えた病院全体としてのプロセスである」と定義（米国病院協会）される．

　退院計画[*1]の目的は，退院後の種々のニーズや退院に対する不安などを包括的にアセスメントし，相談や情報提供による適切な退院先選択の支援，患者や家族の教育指導，各

種サービス利用の支援にある．そうした支援を入院早期から計画的に開始することで無駄な入院期間の減少，病床という公的資源利用の可能性を住民にもたらすことになる．

退院支援[*1]は，入院早期（3日以内が望ましいといわれる）からの介入，ハイリスク患者の拾い出しが重要で，その過程は，①対象者のスクリーニング，②アセスメント，③プランニング（計画）・実施，④フォローアップの4段階に分けられる．

スクリーニングは，身体的機能，精神的機能，社会的機能の3つの側面から，日常生活動作，疾患（脳血管障害，心疾患など），認知障害，家族介護力，経済的問題，患者・家族の退院先に対する希望などを看護師，ソーシャルワーカー，医師が評価して行う．

患者要因であるADL低下，認知障害，継続する医療処置，緊急入院，家族介護問題，自宅外への退院希望などが長期入院のハイリスクと指摘されている[7]．

ケアプランに関するアセスメントの基本項目として，患者・家族の基本情報（年齢，性，家族構成など），疾患・医療に関する情報（疾患，病状と予後，退院後の医療など），生活に関する情報（日常生活，住環境，経済環境，退院後の見通し，パーソナリティ），家族情報（入院前の状況，退院後の介護負担，今後の生活設計など）があげられる．

問題点を拾い上げ，治療状況に従って，積極的に退院支援カンファレンスを行い，退院後の方針を計画する．在宅医療の導入は，医師の医学的判断はもちろん，患者や家族も医療チームの一員として，患者の希望や在宅医療に関する理解力，家族環境や住環境も配慮したうえで，必要な医療や介護内容を洗い出して各専門職の介入を検討する．この過程においても相互の情報共有が大切で，在宅療養支援診療所からの訪問診療となる場合でも緊密な病診連携を説明し，患者，家族に安心感をもたせることも重要である．

介護の方法については入院中から介護者に十分な説明とともに手技を示し，実際に施行してもらうが，この指導は病棟看護師が行うことが多い．介護の負担に対しては介護者自身が休める時間をもてるよう通所介護，ショートステイの運用などの情報を提供してフォローアップを行う

[注]
[*1] 退院計画，退院支援：病院全体の組織的，計画的取組みとしての活動全体を指し，退院指導，退院援助，退院調整などの類語は特定の部門，職種に限定した業務と捉えられることもある[6]．

❷在宅医療の分類

在宅医療は，患者側の意志による積極的在宅医療と，入院や入所を希望するが，病院の長期入院対策や経済的理由による消極的在宅医療の2面性がある[4]．また，人工呼吸器や透析などの積極的医療を行う在宅ハイテクケアと，がん末期などのQOL重視在宅医療にも分けられる[8]．

❸医療内容

呼吸補助療法（在宅酸素療法，在宅人工呼吸療法，在宅陽圧呼吸療法），栄養補助療法（在宅中心静脈栄養療法，成分栄養経管栄養法），排泄補助療法（在宅自己導尿療法，持続導尿や人工肛門などの処置），在宅注射療法（インスリンや麻薬などの各種注射薬），補助腎臓療法（在宅腹膜潅流療法や在宅人工透析療法），カテーテル管理（経皮的胆道ドレナージ，腎瘻カテーテル，胃瘻など），創傷処置など，自宅でも病院とほぼ同様の治療が可能となる．

医療技術とともに在宅患者の不安に対応できる緊急時のシステムも欠かせない．いつでも相談でき，速やかな24時間対応可能な支援体制として，各職種間連携，訪問看護ステーションや在宅介護支援センターとの連携，病診連携による病床の確保が重要である．

介護の長期化に伴う介護する家族負担も大きくなる．がん末期患者では限られた最期の時間をともに過ごす，という意義があるが，寝たきり状態が長く続くと介護困難から施設入所となることも少なくない．核家族化に伴う老老介護が介護疲れによる生活破綻を招いてしまうこともあり，介護者の支援を常に念頭に置いた対応が求められる．

当院では，各専門職で構成される在宅医療室，医療福祉相談室，医療連携室などからなる医療社会事業部が在宅医療を管轄している［図2］．

❹症例提示

症　例

87歳，女性．

62歳の長女と35歳の孫と同居．長女は仕事で日中は不在がち，孫は通勤あるいは在宅業務である．患者は入院するまで自立生活をしており，屋内外の移動，入浴，買い物，階段昇降（住居は2階で狭い階段昇降が必要）も問題なくできていた．

経　過（概要）

外出中に転倒し，右大腿骨骨折のため入院，整形外科的手術を施行された．術後リハビリテーションを行っていたが，本人の意欲低下，摂食低下のためベッド上臥床が多かった．術後1カ月目に消化管出血，一過性敗血症を併発し，ICUでの集中治療を受けた．2週間で全身状態は安定し，一般病棟に転棟したが，ADLの回復は進まず認知症の進行もみられた．術後当初はリハビリテーション専門病院への転院を検討されていたが，本人の意欲低下，認知症進行を考慮し，再度の異なる環境での入院生活は負の要素が大きいと判断し，家族と相談のうえ在宅療養することとした．

退院までの問題点

ADL低下，認知症進行，食事摂取を含めた自発性（意欲）低下，長期臥床に伴う仙骨部褥瘡などがある．

退院支援

医療ソーシャルワーカーは家族からの家族環境聴取により，リハビリテーション専門病院への転院あるいは在宅療養の2方向で，回復期リハビリ病院や老人保健施設などの情報，介護保険のサービス利用に関する情報提

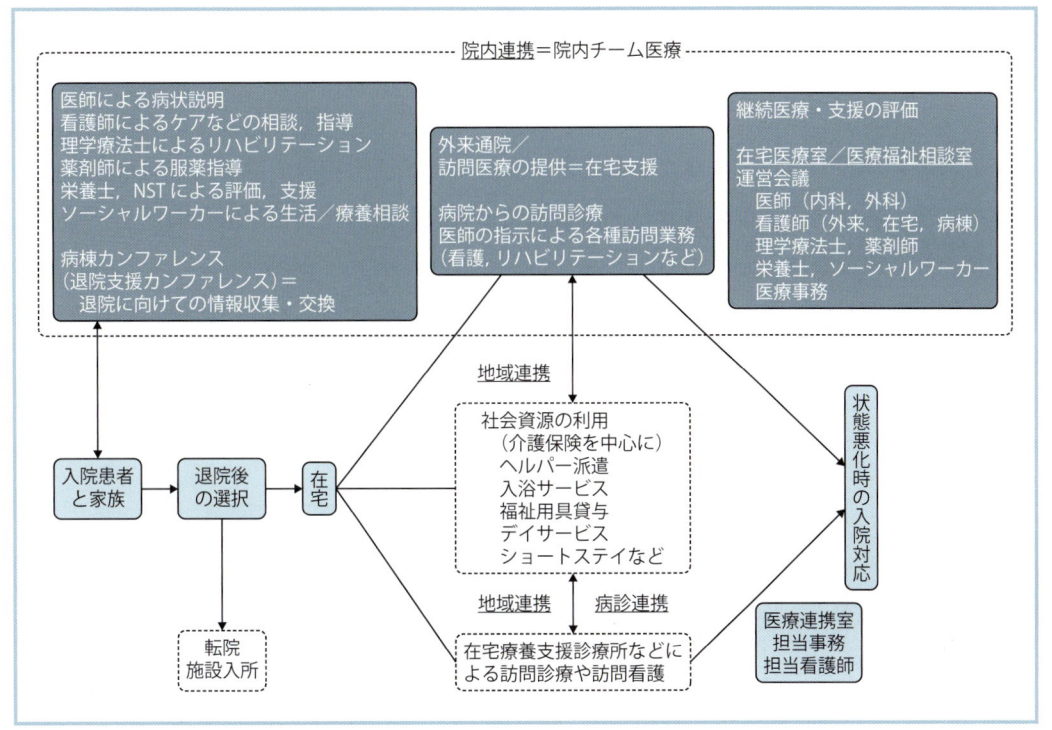

[図2] 北里研究所病院での在宅医療の流れ

供とともに，在宅療養に関する食事，排泄，入浴，移動，通院など本人の介護に必要な事項の情報提供を行った．担当ケアマネジャーの決定を促し，介護計画を作成，ホームヘルパー，介護用ベッド，車いす，訪問入浴の導入を予定して在宅療養への方向づけがなされた．退院まで家族に実際にリハビリテーションや食事状況などをみてもらい，本人の状況を理解させるとともに，病棟看護師が帰宅時に必要なケアの説明などを行った．

退院後の支援体制

訪問看護を主体として，脱水，低栄養状態に対する点滴，摂食評価，清潔ケアを行い，褥創については画像記録も利用して皮膚科医師やWOC認定看護師に相談しながら処置を行った．

急な階段があるために通院困難であり，定期的な訪問リハビリテーションとともに主治医，皮膚科医師が訪問診療を行っている．

退院1カ月後より意欲がみられるようになり摂食も増加し，ADL改善に伴って褥瘡も軽快しつつある．家族による介護負担の軽減にもなるよう患者の全身評価目的の検査入院など精神的負担の軽減にも努めている．

5 在宅医療によって得られる効果と評価

適切なケアプランにもとづく在宅医療が職種間連携と地域連携によって実現されれば，従来の病院完結型医療から，住居自体が医療機能を発揮できる場となる．住み慣れた住居

で最期までという患者やその家族の希望を叶える在宅終末期医療の充実は，患者・家族のADL維持やQOL向上にも反映される．

在宅医療の理想の実現にはまだまだ課題が多い．介護職や施設の数，入院医療に劣らない医療管理，各専門領域での教育体制，職種間・施設間連携，福祉や医療関連サービスとの連携，社会環境整備などである．

これらの課題が解決され，さらに介護から介護予防のシステム構築［図3］[9]や自立支援体制の整備がなされれば，長寿社会での国民個々の高いQOL維持の実現が期待できる．

［芹澤　宏］

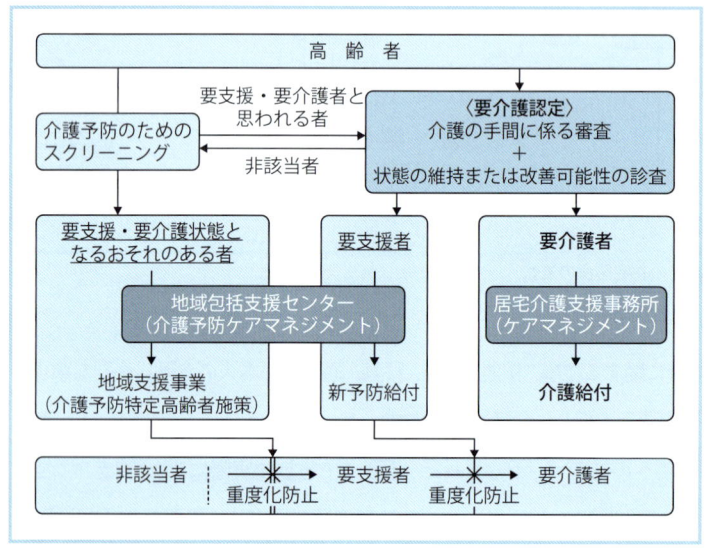

[図3] 予防重視型システムの全体像[9]

[文献]
1) 在宅ケアを支える診療所・市民全国ネットワーク編著：在宅医療実践マニュアル．第2版，地域ケアをつくる仲間たちへ，医歯薬出版，2006, pp.15-16.
2) 片山　壽：ケアマネジメントの導入．内科，92：170-173, 2003.
3) 厚生労働省HP：http://www.mhlw.go.jp/topics/kaigo/gaiyo/hoken_13.html
4) 田代孝雄：急性期病院に必要な在宅医療の視点．治療，87：1753-1758, 2005.
5) 在宅ケアを支える診療所・市民全国ネットワーク編著：在宅医療実践マニュアル．第2版，地域ケアをつくる仲間たちへ，医歯薬出版，2006, pp.122-124.
6) 大内尉義編：高齢者の退院支援と在宅医療．メジカルビュー社，2006, pp.2-7.
7) 前掲6), 2006, pp.28-35.
8) 田城孝雄編：在宅医療ハンドブック―入院医療から在宅医療へ．中外医学社，2008, pp.85-120.
9) 厚生労働省HP：http://www.mhlw.go.jp/topics/kaigo/gaiyo/hoken_18.html

チーム医療の実際

1-9 呼吸ケア

1 総論

　近年，医学の発達により，医療資源や，患者管理方法は細分化，多様化が進んでいる．その結果，高度な医療が専門家により行われる反面，どの職種においても自らの業務範疇外への対応が困難となっている．その最たるものに人工呼吸器，人工心肺などの人工的臓器サポートがある．医療職の学生講義のなかで"人工呼吸"に関する講義はほとんどなく，臨床工学技士以外は臨床に出てから初めて人工呼吸器を扱うことが多い．すなわち近年の医療で特に頻繁に用いられる人工呼吸器については，ほぼ卒後教育にゆだねられている．それにもかかわらず，この分野での法定教育制度や人工呼吸器を扱うライセンスがない．このような背景が，呼吸ケアに関するチーム医療が一般的になりつつある1つの要因である．人工呼吸器と呼吸ケアのことをよく知るチームの存在は医療の安全に大きく貢献すると考えられ，他のチーム医療と同じく呼吸ケアもチーム医療が欠かせない分野の1つである．

❶呼吸ケアに関するチームの歴史

　医学雑誌データベース「医中誌」で検索すると，多職種で構成したチームで呼吸ケアを展開する報告は2000年頃より症例報告で散見される．当時は，呼吸ケアに難渋する特殊な症例にかぎり，特別にチームを形成していた傾向がある．特に特殊な病態の多い小児症例において多くみられ，それぞれの職種の得意分野において医師の総括により適切に介入していくスタイルが主流であった．少なくとも，日本においては，呼吸に関する治療を一手に引き受ける米国の呼吸療法士のような職種は現在においても存在しない．そのために呼吸ケアの分野においては，それぞれが独自に治療を進めるというよりは，各職種の役割と情報を足し合わせて治療介入する習慣が比較的古くからあるようである．

　現在のように，多くの施設で呼吸ケアに関する多くの症例に対し，病棟横断的な活動をするチームがみられるようになったのは2004年頃からである[1]．全国の施設で活動している呼吸療法サポートチーム（RST；respiratory support team）や呼吸ケアチーム（RCT；respiratory care team）といったチームの根源の多くは，呼吸療法が多様で複雑になったこの頃から派生している．

2 目的

❶呼吸ケアチームの特性

呼吸ケアに関するチームは，その施設ごとの背景，対象患者の病期（急性期か，慢性期か），その病態（離脱が可能か不能か）などによって，大きく特性が変わる．当院においても RST は，集中治療室（ICU；intensive care unit）や高度治療室（HCU；high care unit）の入室症例全員において呼吸ケアにおける問題点，治療介入の方法をカンファレンスなどで共有することを大きな目的としてきた．診療科によって呼吸管理方法や使用する物品が違うことによる ICU スタッフの混乱を背景に，統一した物品の使用と，管理方法を提供するためにチームを構成している施設もある．ここでは，2002 年に結成し，2006 年より本格的な活動を開始した北里大学病院呼吸療法サポートチーム（RST）の活動内容を例に解説する．

❷呼吸ケアチームの対象

RST の対象患者は通常，人工呼吸器装着患者である．前述のように人工呼吸器装着患者は，ICU や救急病棟だけでなく，一般病棟にも点在している．RST は人工呼吸器装着患者の診療やケアのサポートを通じて，病棟看護師の呼吸ケアのスキルアップ，知識の向上を行うことが役割である．

病棟での人工呼吸器稼働状況を分析すると［図1］，"ICU，救急病棟"，"常に 1～2 名使

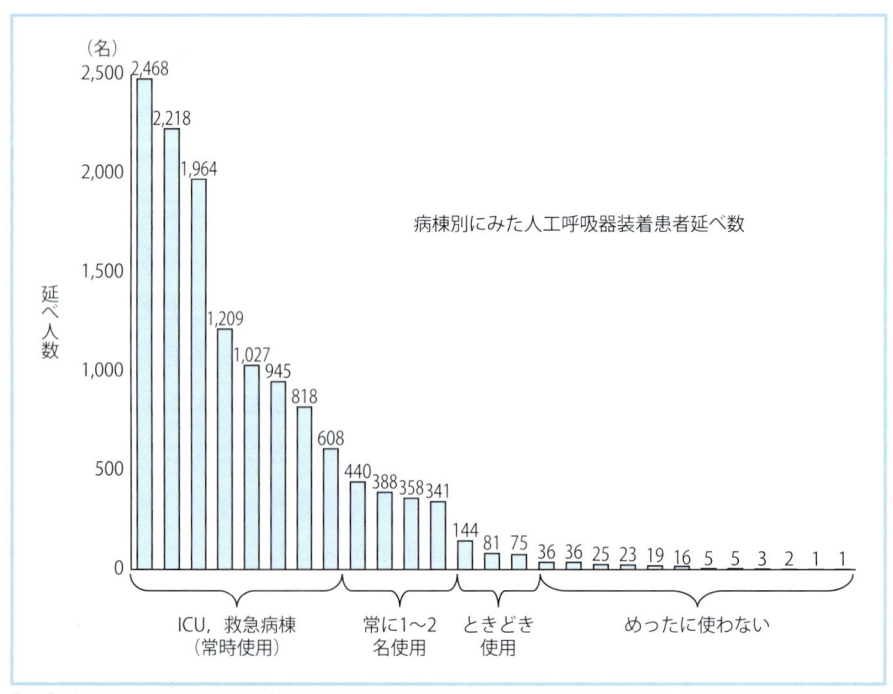

[図1] 当院病棟別人工呼吸器装着患者延べ数

う病棟""ときどき使う病棟""めったに使わない病棟""まったく使わない病棟"に分けることができる."ときどき使う"や"めったに使わない"は,あいまいな記憶によるインシデントが発生する確率が高いと考えられ,記憶の確認のための十分な介入が必要である.もちろん病院共通の呼吸療法マニュアルも有効である.また,病棟の人工呼吸器使用経験やレベルにあった呼吸療法を選択しないと,かえって危険な行為になることがあり,病棟とのコミュニケーションを通じて適切なレベルの呼吸療法の指導が必要であろう.患者の病態にとって,不適切,不十分なケアとなってしまう場合には,ICUへの入室を打診しなければならない.

このように,RSTは呼吸ケアそのものだけでなく,呼吸ケアを指導する教育能力,一般病棟の対応能力や患者の重症度を評価できる能力を併せもたなくてはならない.また,呼吸療法の適応となる患者はADLが著しく制限されているか,著しく低下していることが多い.ADLの低下や制限は,呼吸器合併症の原因となることも多い.呼吸療法の対象患者は,同時にADLの改善に向けて評価・介入を行わなければ,改善した合併症もすぐに増悪することになる.

3 RSTを構成する職種とチームの発展 [図2]

結成当時のRSTは医師,看護師,理学療法士,臨床工学技士で構成されており,その役割は各職種の専門分野を担当する完全分業制で"チームワーク"に乏しいワーキンググ

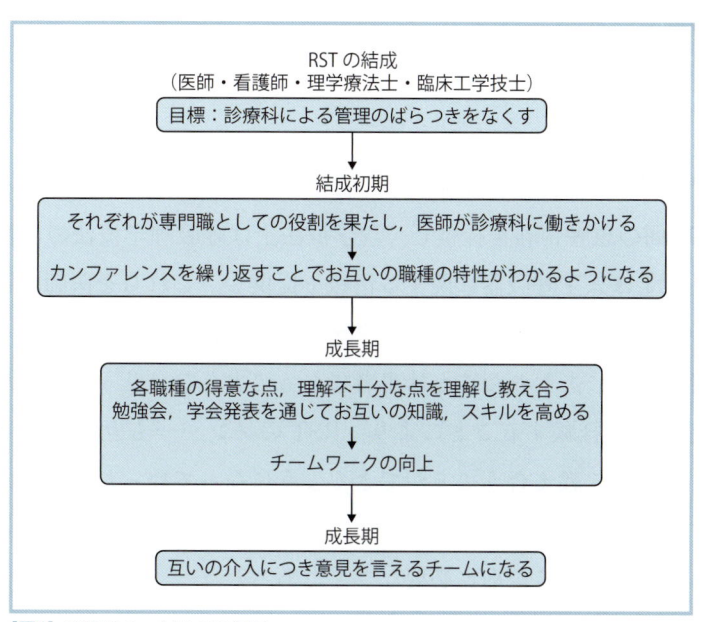

[図2] RSTのチームとしての経過

[表1] RST 各職種の一般的な役割

医師	チームの総括，診療科との方針検討
看護師	病棟における呼吸ケア計画の作成，吸引手技などの指導
理学療法士	呼吸理学療法の実践と効果の報告，方法の指導
臨床工学技士	日々の機器点検，人工呼吸器チェック表の作成

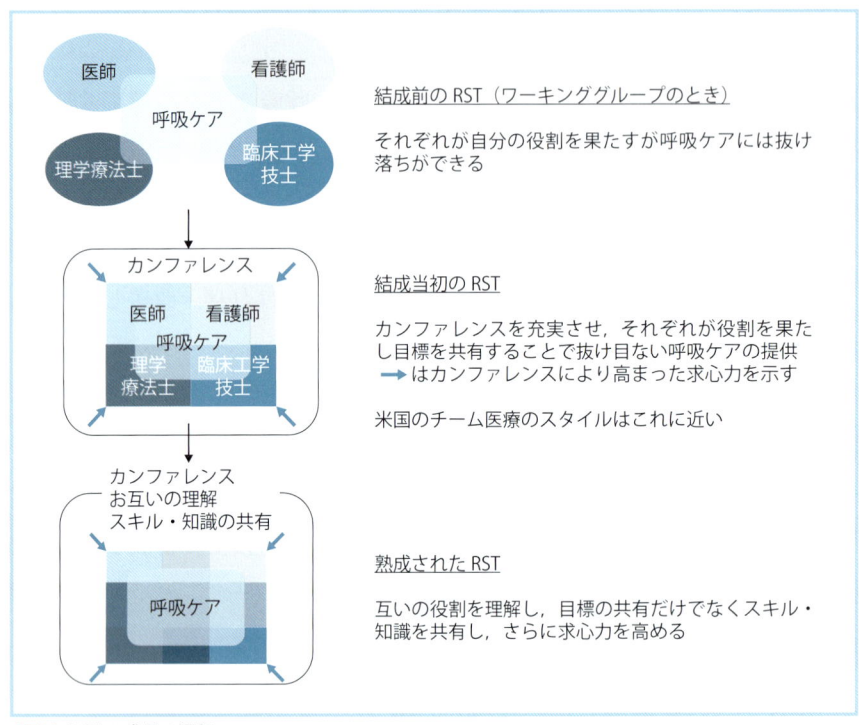

結成前のRST（ワーキンググループのとき）

それぞれが自分の役割を果たすが呼吸ケアには抜け落ちができる

結成当初のRST

カンファレンスを充実させ，それぞれが役割を果たし目標を共有することで抜け目ない呼吸ケアの提供
→ はカンファレンスにより高まった求心力を示す

米国のチーム医療のスタイルはこれに近い

熟成されたRST

互いの役割を理解し，目標の共有だけでなくスキル・知識を共有し，さらに求心力を高める

[図3] RSTの成長の過程

ループの状態であった［表1］．看護師は分泌物の性状など，常にベッドサイドにいないと知り得ない24時間の患者情報を提供し，理学療法士は呼吸理学療法の施行とその効果の考察，臨床工学技士は人工呼吸器に関する情報を提供し，これらを医師が総括するという分業であった．それでもチームとしてカンファレンスを繰り返すことで，それぞれの目標が乖離せず患者のケアにあたれたことは患者にとって大きなメリットをもたらした．共通の治療対象（患者）を経験することにより，RSTのメンバーも互いの得意な点，不十分な点を知るようになり，教え合うことができるようになっていった．これにより互いの専門領域に遠慮することなく意見を出し合えることができ，チーム力を上げることとなった．これは成功するチームを作るために必要なことであった．

チーム医療はコミュニケーションが不足すると"人に依存する"希望的推測が生じる．

この結果起こるのが"ケアの抜け落ち"である．また，日本の場合，職種による権限の制限が強く，医師にしかできない医療行為も多い．これを改善するために求心力を高めることが，分担作業的チームを協同作業が行えるチームへと変化させ，発展的に熟成させていく［図3］．ただし，このように発展的にRSTを形成していく場合には，呼吸管理を熟知したスーパーバイザーが数名必要である．そして，優秀なチームメンバーを集めても，チームとしての力が上がらないかぎり，いいチームは作れない．

4 職種と具体的行動

RSTの総合的な運営は，選出された医師（集中治療医，救急医，呼吸器内科医，麻酔科医，小児科医，耳鼻科医），看護師，理学療法士，臨床工学技士のコアメンバーが行う．

❶病棟ラウンド

RST独自の業務として，毎日の病棟ラウンドがある．

病棟ラウンドはコアメンバーの一部（医師，看護師，理学療法士）が主に行う．RSTラウンド対象患者は，一般病棟に入院中の人工呼吸器導入装着患者，ICUにおいて人工呼吸を導入し，装着したまま一般病棟へ退室となった患者，ICUにおいて人工呼吸を離脱，抜管に至ったが，呼吸状態がまだ不安定であると判断した患者である．また，ラウンド中に一般病棟において把握した高濃度酸素吸入患者，重症で個室管理の患者など急変を示唆する病態の患者も対象としている．ラウンドでは，RST病棟メンバーを中心とした病棟看護師ならびに医師と対象患者の呼吸療法について検討している．病棟看護師の情報がなければ呼吸療法は立案できないし，毎日ラウンドしなければ患者の重症度は把握することができない．

❷呼吸ケアそのものと病棟呼吸ケアのサポート

RSTのコアメンバーの通常業務は，ICU・救急病棟の呼吸療法である．呼吸療法の計画立案と，呼吸療法の実施の双方を行う．ICUと救急病棟にはそれぞれ病棟看護師による呼吸療法チームがあり，一緒に病棟をラウンドしながら"その日の実施事項"を決めていく．特に人工呼吸器装着患者においては，人工呼吸器関連肺炎（VAP；ventilator-associated pneumonia）や人工呼吸器関連肺損傷（VALI；ventilator-associated lung injury）といった，特有の合併症をきたす危険性がある．近年では人工呼吸器は装着そのものが生体に害であるという考え方が主流であり，特に気管挿管下の人工呼吸は早い離脱が望まれる．また，なにより患者にとって人工呼吸器を装着していることはストレスであることが多く，生活の制限も余儀なくされる．したがって，少しでも早い離脱を目指すことが人工呼吸管理の大きな命題である．その命題に向かって，多数の問題点を解決していくためにチーム医療

が必要であり，人工呼吸器装着患者の多い ICU・救急病棟では病棟看護師との協力がより大切である．

❸ 会議

RST のコアメンバーは月に 1 回会議を行い，次の 3 点を中心に検討がなされる．

(1) 物品の検討

呼吸療法に関する物品は多様で，混乱をきたしやすい．院内にある呼吸療法に関する物品を可能なかぎり整理して，統一した物品を使用する．マスクなど患者に直接触れる物品も多いため，各専門家から意見が出され慎重に検討される．

(2) 報告されたインシデントをもとにした呼吸療法のマニュアル整備と修正

呼吸療法，特に人工呼吸に関するインシデントは場合によっては生命の危機に直結する．したがって，患者影響度 0 のインシデントも全例十分に検討する．対策を話し合うなかで，新たなマニュアルを作成したり，現在あるマニュアルを修正することで，より安全な呼吸管理につなげる．現在は人工呼吸器に関連するものだけでなく，酸素療法に関するインシデントも取り上げて検討している．

(3) 職員教育の検討

人工呼吸器装着患者のいる一般病棟に対する研修会，定例の RST 研修会の計画を立てる．

また RST 拡大会議として隔月 1 回 RST の病棟メンバーを招集し会議を行う．会議では，主に RST コアメンバー会議で決定した項目につき，詳細な説明を行う．病棟メンバーはこれを持ち帰り，病棟に周知することが役割の 1 つである．

❹ RST 研修会

前述のように，人工呼吸器は常に ICU や救急病棟で使われるとは限らない．そのため，ICU や救急病棟の看護師だけでなく一般病棟の看護師も対象に，人工呼吸器を扱うのに必要な基礎的な項目を中心に研修会を行っている．現在では週 1 回夕方に 60 分程度行っている．また，対象は看護師だけでなく全職員として，多職種の参加を促している．医師の参加も増えつつある．研修会は RST コアメンバーと職員のコミュニケーションの場にもなっており，活発な討議が行われる．このコミュニケーションが病棟ラウンド時の情報収集や管理計画を共同で立てることにつながっている．

5 RST の機能と将来展望

日本呼吸療法医学会は，本来人工呼吸は ICU か，それに準じた施設で行われるのが望ましいとしている[2]．このようなガイドライン発行の背景には，ICU に入室させたくても

その病床数を十分に設けられている施設が少ないこと，ICU に入室できても診療科の意向により入室させないこと，ICU に入室する適応がないことの 3 点があげられる．このような事情が RST というチームを各施設で組織した背景であるが，RST は ICU に入室することがどうしてもできない症例のサポートを中心にするべきである．日本において，500 床以上の大型病院の一般病棟に人工呼吸器を装着した患者が点在するのは珍しいことではない．毎日ラウンドが行えるシステムをもつ施設は少ないが，"人工呼吸器装着患者の安全管理と診療のサポート"をうたう以上，最低でも 1 日 1 回の訪室，診察は必要と考える．

当院において RST は
① On the job，Off the job ともに教育を重視したチーム
② 一般病棟の職員と良好なコミュニケーションのとれる横断的チーム
③ 重症患者の把握，人工呼吸器装着患者のサポートができるチーム
④ 普段は ICU で呼吸管理を行うチーム
⑤ 対象は RST が決定するだけでなく病棟の要請に応じ，緊急時には必要な処置を行い，必要があれば ICU への入室を打診するチーム

である．

このチームが次に担う役割は，院内患者の突然の重症化を防ぐことである．普段の活動から得られる情報で重症化の予兆がある患者に対し，いち早く処置を行い院内急変を未然に防ぐことのできるチームとなる．すなわち，今後日本で幅広い導入が検討されている RRS；rapid response system を構築するために，当院 RST は近い役割を担う存在といえる．

今後も呼吸ケアは多職種によるチーム医療が大切と考えられるが，それぞれが与えられた役割だけでなく他職種の役割をオーバーラップしながら医療を行えるチームにすることが，院内において重要な役割を担えるチームに発展するために重要である．そのようなチーム医療を目指すべきである．

［今井　寛，小池 朋孝］

[文献]
1) Katzenbach, J.R., Smith D.K.：The Discipline of Teams. Harvard Business Review, 1993.
2) 森安恵実・他：看護呼吸療法サポートチーム（Respiratory Support Team：RST）の効果．ICU と CCU，34（7）：561-566, 2010.
3) 森安恵実，荒井有美：人工呼吸器管理の安全な使用をめざした活動と連帯の実際．医療安全，7（2）：14-17, 2010.
4) 長谷川隆一・他：呼吸ケアチームの現状と今後．呼吸器ケア，6（11）：1091-1097, 2008.
5) 日本呼吸法医学会人工呼吸安全管理対策委員会：人工呼吸器安全使用のための指針．人工呼吸，18（1）：39-52, 2001.

1-10 治験・臨床研究における多職種連携

チーム医療の実際

総論

❶医療における研究の意義

近年，医療においてEBMが推奨されている．EBMとは，「現在利用可能な最も信頼できる情報を踏まえて，目の前の患者にとって最善の治療を行うこと」と定義されるが，そこで利用される情報＝エビデンスは，科学技術の進展に伴い日々進歩を続けている．本書で述べられている「医療」においては，このエビデンスを正しく「使う」ことが主となるであろう．しかし，医療現場においては，エビデンスを使うだけでなく新たなエビデンスを「作る」ことも医療者にとっての重要な使命である．ある時点で最善であると認められた疾病の予防方法，診断方法および治療方法があっても，その有効性，効率性，利便性および質について，医療のなかで絶えず再検証されなければならない．それを厳格に行うための手段が臨床研究である．

医療のなかで質の高い臨床研究を行い，信頼できるエビデンスを創成していくことは日本の医療水準を向上させるうえで非常に重要である．逆に，臨床研究が停滞すれば，それは日本の医療水準の低下に直結する．臨床研究を行うには，リサーチクエスチョンの定型化を行い，既存の情報を駆使してプロトコルを作成し，倫理審査を経てコメディカルスタッフへの協力要請とチーム体制の整備を行い，さらに被験者に対するインフォームド・コンセントと倫理的配慮，データ収集と解析，そして結果の公表という流れを踏む．臨床研究が行われなくなると，医療スタッフは研究に関与する機会を得られず，それにより，医療の質の向上に直結するこれらのプロセスを学ぶ機会を失うという問題が生じる．その作業は多岐にわたるが，こういった取り組みは従来の診療の見直しとチーム医療の実践につながる学習と教育の貴重な機会にもなる．

近年話題になっている"ドラッグ・ラグ[*1]"という問題は，一部は日本の臨床研究が諸外国よりも遅れをとっていることに関連している．臨床研究の遅れは，日本人における医療のエビデンスが欠如するとともに，医薬品の国内臨床開発のスピードを低下させ，ひいては医薬品開発の国際競争力低下につながる．そして引き起こされるドラッグ・ラグにより，日本の医療における新薬へのアクセスが遅延するという負のスパイラルに陥ること

になる.

　診療，研究，教育が医療の三本柱といわれるように，医療のなかでは三位一体でどれも欠くことのできない要素である．すなわち，他と同様に研究という取り組みにおいてもチーム医療の体制は非常に重要なものとなる．

[注]
*1　ドラッグ・ラグ（drug lag）：海外で新薬が承認されてから自国で承認されるまでの時間的な遅れ

❷臨床研究・臨床試験・治験

(1) 臨床研究の分類

　臨床研究とは，医療における疾病の予防方法，診断方法および治療方法の改善，疾病原因および病態の理解ならびに患者の生活の質の向上を目的として実施される医学研究で，人を対象とするものである．臨床研究のうち，治療方法の評価などを目的とした介入研究を「臨床試験」と呼ぶ．臨床試験のなかでも，医薬品や医療機器の製造販売承認取得（医薬品・医療機器開発）のために厚生労働省が定めた法律に従って実施されるものが「治験」である［図1］．

(2) GCPと倫理

　治験は，承認審査を行う国（規制当局）にデータを提供する試験であるため，国が定めたルールに従って行う必要がある．そのルールが1997年に薬事法のもとで制定された厚生労働省令「医薬品の臨床試験の実施に関する基準（GCP；good clinical practice）」である．

　GCPは，被験者の人権と安全性と臨床試験データの信頼性の確保を図り，試験が適正に実施されることを目的として定められており，「倫理的」な配慮のもとに，「科学的」に実施されることが要求される．

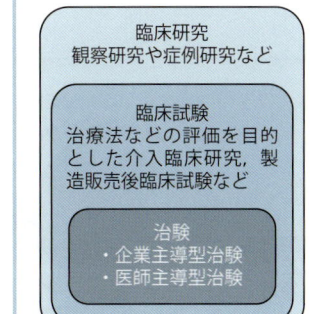

［図1］各種研究の位置づけ

・臨床研究とは，人を対象とした疾病の治療・予防・診断方法の改善，疾病の原因の解明，患者の生活の質の向上を目的とする医学研究の総称

・治験とは，新しい医薬品・医療機器の開発のために厚労省の定めに従って行われる臨床試験を指す

（臨床研究：観察研究や症例研究など／臨床試験：治療法などの評価を目的とした介入臨床研究，製造販売後臨床試験など／治験：・企業主導型治験　・医師主導型治験）

GCPは基本的には日本，米国，欧州で合意されたグローバルで共通の内容となっており，その精神は「ヘルシンキ宣言」にもとづいている．ヘルシンキ宣言は「ヒトを対象とする医学研究の倫理的原則」として1964年に世界医師会で採択され，臨床研究における世界共通の普遍的なガイドラインとなっている．日本においては人を対象とする医学系研究，ヒトゲノム・遺伝子解析研究，遺伝子治療等，臨床研究等においても管轄省庁から「倫理指針」が発出されているが，それらの指針もすべてこのヘルシンキ宣言にもとづいて作成されている．

　本書における「医療」の定義が「治療を含めた健康全般に関するケア」とすると，その対象は患者（国民）であり，医療者は目の前の患者のためになる医療サービスをなすことが使命となる．しかし，臨床研究，なかでも介入を伴う臨床試験においては，それは必ずしも目の前の患者のためにならない可能性をはらむ．臨床試験は計画によってはプラセボ（Placebo：薬効評価のために使われる薬理作用のない偽薬）が使われることや，それ以外にも効果や副作用が未知の薬や治療法を用いることもあるため，直接「治療」には結びつかない可能性が存在する．それらについて十分な説明を行い，患者自らの意思による同意を得て，あえて被験者になるという「選択」をしてもらうことで試験が開始される．その被験者の協力のもと，試験で得られた結果が次の世代のエビデンスとして利用できるのである．そういう意味では「患者もチームの一員」ということの意味合いは大きく，患者というプレーヤーがいなければこの仕事は達成しえない．

2. 臨床研究コーディネーター（CRC；clinical research coordinator）

❶臨床研究コーディネーター（CRC）とは

　こうした，本来の医療とは異なる取り組みを，倫理的，かつ科学的に実施していくには医療経験豊富なスタッフのサポートが必要となる．臨床試験は，各部門のスタッフが密接に関与し，チームとして試験を遂行していかなければならない．臨床試験のチームのなかでは，通常，試験を実施する診療科の医師が責任医師となるが，複雑な臨床試験業務を間違いなく円滑に進められるようコーディネートを担う存在が重要であり，この任務に就く専門スタッフが臨床研究コーディネーター（CRC）である．

❷CRCの役割

　CRCに期待される役割［図2］は，大きく次の5つに分類できる．

　　● 被験者のケア

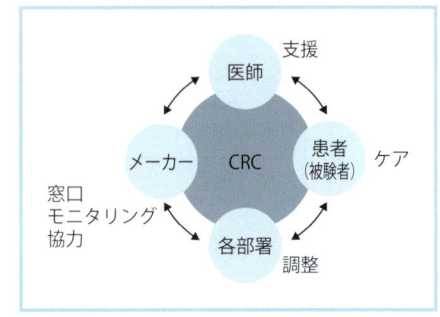

[図2] CRCの役割

- 試験責任医師の支援
- 各部署とスタッフの調整
- 試験依頼者（製薬企業など）との対応
- 上記全体のコーディネーション

　CRCは臨床試験を実施する際のキーパーソンの役割を担う．ただ単に各関係者のあいだを取りもつだけでなく，試験に参加する被験者に対して十分なケアを提供しながら，試験に参加することで発生する負担を軽減するようあらゆる調整を行う．さらに被験者が受けることのできる恩恵が少しでも大きくなるよう努める．当初，CRCは治験専門のスタッフとして認知されていたが，近年では治験以外の臨床研究においてもその必要性が高まりつつある．

❸ CRCという医療チーム

　医療機関のなかに臨床試験を遂行するチームがあり，そのチームを調整してサポートするのもCRCの役割であるが，CRCという職種自体も1つの医療チームといえる．すなわち，CRCのバックグラウンドの多くは，看護師，薬剤師，臨床検査技師などのコメディカルスタッフであり，臨床試験を遂行するために，CRC自体も各自がもつ資格の専門分野に応じた役割分担と相互補完を行っている．

　北里研究所病院では，CRCは看護師，薬剤師，臨床検査技師，診療放射線技師の4職種で構成されており，専任で業務にあたっている．4職種のメンバーは，原則としてCRCとしてすべて同じ業務を行う［図3］．

　CRC業務のなかでも調剤や採血などの医療行為は必要な場合にかぎり有資格者が関わる場合もあるが，それはむしろ例外となっている．なぜならそれらの専門業務は院内の各部門の業務とチーム体制を通じて運用されるよう「調整を行うこと」がCRCの仕事でもあるからである．ただし，CRCの業務は医療全般に及ぶため，領域によって職種ごとで得意とする領域に偏りが生じる．受け持つ試験によっては専門ではない内容を被験者に説明しなくてはならない場合も多い．そのため，試験が始まるまでに事前のミーティングや勉強会で情報を共有し，被験者への最低限の説明は行えるように準備する．また，業務中に発生した疑問点はできるだけ早く各専門職種に連絡をとり，解決を図る．知識や技術として教え合うことができるものはできるかぎり連携して共有することとなっている．

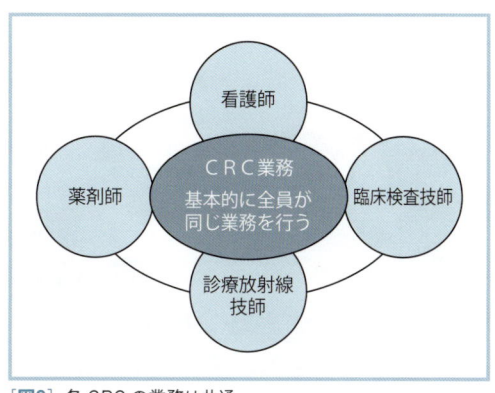

［図3］各CRCの業務は共通

試験を進めるうえで，それぞれの職種のCRCがそのバックグラウンドとして関わる部署（例えば薬剤師CRCであれば薬剤部など）への連絡や協力依頼，業務調整なども，各職種が揃っていることで円滑に執り行うことが可能である．1つの試験には原則として別資格のCRC 2人が担当となり，そこでもお互いのあいだで情報共有と連携体制が形成される．

　CRCの業務は，それぞれの有資格者の職能を十分に稼働させつつ，さらに他職種の領域まで踏み込んで動き，調整（コーディネート）することが求められる．そのチーム体制のなかでは職種がもつ技能をその人間だけで駆使するのではなく，他のCRCに伝えてその知識を適正に使わせることも必要となる．そして必要時にはすぐに適任者がフォローに入れる連絡体制を確保しておくことも重要である．相互に他職種の専門知識を勉強し，各職種が相互に尊重し合い，穏やかに融合していることが必要となる．

　臨床試験，特に厳しいレギュレーションで規制された治験におけるチーム体制は，チーム医療の最たるものといえる．そのチームをマネジメントできるCRCは，病院内のチーム作りにも力を発揮できる．よりよいエビデンスを創出し，よりよい医療の構築のために，臨床試験を通じてチーム医療を実践していくことも，チーム形成のための実践の場であり，よきトレーニングの場でもある．

3　治験・臨床研究における各部門の連携体制の実際

❶各部門との調整

(1) スタートアップミーティング

　前述した通り，治験や臨床研究を実施する際，CRCは各プロジェクトチームの調整役となる．その際，まず行うことはその研究に関わる各部署のスタッフを一同に集め，スタートアップミーティングを開催することである［図4］．

　スタートアップミーティングの目的は，研究開始前に関係各部署に情報を提供し，手順などを確認したうえで各部門のコンセンサスを作り，円滑に試験を実施できる体制を確立することである．治験の場合には治験依頼者（製薬会社など）のスタッフも参加し，CRCが司会となり，次の流れで進行する．

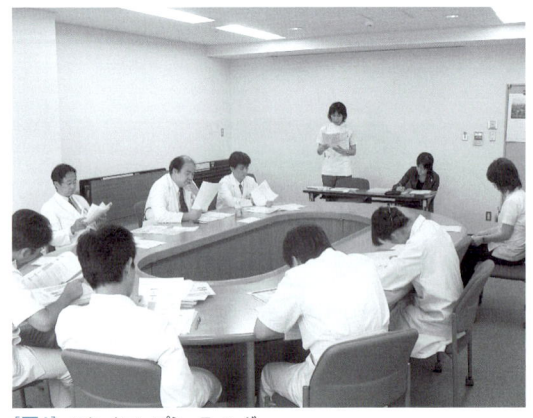

［図4］スタートアップミーティング

①趣旨説明および資料確認
②試験概要説明
③手順および業務内容の確認
④諸注意
⑤質疑応答

(2) 各部門への個別説明

　試験によっては通常業務と異なる特殊な手順を要する業務が発生することも少なくない．例えば，試験薬の管理や調剤，臨床検査，検体処理，放射線検査，入院管理，会計処理などが想定される．これらの内容については事前に各部門に赴き，主要なスタッフとの細部のすり合わせを行う．必要あれば部門の関係者全員に対する説明会も開催する［図5］．各部門と連携して行われる業務を［表1］に示す．

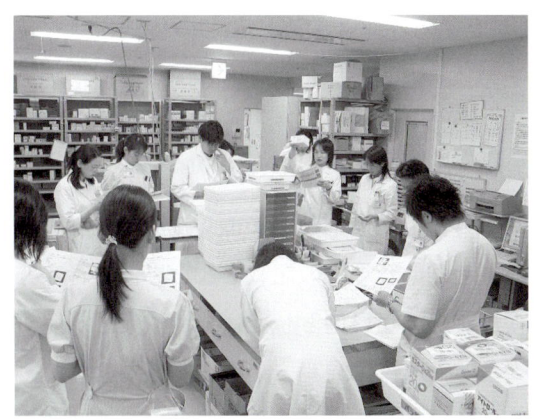

[図5] 薬剤部で治験薬調剤を説明する薬剤師CRC

❷ 治験・臨床試験における各部門の業務内容

　次に，各部門におけるCRC以外の現場スタッフの治験・臨床研究に関する業務内容を紹介する．

(1) 薬剤部門

　通常の調剤および調剤監査業務は，処方箋に記載されている名称，用法用量および他の薬剤との相互作用などを確認しつつ行う．この流れは治験薬だからといって基本的に異なるものではない．しかし，治験薬には通常の医薬品と異なる特殊性がある．例えば，英数字のみのわかりにくい名称，組番などによる薬剤番号の指定，特徴のない白箱包装，シートや薬剤そのものに記号・刻印がない，処方の機会がまれなため治験薬調剤に不慣れであるなどがあげられる．そのため，治験薬調剤は通常の調剤および監査業務よりも慎重に行

[表1] 各部門と連携して行う業務

医局	エントリーの促進，インフォームド・コンセント，有害事象発生時対応 直接閲覧・被験者の相談業務
看護部門	被験者プレスクリーニング，診療科における検査・診療サポート 有害事象発生時の緊急対応
薬剤部門	試験薬の説明（薬理作用，製剤的特徴なども含む），試験薬管理 試験薬処方，併用薬の処方，入院被験者の容態確認
臨床検査部門	検体処理・保管，外注検査の検体受け渡し，検査に関する情報共有
放射線部門	X線・CT・MRI，透視検査・撮像条件に関する説明，フィルムのコピー
事務部門	初診カルテの作成，受付での患者対応，保険外併用療養費に関する処理

われる．例えば，調剤者1人に対して監査者が2人（ダブル監査）などの体制や，専任担当者のみが治験薬調剤を行うなどである．その他，近年増加傾向にある国際共同治験では，薬剤番号が処方ごとに変更になることや，薬剤番号が割り付けられてから調剤，さらに服用するまでを短時間で行うことを求められることもある．

また，二重盲検試験において治験薬と対照薬の外観上の違いなどにより識別可能で盲検性が保てない場合，治験薬の調剤，治験薬管理や治験薬管理表の記載などを専任で行う非盲検薬剤師という役割を担うこともある．盲検性が保てない例としては，治験薬と対照薬で薬剤の包装形態が異なる，外観上区別がつく（色，粘性など），保存条件が異なるなどがあげられる．盲検性に関する情報は非盲検薬剤師のみ知り得ており，非盲検薬剤師はその情報を他のスタッフや被験者などに漏らしてはならない．盲検性を保つために，他の薬剤師などと同じ部屋で作業をする場合には十分な配慮が必要であり，非常に手間のかかる業務である．

このように治験薬調剤業務は煩雑化する傾向にあるが，治験は医療になくてはならない"医薬品"を開発する仕事である．最新の作用機序や薬理作用など，医薬品になる前の段階から新薬候補の特性に触れられるチャンスでもあるため，一般の薬剤師も積極的に治験業務に携わる機会を作る体制が望ましい．

(2) 看護部門

看護師は，主治医に次いで患者との距離が近いことから，CRCに被験者候補となった患者の性格的特徴や背景情報などの情報を提供することのできる，CRCにとって心強い存在である．

スタートアップミーティング参加により治験の目的・選択基準・スケジュールなどを把握することで，CRCとの連絡や患者動線が円滑になり，被験者の待ち時間短縮にもつながっている．

この他にも，例えば治験薬が注射薬の場合，厳密な注入量の管理を求められるケースや，通常と異なる投与方法を求められるケースがある．そのようなとき，CRCと現場の看護師が話し合い，より円滑な実施方法や間違いの発生しない体制を協力して構築している．

このように看護師は，治験の必要性・重要性を理解し，治験担当医師やCRCと協力して治験業務に携わるとともに，医療現場におけるよき相談役も担っている．

(3) 検査部門

治験では検査データが重要な情報で，しかも必須項目であることが多い．検体の採取・処理・測定・保存などには治験ならではの厳密な条件も加わってくるが，臨床検査技師の使命として臨んでいる．

信頼性の高いデータを提供するためには，個人差の大きい採血手技，検体採取から処理，

測定までの時間・温度の管理など，検査結果への影響因子に常に注意を払わなければならない．

そして，このような遵守条件は通常業務にも大いに活かされている．当院では，検査においては治験に関する対応を極力優先させて行い，画像検査などは通常検査枠外にて集中して検査ができる体制作りや，治験担当技師を置くなどの対応をしている．

臨床検査技師は，治験の必要性・重要性を理解し検査スケジュールを共有することで，検査における逸脱を防ぎ，被験者の侵襲的負担軽減に努め，積極的に治験業務に携わっている．

(4) 放射線部門

放射線科で実施する画像診断は多くの治験で検査項目として定められている．事前検査や安全性を担保するための画像診断は日常診療と大きく異なることは少ないが，治験薬投与後の有効性を確認するための画像診断は日常診療と異なることが多い．例えば，特殊な固定器具を用いて治験薬投与前と投与後でまったく同じ位置関係でCT検査を実施するなど，特に画像の再現性を求められることが多い．そのため，治験開始前に検査手順について十分な打ち合わせを行い，技師間で検査精度のバラツキが生じないように検査手順の統一化やトレーニングを実施する．また，場合によっては専任担当者のみが検査を担当することもある．

一方で治験のための画像診断検査は，測定部位の厳密な指定や検査中に特殊な体位をとることなどがあり，日常診療の画像診断よりも時間がかかることが多く，患者にとって苦痛と感じることも少なくない．そのため，通常の検査説明に加えて，治験のための画像診断検査の意義や検査時間などを含め事前に患者に十分説明することも重要である．

診療放射線技師の資格をもつ臨床研究コーディネーターはまだ数が少なく，また放射線検査の説明自体も難しいため，現場の診療放射線技師の協力が不可欠である．

(5) 事務部門

通常来院の患者と同様，受付での被験者対応は非常に重要である．特に治験では通常，CRCと待ち合わせをしている場合が多く，受付スタッフは速やかにCRCと連絡を取り合う必要がある．その他，受付スタッフは外来の混雑状況を把握して被験者の受診順番を調整およびCRCへ伝達することで，被験者の円滑な受診の一翼を担っている．

会計スタッフは，保険外併用療養費の扱いなど治験特有の特殊な会計処理において，徴収漏れや過徴収が生じないよう，細心の注意を払い作業を行っている．治験では保険外併用療養費の範囲となるもの以外にも，治験依頼者（製薬会社）の負担になる費用もあり，スタートアップミーティングにおいて会計スタッフとの綿密な情報共有が重要である．また当院では，一般患者と別ルートで会計処理を行うことで被験者の待ち時間短縮につなげ

ている．

　また，被験者募集ポスターを眺めている患者に事務スタッフから声かけをして試験の内容を取り次ぐなど啓発にも心がけており，臨床試験に関する各種連絡の中継役としての関わりも大きい．

　このように，事務スタッフも通常診療と同様，治験・臨床試験においても重要なチームメンバーである．

[渡邉 達也（②（1）（4）），大森 亮子（②（2）（3）（5））]

4 チームの効果と評価

　治験や臨床研究を適切に行うためには，研究の倫理性と科学性，そして信頼性が重要となる．これらをバランスよく遂行するには各部門のチーム体制が必須であり，またCRCそのものも安全かつ正確に治験・臨床試験をサポートすることが要求される．院内各部門のチーム体制をコーディネートし形作っていくことがCRCには求められており，これはそのまま医療や研究の質に直結する．

　経験を積んだCRCはこのチーム医療体制作りのエキスパートでもあり，もとの職場に戻ったとしてもその力を十分に発揮できる．現在の細分化された医療をチームとしてつなぎ合わせ，調整する役割としてもCRCの経験は有用である．よい医療を行うためにスタッフを育て，フィードバックするという意味においても，医療機関のなかで治験や研究を行うことはとても意義深いことである．

[氏原　淳]

チーム医療演習の展開例

2-1 救急医療──心筋梗塞患者の急性期治療と心臓リハビリテーション

　心筋梗塞は，心臓を栄養する冠（状）動脈が何らかの原因で閉塞し，その灌流領域にある心筋が壊死する疾患で，通常は急速に発症する．冠動脈閉塞の主な原因として急性冠症候群があげられる．これは冠動脈に存在する動脈硬化性粥腫が破綻し，冠動脈内に形成された血栓によって動脈内腔が急速に閉塞する病態をいう[1]．また，冠動脈の血管攣縮が長時間続いた場合にも，心筋虚血が重度となり，急性心筋梗塞を発症することがある．

　心筋梗塞発症早期の主要な合併症として，不整脈，心原性ショック，および心不全があげられる．特に，心筋梗塞発症から数日以内は，患者の90％以上に致死的不整脈を含む何らかの不整脈が認められる[2]．

　急性心筋梗塞の予後として，集中治療室における不整脈管理や心不全管理が発達し，さらにカテーテルを用いた早期の血行再建術が著しく進歩したことから，急性心筋梗塞の院内死亡率は6〜7％以下にまで低下した[3]．しかし，急性心筋梗塞を発症した患者の15％以上は，発症直後から2時間以内に心臓突然死をきたすとされ，その大部分は致死的不整脈による死亡である[1,2]．心臓突然死の多くは医療機関に搬送される前に起こるため，心筋梗塞の急性期治療は早ければ早いほどよく，発症直後の初期治療を含む患者搬送システムの充実は必須である．

　心筋梗塞の長期予後の改善には，冠危険因子の管理が重要であることから，運動療法，食事指導，服薬指導，禁煙支援，メンタルケアなどの長期にわたる患者支援が必要となる．これらの患者支援を包括的に実施する心臓リハビリテーションは，心筋梗塞後の3年生存率を50％以上も改善するとの報告から，薬物治療にも勝る2次予防効果が示されている[2,4,5]．一方，血行再建術による治療は，急性期予後は顕著に改善するものの，冠動脈の新規病変の発生を予防することができないため，長期的予後に関しては満足すべき成果は少ない[6]．

　ここでは，急性心筋梗塞（回復期も含む）で入院した患者に対するチーム医療を取り上げる．

1 症例

「急性心筋梗塞で緊急入院した患者の急性期治療から 2 次予防までのチーム医療」

❶症例の紹介

　55 歳，男性．IT 関連会社の営業部長で，仕事が生きがいだった．ここ 2〜3 年は深夜までの仕事が続き，また，接待で飲酒を伴う会食の機会が多く，塩分やエネルギー量の高い食事を摂取していた．毎日 1,000 mL 以上のビールを 20 年間，1 日 20〜30 本の喫煙を 35 年間続けていた．

　秋の職場の健康診断では，BMI[*1] は 2 年前の 28.3 から 32.8 に上昇し，高血圧症と脂質異常症を指摘された．検診結果の返却時に，生活習慣病予防のための食事，運動，禁煙，および飲酒についての説明会があったが，参加せずに職場に戻ってしまった．その後，産業保健管理の専門職員が，健康管理に関する説明のためたびたび訪問したが，「今は忙しいからあとで」と放置していた．本人は，市販の特定保健用食品を摂取していれば受診する必要はないと考えていた．妻は，早朝から深夜まで忙しく働いている夫の体を心配していた．

　2 月中旬の朝，自宅で突然，胸部の激痛を訴えて倒れ，意識のない状態となった．妻はただちに救急車を呼び，自宅で救急救命士が心肺蘇生（CPR）[*2]と自動体外式除細動器（AED）[*3]による除細動を施行したが，重度の除脈と血圧低下が続いたため，近隣の大学病院救命救急センターに緊急搬送された．急性心筋梗塞による心原性ショックと診断されたため，救急医療チームによって直ちに呼吸循環維持のための治療が開始された．気管内挿管による人工呼吸管理のもと，体外式人工ペースメーカーの挿入と心臓カテーテルによる冠動脈血行再建術（PCI）[*4]が施行された．急性心筋梗塞を起こした責任冠動脈の再灌流が得られた後，鎮静薬や抗凝固薬が投与され，冠動脈拡張薬と抗不整脈薬による治療が開始された．その後，心拍は正常な調律に回復したため体外式人工ペースメーカーを抜去し，呼吸状態も安定したことから人工呼吸器より離脱した．入院から第 7 病日には，患者は安静時の胸痛や呼吸困難，動悸などは自覚せず，心拍数は 90/分台で，心電図でも危険な不整脈や虚血性 ST 低下あるいは ST 上昇を認めなかった．

　患者の速やかな社会復帰を図るためは，心臓リハビリテーションを早期に開始して，身体活動範囲を拡大することが必要である．また，退院後も抗血小板薬やレニン・アンジオテンシン系抑制薬，脂質異常症に対する薬剤を長期的に服用していく必要がある．そこで，服薬管理や生活指導などを含む包括的心臓リハビリテーションのための新たな医療チームが組織された．

　入院中の患者は，心筋梗塞発症時の激痛と死に直面した恐怖から，「動いて本当に大丈夫か」「これからも仕事は続けられるのか」と，妻に身体状況や職場復帰に対する不安を口にしていた．妻や娘が懸命に励ましてはいるが，患者は元気がなくふさぎがちの状態が続いた．さらに，食欲もなく動きたがらない状態であったため，リハビリテーションプログラムの進行が遅延し，循環動態や身体機能の回復が進まずにいた．患者は，医師，看護師から現在の病状や今後の見通しについて，さらに理学療法士から身体機能の維持・向上の重要性について説明を繰り返し受けた．その結果，患者の不安は軽減し，身体活動範囲も少しずつ拡大するようになった．

　運動療法として，退院後の身体活動を目標に運動負荷量が徐々に拡大された．同時に，冠危険因子を是正す

るため，医療従事者がそれぞれの専門の立場から日常生活に関する注意点を患者，家族に説明した．退院後は，定期的に内科外来に通院して，心機能や全身状態の評価を受け，必要な薬剤が処方された．回復期心臓リハビリテーションでは，日常生活活動（ADL）[*5] が問題なく行えることを確認しながら，運動療法によって身体活動量を徐々に増加して復職に備えた．職場環境が心筋梗塞後の心機能に悪影響を与えるか否かを検討し，さらに労働を行うに際して，患者の身体機能が十分に回復しているか否かについても評価された．

[注]
[*1] BMI：body mass index，[*2] CPR：cardiopulmonary resuscitation，[*3] AED：automated external defibrillator，[*4] PCI：percutaneous coronary intervention，[*5] ADL：activities of daily living．

❷ チーム医療の実践に際し認識しておくべき医療上の問題点

(1) 入院前の問題点

ⅰ）発症前の生活習慣

患者は，仕事中心の生活であり，食事，嗜好品，運動などの生活習慣が健康状態に及ぼす影響については関心が低かった．妻は，夫の健康状態を心配していたが，具体的な健康管理の手段を講じられなかった．

ⅱ）生活習慣病

患者は，職場の健康診断で高血圧症，脂質異常症，肥満といった生活習慣病の存在を指摘されるも，その疾患の危険性を十分に認識せずに放置していた．また，生活習慣病に伴う特別な自覚症状がなかったため，特定保健用食品を摂取することで安心し，医療機関を受診する機会を失っていた．

(2) 入院中の心筋梗塞に対する治療

ⅰ）急性期治療

患者は，急性心筋梗塞のため自宅で心肺停止状態になったとき，救急救命士による心肺蘇生術が実施されている．搬送先の救命救急センターでは，救急医療チームによって直ちに呼吸循環維持のための治療が開始された．急性心筋梗塞による心原性ショックの状態で，肺水腫に対しては気管内挿管を行い，人工呼吸器による呼吸管理を行った．血圧低下に対しては，カテコラミン製剤を静脈内投与し，血圧を維持した．また，徐脈に対しては，体外式人工ペースメーカーを挿入して心拍数を増加させ，心拍出量を維持した．心原性ショックを合併した急性心筋梗塞に対して，心機能の回復と呼吸循環動態の改善を図るために，全身管理のもと緊急でPCIが施行された．

ⅱ）入院期の心臓リハビリテーション

患者は，急性期の治療に続いて，退院を目指して入院期の心臓リハビリテーションを受

けることになる．しかし，本症例では心臓リハビリテーションの進行が遅延し，日常生活の自立や運動機能の回復が十分でなかった．これは，運動療法の実施に際して何らかの症状を自覚したり，薬剤の副作用や臥床による消化器症状，夜間の睡眠障害，あるいは心筋梗塞発症時の恐怖や不安が残るなど，入院生活が快適でない可能性があった．

(3) 患者に対する支援

i) 入院期の患者心理に対する支援

急性心筋梗塞の患者の多くは，予期せぬ疾患の発症によって，突然の入院を余儀なくされる．本症例は，人生のすべてであった仕事に戻れないかもしれないという不安から，自信の低下とうつ傾向が出現した．復職のことを考えると，家族の対応や職場の受け入れ状況が心配となり，リハビリテーションに積極的になれていなかった．

ii) 退院後の患者に対する支援および教育

本症例は，入院前の生活習慣として，喫煙，飲酒，高エネルギー食の摂取，運動不足，肥満などがあり，退院後は新たに通院や薬剤の服用が必要になった．生活習慣の大幅な改善が必要になるため，その改善に際して著しいストレスが出現する可能性があった．さらに，退院後の労働条件の見直しや，職場におけるカウンセリングなどの支援が必要となった．

(4) 退院後の心筋梗塞に対する治療

i) 全身状態の評価と薬物療法

退院後は，患者は定期的に診療機関を受診し，心機能の変化，合併症の出現，あるいは増悪，冠危険因子の状態，心理的変化などの全身状態について評価を受け，薬剤が処方される．必要に応じて，血液検査や生理機能検査が施行され，食事指導，メンタルケア，服薬状況，身体活動などについてそれぞれの専門職から支援を受けることになる．

ii) 退院後の心臓リハビリテーション

回復期，そして維持期の心臓リハビリテーションの主な目的は，2次予防と生活の質（QOL）の向上であり，その結果として長期予後の改善が得られる．退院後の運動療法は，患者が家庭や職場で実施する非監視型の運動と，医療機関に通院して実施する監視型の運動との組み合わせで行われる．心臓リハビリテーションは，運動療法ばかりではなく，服薬指導や食事指導，冠危険因子の管理，メンタルケア，職場環境の整備などの患者，家族に対する支援を含んだ包括的プログラムとして実施される．

iii) 再発予防

心筋梗塞は再発する疾患であることから，再発予防には冠危険因子の管理が必須である．そのためには，通院によって全身状態の評価を行う必要があり，血液検査，生理機能検査，X線検査などが定期的に実施される．冠危険因子を是正し，安定した全身状態を維持する

ためには，処方薬の飲み忘れを防ぎ，包括的心臓リハビリテーションを継続的に実施することが重要で，その結果が再発予防につながる．

2 関わりあう職種（チームのメンバーとなる職種）［表1］

❶入院前に関与する職種

主として救急救命士による救急搬送体制と1次あるいは2次救急病院

❷入院後の救急医療に関与する職種

主として集中治療室のある大学病院または総合病院で，心肺蘇生，心肺維持装置，カテーテル治療に関する専門職；医師，看護師，臨床工学技士，放射線技師，臨床検査技師

❸入院中の一般的治療に関与する職種

医師，看護師，薬剤師，理学療法士，管理栄養士，臨床検査技師，臨床工学技士，放射線技師，臨床心理士，社会福祉士

❹退院後に関与する職種

医師，看護師，薬剤師，理学療法士，管理栄養士，臨床検査技師，臨床工学技士，放射線技師，臨床心理士，社会福祉士，衛生管理者

3 地域との関わり

❶退院後の通院による医療の継続

退院後は，定期的に医療機関の外来に通院し，心機能や全身状態の評価および薬剤の処方を受ける必要がある．入院していた病院に通院することが多いが，他院からの紹介によって入院した場合や通院することが困難な場合には，紹介元の病院や近隣の医療機関に転院し，そこに通院することになる．

❷回復期および維持期の心臓リハビリテーション

心臓リハビリテーションは，2次予防としての有効性が高く，心筋梗塞患者の長期予後を改善することから，退院後も長期的に継続することが望まれる．心臓リハビリテーションは，施設認定を受けた医療機関で実施されるため，回復期および維持期心臓リハビリテーションを継続するには，限られた医療機関に通院することになる．また，退院後の非監視型運動療法は，心臓リハビリテーションチームの指示に従って，自宅そして地域の広場あるいは運動施設で実施されるため，運動が行える地域環境を把握しておく．

❸地域連携医療

退院後に大学病院や総合病院の外来に通院していた場合，患者の全身状態が安定した後

[表1] 急性心筋梗塞の医療に関わる職種

職種	業務内容
医師	治療に関する患者・家族への説明と同意，心肺蘇生術や心臓カテーテルによる急性期治療，全身状態の評価と対処，投薬の指示，心臓リハビリテーションプログラムの処方および進行状況に応じた評価，患者や家族に対する病状，治療経過，予後などの説明，再発予防に関する患者教育，産業医による労働環境の整備と健康管理
看護師，保健師	治療に関する患者，家族への説明（主として医師の説明の補助），医師による医療行為の補助，患者・家族に対する精神的・心理的・社会的支援，冠危険因子に関する患者教育，各職種との調整
臨床放射線技師	心臓カテーテル治療における血管造影装置の管理，全身状態や心機能の評価のためのX線撮影および核医学検査
臨床工学技士	人工呼吸器や心肺補助循環装置の管理，心電図や血圧などの生体信号のモニタリング装置の管理，人工ペースメーカーや埋め込み型除細動器の設定補助
理学療法士	集中治療室における呼吸理学療法，臥床による廃用症候群からの回復および予防，入院期とそれに続く回復期と維持期の心臓リハビリテーション（身体機能評価と運動療法）
臨床検査技師	緊急の血液検査と生理機能検査の実施，検査結果の異常値の報告，定期的な心機能検査（心電図，運動負荷心電図，ホルター心電図，心エコー検査など）の実施
薬剤師	救急蘇生に関する薬剤の管理・維持，処方された薬剤の確認，患者に対する処方薬の作用や服用方法の説明，副作用や摂取禁止となる食物などの説明
管理栄養士，栄養士	栄養状態や食物摂取状況の評価，摂取エネルギーや塩分・脂質の制限食の管理，患者や家族への食事指導，退院後の食事内容に関する定期的な評価と患者・家族への説明
救急救命士	急性心筋梗塞の発症現場および患者搬送時の救急対応として，心肺蘇生術，呼吸循環動態の監視
社会福祉士	患者の社会復帰を図るための心理的・社会的支援，高額医療費に関する支援
衛生管理者	労働環境の整備と改善（配置転換や就業制限など），職場における疾病予防

には，近隣の医療機関に移って長期的な外来診療を受けることがある．また，心筋梗塞が再発したときには，その医療機関あるいは救急隊からの通報によって，患者は大学病院あるいは総合病院に速やかに収容される．そして，直ちに救急医療が受けられる医療体制が構築されている．

❹ 医療以外での関わり

復職する際には，職場までの通勤環境や就労環境を詳細に把握して，労働における作業強度や活動強度を評価し，その作業が患者にとって許容範囲か否かを検討する．もし，患者にとって作業が過大であると判断されたならば，作業時間の短縮や，職場の配置転換など，職場の産業医や衛生管理者とともに就労環境を整える．家族は，食事や運動などの生活習慣の是正について，患者に対する支援・協力を行う．

4 チーム医療の目的

　急性心筋梗塞のチーム医療は，①発症予防（1次予防）としての健康診断と冠危険因子の管理，②発症時の救命そして救急搬送体制，③急性期治療と呼吸循環管理，④退院や復職を目標とした回復期の治療，⑤復職後の維持期の治療，⑥再発予防（2次予防）としての生活習慣の是正と冠危険因子の管理，⑦再発時の救急対応，に分けて考えることができる．各段階において関与する職種は変化するが，それぞれの段階におけるチーム医療がつながりをもって移行していくことが重要である．それと同時に，患者に関する医療情報も途切れることなく，医療従事者のあいだで共有していくことが必要である．

5 キーワード

　心臓救急，急性心筋梗塞，心臓リハビリテーション，生活習慣病，2次予防，家族の支援，職場の健康管理，特定保健用食品，心理的不安

［増田　卓］

［文献］
1) 高野照夫・他：急性心筋梗塞（ST上昇型）の診療に関するガイドライン（JCS2008）．Circulation J, 72（Suppl. IV）：1347-1442, 2008.
2) 川名正敏・他編集：循環器病学―基礎と臨床―．西村書店，2010, pp.564-566, 651-665.
3) 増田 卓, 松永篤彦編集：循環器理学療法の理論と技術., メジカルビュー社, 2009, pp.38-55.
4) Witt, B.J. et al.：Cardiac rehabilitation after myocardial infarction in the community. J Am Coll Cardiol, 44：988-996, 2004.
5) Balady, G.J. et al.：Core components of cardiac rehabilitation/secondary prevention programs：2007 update：a scientific statement from the American Heart Association Exercise, Cardiac Rehabilitation, and Prevention Committee, the Council on Clinical Cardiology；the Councils on Cardiovascular Nursing, Epidemiology and Prevention, and Nutrition, Physical Activity, and Metabolism；and the American Association of Cardiovascular and Pulmonary Rehabilitation. Circulation, 115：2675-2682, 2007.
6) Hambrecht, R. et al.：Percutaneous coronary angioplasty compared with exercise training in patients with stable coronary artery disease：a randomized trial. Circulation, 109：1371-1378, 2004.

チーム医療演習の展開例

2-2 大災害時の医療現場——大災害時の初期救急医療

　日本では「災害は忘れたころにやってくる」と古くからいわれているが，近年をみてわかる通り，「災害は忘れる前にやってくる」状況である．そして日本は地震や台風などの自然災害をはじめ，飛行機事故や列車事故，放射線災害など多くの災害が起きており，今後も起きる可能性がある．そのような大災害時の医療では，医療供給に対して需要が著しく増大しているため，通常以上にチームとして医療を展開することが求められる．また，災害医療には災害サイクルという概念があり，発災〜急性期〜亜急性期〜慢性期〜復旧・復興期〜静穏期〜準備期〜発災とさまざまな時相をもつ．それぞれの時相で医療は関わるが，ここでは大地震を取り上げ，急性期の災害医療をもとにチーム医療について考えてみる．

1　設　定

「大地震発災後の初期救急医療」

❶ケースの紹介

　20○○年6月28日午前10時10分，駿河湾沖深さ30 kmを震源とするM 8.7の巨大地震が発生した．静岡県富士宮市などで最大震度7を記録し，太平洋沿岸の広い地域で津波による2次被害が発生した．伊豆半島南部，駿河湾，遠州灘を中心に高さ10 mを超える津波が，相模湾や房総半島でも5 mを超える津波が発生し，沿岸は甚大な被害を負った．建物の倒壊や火災が各地で発生し，新幹線をはじめとする列車の脱線転覆や東名高速の崩壊などによる交通網の寸断が複数の地域にまたがって起こった．地域によっては電気・ガス・水道などのライフラインも完全に途絶した．被災県は神奈川県をはじめ，静岡県，愛知県，長野県，山梨県，東京都や三重県の一部と非常に広範囲にわたった．政府は緊急災害対策本部を設置，各被災県も災害対策本部を設置して対応を行うとともに，非被災県に対して緊急支援要請を行った．各都道府県や市町村などの行政，消防，警察，自衛隊，米軍など関係諸機関が活動を開始した．死者・行方不明者は数万人に及ぶと考えられた．

　相模原市は神奈川県の県北に位置し，今回の大地震に際しては震度6弱の揺れを観測．市内の建物は一部倒壊，交通事故や火災も多発し，それに伴い多くの傷病者が発生した．消防や救急の需要は非常に多かったが，通信機器の使用が困難な状態であったため，発災後2時間までは要請に至らないことがほとんどであった．医療のニーズは増加していたが，市内の医療機関の多くは倒壊や火災などで診療できる状況ではなかった．

　災害拠点病院であるS大学病院では，発災直後に院内災害対応マニュアルにのっとり，病院長の指揮下で活動を開始した．平日日中であったため院内には多くの職員がおり，それぞれトリアージ，避難誘導，患者搬送，

医療機器準備，救急処置，手術，入院診療，ライフラインの確保などにあたった．院内では旧棟の一部や新棟をつなぐ渡り廊下が崩れ，入院患者の安全確保も必要であったが，数名の患者，職員が打撲，骨折などの受傷をしたものの，人的被害は少なかった．ライフラインとして電気は自家発電，水道は貯水タンクからある程度は確保でき，数日分の食糧や医薬品は備蓄で賄える状況だった．設備面では手術室は2室，X線やCTは1台ずつ使用可能．血液検査はシステムダウンのため使用不可，透析も水利用の面から施行できない状況であった．

発災から約4時間が経過した午後2時になると，自力歩行可能な近隣の傷病者や自家用車で来院する傷病者が増加．数百人の傷病者が病院にやってきた．また，倒壊家屋の瓦礫や火災現場から救出された傷病者が救急車で搬送されはじめた．救急外来は通常の診察室では到底足りず，外来待合室や駐車場にテントを設営して対応した．はじめは傷病者も少なかったため，外来は整然としていたが数が増えるにつれ，また興奮した傷病者が搬送されると混乱の度合いは一気に加速した．搬送された傷病者の家族，病院は安全だろうと思いやってきた周辺住民，泣き叫ぶ子ども，次々やってくる傷病者，途切れることのない救急車，情報を得ようとやってきた報道陣，現場は収集がつかない状況になってきた．そのため患者対応能力が低下し，また患者数も収容能力を超える状態になった．適切な対応が求められるなか，混乱は続いていた．

❷チーム医療の実践に際し認識しておくべき問題点
(1) 医療上の問題点
ⅰ）大災害急性期の傷病者の特徴

来院する傷病者の多くは外傷の傷病者である．内因性疾患（急性心筋梗塞，クモ膜下出血など）を発症した傷病者も運ばれることはあるが，急性期であっても通常と比べ，特別多いわけではない．地震に伴うものは外傷がほとんどであるが，内容としては打撲，擦過傷，捻挫などの軽症から骨折，中等度熱傷などの中等症，クラッシュシンドローム，全身熱傷，腹腔内出血，多発外傷などの重症まで幅広く認められる．発災当初は搬送手段も確立されていないため，自力で移動可能な傷病者が多数来院することが予想される．その後は救急車で搬送される傷病者も増加し，さらに医療機関への負担が増加する．なかには助かる見込みのない重症傷病者やすでに心肺停止に陥った傷病者が搬送されることも予想される．

ⅱ）大災害急性期の治療の特徴

病院も被災しているため診療のみに人員を割くことは困難で，傷病者の医療ニーズに対して供給できる医療は非常に少ない．またライフラインも生きてはいるが，水などは復旧するまでに限りがあり，医薬品類も備蓄分しか使用することができない．院内の設備も破損があるために，手術や血液検査，画像検査などに制限がある．このような状況下で診療を行わなければならず，必然的に優先順位の高い傷病者（≒重症な傷病者）から診療を行うことになる．そのためトリアージを行って順位づけをし，限られた資源で救命可能な最

大多数の傷病者に医療を提供する．軽症や救命の見込みが少ない傷病者には優先を与えない．また手術など根治的な治療を行うには人的，物的資源の制限があるため，一病院だけではすべての治療を完結できない．

ⅲ）他病院との連携

院内で対応できないほどの傷病者が来院した場合や治療の完結ができない場合に，他病院と連携を取り，診療や入院を依頼する必要がある．しかし，市内や県内などの近隣の病院も同様に被災していると考えられ，来院する傷病者数やライフラインの崩壊も同程度が見込まれる．場合によっては被災地外への搬送も考慮する必要があり，そのための医療チームを派遣してもらう必要がある．

ⅳ）精神面での問題点

突然，大災害に遭遇したため傷病者をはじめ，職員にも心的動揺が広がっている．一般市民のみならず職員も同様に被災者である．職種によっては悲惨な状況を目の当たりにするため，急性ストレス障害（ASD；acute stress disorder）を生じ，後に外傷後ストレス障害（PTSD；post traumatic stress disorder）に至る可能性がある．被災者のみならず職員の惨事ストレスに対しても考慮する必要がある．

ⅴ）院内の患者

外来のみならず，院内にも数百名の入院患者がいる．今後外来から傷病者を多数入院させる必要があるため，予定手術などで入院している患者は退院してもらうなどして病床を確保する必要がある．また，病院のライフラインの状況によっては入院治療が困難である患者もいるため，他病院への移動も考慮する．

(2) 医療以外の問題点

ⅰ）災害対策本部

院内災害対策マニュアルでは病院長を頂点とした災害対策本部の設営を行うこととしている．本部は指揮・命令系統の頂点としての役割が必須であり，院内のみならず近隣，ひいては災害全体の情報を入手する必要がある．職員，患者，来院する傷病者の安全を確保し，情報伝達の手段を確立（無線や伝令など），その後暫定的な災害対応プランを計画してアナウンスする必要がある．状況は経時的に変化するため，一定時間ごとに計画を練り直し，軌道修正をして災害に対応する必要がある．

ⅱ）院内の設備，ライフライン

病院は建物の倒壊が一部あるなど2次災害の危険性がある．診療スペースも通常使用している場所が危険である可能性があるため，待合室や駐車場にテントを設置するなどの工夫が必要である．ライフラインでは，水道が止まっており，貯蓄している水だけでは数日しか対応できない．電気に関しても自家発電は行われているが，燃料が確保できなけれ

ば限りがある．酸素なども備蓄で対応しているが，通常診療と同様に使用していれば数日でなくなることが予想される．また，画像診断装置や血液検査機器などは傷病者の来院とともに需要が増加するため，条件つきの運営に加え，復旧が急がれる．

ⅲ）衣食住

発災当日は6月下旬であるため，降雨が予想される．気温が低下することも考えられるため，院内でも防寒具などが必要になる．また日中は気温が上昇するために衛生面からも衣類の確保が必要になる．数日分の食糧は備蓄されている状況であるが，その後の保証がなく，また経管栄養など特殊な食事をしている入院患者への対応が必要となる．飲料水も備蓄があるが，水道の状況によっては診療に使用される可能性もある．院内で活動を行っている職員の生活スペースの確保だけではなく，付き添いの家族や近隣からやってきた人に対して避難場所の確保が必要である．院内で避難生活をする必要もあるため，プライバシーの配慮や診療区域との境界を明瞭にするなどの対処が求められる．

ⅳ）衛生面

水洗トイレの使用が難しいことや生活水の確保ができないため，院内の衛生状況が悪化することが想定される．トイレの清掃など清潔を保つことで衛生面のみならず，その後の避難生活を快適に過ごすことができる．また診療に用いた器具も煮沸消毒などができない状況であり，感染の管理も必要になる．

ⅴ）広報活動

S大学病院の周辺地域，医療圏においては病院も含めかなりの被害が出ている．被災地内ではS大学病院が診療可能な災害拠点病院の最前線である．時間の経過とともに，家族の安否を心配する住民や報道陣が押し寄せて来るため，その対応をする必要がある．搬送された傷病者のリストを掲示する，定時に記者会見を開くなどの対応が求められる．

2 関わりあう職種 ［表1］

医師，看護師，薬剤師，診療放射線技師，臨床工学技士，臨床検査技師，理学療法士，作業療法士，言語聴覚士，視能訓練士，臨床心理士，管理栄養士，医療ソーシャルワーカー，事務員，衛生管理者・営繕担当，診療情報担当，看護補佐，大学職員，学生ボランティア，その他（消防，警察，非被災地からの医療チーム）

3 チーム医療の目的

①大地震により広域で甚大な被害が発生し，被災地域では医療体制が大きく変化してい

[表1] 各職種で行えることの例

職種	内容
医師	災害対策本部での活動，トリアージ（ふるい分け，並び替え），他病院へ搬送すべき傷病者の選別，蘇生・救命処置，創傷・熱傷処置，緊急手術，内科疾患への対応，入院患者の管理，疼痛緩和，感染や事故防止対策，死亡診断や死体検案，本人・家族への説明，災害現場での活動，職員の健康管理，記録
看護師，保健師	災害対策本部での活動，トリアージ（ふるい分け，並び替え），蘇生・救命処置や創傷・熱傷処置の介助，手術の介助，診療の介助，外来および病棟の医療材料など必要物品の管理や準備，感染や事故防止対策，本人・家族への説明，記録，病床の確保
薬剤師	必要薬剤の確保と供給，薬剤の情報提供，感染や事故防止対策，帰宅傷病者への服薬指導
診療放射線技師	傷病者の画像撮影，院内で使用している核種の管理，被曝医療対策
臨床工学技士	医療機器の復旧と保守管理，人工呼吸器・患者監視モニター・輸注ポンプなどの事故防止対策，非常用電源の管理，手術の補助
臨床検査技師	検査機器の復旧と保守管理，迅速な検査の実施，検体管理，輸血の確保・管理，感染や事故防止対策
理学療法士	骨折患者の固定，松葉杖や車椅子の指導・管理，入院患者の看護補助
作業療法士	骨折患者の固定，松葉杖や車椅子の指導・管理，入院患者の看護補助
言語聴覚士	聴覚障害者や失語症の傷病者に対する診療の補助，入院患者の看護補助
視能訓練士	視覚障害のある傷病者に対する診療の補助，眼外傷傷病者の機能評価，入院患者の看護補助
臨床心理士	傷病者・家族への心的支援，職員への心的支援やカウンセリング
管理栄養士，栄養士	食糧の確保および管理，入院患者の栄養管理
医療ソーシャルワーカー	医療費徴収の際の補助，入院患者の転院先調整
事務員	災害対策本部での活動，情報の収集と提供，医療材料など必要物品の確保，収容患者の特徴や氏名の公表，報道機関への対応，院内への広報，可能な範囲での医療費徴収，病床の確保，入院患者の情報管理，防犯・安全管理，職員の生活物品確保・配布，傷病者の誘導
衛生管理者，営繕担当	ライフラインの確保，倒壊部位の評価・応急修繕，トイレなどの衛生管理，テントの設営，感染・事故防止対策，職員の生活物品確保，被曝医療の際の養生
診療情報担当	診療録の管理（外来，入院）
看護補佐	傷病者の移動，検体の搬送，病棟での看護補助
大学職員	大学構内の安全確保，学生の被災状況把握，病院での傷病者移動の補助，避難場所としての構内の提供
学生ボランティア	傷病者への対応（話を聞く，食事の提供など），院内の補助（傷病者の移動，廃棄物の処分，記録など）
その他	消防，警察：現場での救護活動や傷病者搬送，安全確保，消火・救助，二次災害防止 非被災地からの医療チーム：現場活動，病院支援，域内搬送，広域搬送

る．外部からの応援を受けつつ医療機能の復旧を果たし，災害拠点病院としての役割を果たす．そのためには全職種の協力が不可欠である．
②限られた医療資源で最大多数の救命可能な傷病者を救命する．
③入院患者に対しても不利益がないような対処を行い，かつ外部からの傷病者を受け入れる体制を確立する．
④災害拠点病院として，傷病者の受け入れや家族のニーズに応えることで，医療提供だけでなく地域の支えとなる．
⑤職員も被災者ということを認識し，必要な身体的・心的医療の提供や情報の共有を行う．
⑥報道機関に対して被災地からの適切な情報を発信することで，国内・外に対し正確な現状を伝える．

4 キーワード

災害サイクル，災害時初期救急医療，災害拠点病院，院内災害対応マニュアル，混乱，被災者，トリアージ，ライフラインの確保，惨事ストレス，指揮・命令系統，情報の収集，衛生管理，生活の維持，報道機関への対応，非被災地からの医療チーム

[服部 潤]

[文献]
1) 山本保博, 鵜飼 卓：トリアージ. 第3版, pp.2-18, 荘道社, 2003.
2) 村山良雄：災害医療におけるERの役割. ERマガジン, 1(5)：359-362, 2004.
3) 本間正人：災害対応計画・被害の軽減化ってなに？ ERマガジン, 1(5)：363-366, 2004.
4) 松井 豊：惨事ストレスについて（配布資料）

チーム医療演習の展開例

2-3 脳血管障害—脳梗塞後遺症としての嚥下障害，言語障害，運動障害など

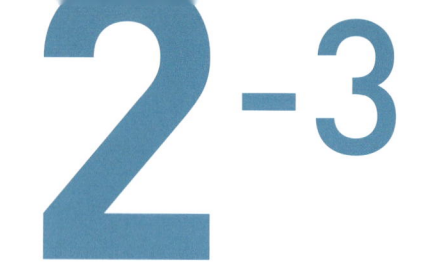

　脳血管障害は，がん，心臓病に続いて日本人の死因の第3位を占めるが，この疾患で死亡する患者は，その認知度が上がったことや，治療の進歩に伴って年々減少している．一方で，日本人の寝たきりの原因の第1位が脳血管障害であることは周知の事実であり，チーム医療の典型であるリハビリテーションによる障害への介入は極めて重要である．ここでは，嚥下障害とADL障害，さらに歩行障害を呈した脳梗塞症例を取り上げ，チーム医療について考える．

1 症例

「脳梗塞およびその後遺症の治療を受けるA氏へのチーム医療」

❶症例の紹介

　67歳の男性．喫煙歴なし．アルコールは，1日ビール大瓶1本と焼酎2合．自営業（アパート経営）．妻と2人暮らし．妻は64歳，無職．34歳の長女がいるがすでに結婚しており，遠方に居住している．既往歴として高血圧症と2型糖尿病があり，8年前から血圧降下薬（ニフェジピン），5年前から経口血糖降下薬（グリメピリド）を服用している．

　今回，12月30日より悪心，嘔吐が認められた．また同日，血圧が190/100 mmHgと普段より高値であった．翌日になっても血圧高値が持続し，同日の夜には歩行時のふらつき感のために転倒した．1月1日にはふらつき感がさらに強くなり，起き上がるのも困難な状態であったが，本人が経口摂取を希望したため食事を摂取したところ誤嚥した．その後，口腔内に唾液が多量に貯留するようになった．さらに，同日の午後にはろれつが回りにくく，物が二重に見えるようになったため当院へ緊急入院となった．

　神経学的には，①軽度の構音障害，②眼球位置は左右眼球が上下へずれ，左が下位である（斜偏倚），③複視，④口角は左で下垂，⑤咽頭後壁が右へ引っぱられる（カーテン徴候陽性），⑥口腔内の著しい唾液の貯留，⑦回転性めまい，⑧右上下肢の痛覚低下，⑨左運動失調，⑩歩行障害を認めた．頭部CTスキャンでは明らかな異常は指摘されなかったが，MRIでは左橋下部〜延髄外側に急性期脳梗塞巣を認め，MRAでは左上小脳動脈および後下小脳動脈の血流低下が疑われた．以上より，脳梗塞（ワレンベルク症候群）と診断された．また，血液検査では白血球が18,000/μlに増加，胸部X線では右肺野に透過性の低下を認め，肺炎の合併が考えられた．

　本人と妻に対して今回出現した自他覚症状，検査結果と病名が説明され，抗血栓療法（抗凝固薬（ヘパリン）），脳保護薬（エダラボン）による脳梗塞急性期の治療および抗菌薬（スルバクタム・アンピシリン配合剤）によ

る誤嚥性肺炎の治療が提示され，また，可及的速やかにリハビリテーション（理学療法（PT），作業療法（OT），言語聴覚療法（ST））を開始すること，さらに，運動失調と嚥下障害を中心に後遺症が残存する可能性が説明された．

説明を受けた直後に様子を聞くと，患者は現在の自覚症状，特に複視と口の中に唾液が貯まることがこの後どのようになるか不安であり，妻は急性期脳梗塞の症状進行についての不安が強かった．

❷ チーム医療の実践に際し認識しておくべき問題点

(1) 医療上の問題

i) 予後

ワレンベルク症候群は延髄背外側部の障害による症候群で，延髄外側症候群とも呼ばれる．これまで椎骨動脈の枝の1つ，後下小脳動脈の閉塞によると報告されてきたが，近年ではむしろ椎骨動脈そのものの血栓によることが多いと考えられている．発症時には，頭痛，回転性めまい，悪心，嘔吐を自覚し，多彩かつ特徴的な症状を認める [表1]．

この症候群の臨床的特徴や責任血管に関する検討は，すでに十分に行われてきている．また，生命予後は多くの場合良好であり，症状が進行して急性期に死亡する患者は極めてまれと考えられている[1]．一方，患者の機能予後や機能障害の程度を系統的に研究した報告は少ない．連続18症例をまとめた米国の研究では，発症から1年経過しても小脳性運動失調は約半数，嚥下障害は23％と高率に残存する[2]ものの，移動能力は著しく改善し，85％で歩行が完全に独立すると報告している．わたしたち医療チームは，4人の患者のうち1人が発症後1年の時点でも食の楽しみを損なわれている状況であることに配慮する必要がある．

ii) 治療

脳梗塞は1990年に発表されたNINDS分類第Ⅲ版のなかで臨床的カテゴリーとしてアテローム血栓性梗塞，心原性脳塞栓症，ラクナ梗塞，その他の4つに分類される[3]が，本症候群の多くはアテローム血栓性梗塞にあたると考えられている．アテローム血栓性梗塞は主幹脳動脈の粥状硬化性病変を基盤とし，生活様式の欧米化によって近年増加している脳梗塞である．

[表1] ワレンベルグ症候群の主な症状

病巣側	対側
・顔面のしびれ感 ・小脳性運動失調，転倒 ・回転性めまい，悪心，嘔吐 ・複視など ・嚥下障害，嗄声など ・吃逆（しゃっくり）	・体幹半側の温痛覚障害

＜急性期＞

　急性期治療には，抗血栓療法（抗血小板療法，抗凝固療法）と脳保護療法が施行される．本症例のように発症から2日経過した進行性脳卒中の治療を開始する際には，急性期の症状の進行を阻止するために通常抗凝固療法が行われ，抗凝固薬（ヘパリン）が選択された．加えて神経細胞，血管内皮細胞，グリア細胞に網羅的に作用して細胞障害を抑制すると考えられる脳保護薬（エダラボン）を併用した．

＜亜急性期から慢性期＞

　急性期治療後，治療の主体は脳梗塞の再発予防と機能障害および能力低下に対するリハビリテーションへ移行する．

　脳梗塞の再発に関する研究は，これまで国内外で多数検討されており，日本の154例を対象とした研究では，5年以内に27％が再発しており[4]，再発予防のための治療は極めて重要である．アテローム血栓性梗塞の再発予防には抗血栓療法のうち抗血小板療法が有効であり，アスピリン，チクロピジン，シロスタゾール，クロピドグレルの4剤の再発予防効果が証明されている．本症例ではクロピドグレルが開始された．

　一方，リハビリテーションは，長期間の安静により廃用性筋萎縮が進行するため，速やかに開始されることが治療ガイドラインの中で推奨されており[5]，PT，OT，STが行われる．本症例では発症後5日目からベッドサイドで左上下肢の運動失調に対してそれぞれOTおよびPT，球麻痺に対してSTが開始されたが，2型糖尿病による起立性低血圧のため，発症から約1カ月半ベッドサイドでの訓練実施を余儀なくされた．患者の強い希望，すなわち，リハビリテーションによる早期の機能障害（運動失調，球麻痺），能力低下（嚥下障害，ADL障害，歩行障害など）に対する介入とは裏腹に，病室での安静臥床を長期間にわたって強いられる実情を医療チームは十分に認識して，患者へ対応しなければならない．

ⅲ）リハビリテーション後の状態

　リハビリテーション室での訓練開始後，PTでは左下肢運動失調による立位でのバランス不良および歩行障害に対して介入し，2カ月後には室内において監視があれば手すりを利用しての移動が可能になった．OTは左上肢，特に肘の失調に伴うADL障害（タオルで顔をふく，顔を引っかくなど）について，主に座位での訓練（ペグ［杭］を用いたつまみ，運び練習など）を実施し1カ月半でADL動作が自立した．さらに，STでは球麻痺に伴う構音障害および嚥下障害に対応し，特に嚥下障害に関しては耳鼻咽喉科医師と連携し，嚥下造影検査（VF）と嚥下内視鏡検査（VE）による評価にもとづいて訓練を継続した．亜急性期に実施したVEでは，泡状の唾液の咽頭残留が著明であったが，2カ月後に再度行った際には，ゼリーの嚥下は不十分であったものの，初回に比較して唾液の咽頭残留の

減少を認めた．さらに1カ月後に施行したVFでは，食道の右側を通してとろみをつけた造影剤の食道通過を認めるようになったため，楽しみ程度ではあるがお粥の経口摂取を開始した．

ⅳ）脳血管障害全般について

　脳血管障害は，高血圧症，糖尿病，心房細動などの危険因子を有する高齢者が，運動麻痺，失語症などの局所神経症状をある日突然認めるようになって発症することが多い．本症例のような脳梗塞の頻度が最も高いが，その他に脳出血やくも膜下出血がある．高血圧症の薬物治療および急性期脳血管障害の治療の進歩によって，近年，脳血管障害そのもので死亡する患者は減少しているが，その反面，寝たきり老人のなかで最も多いのが脳血管障害患者であり，急性期から慢性期におよぶリハビリテーションを中心とするチーム医療の実践はますます重要になっている．

　現在，脳血管障害患者に対してより良質な医療を提供する際，一般的に疾患の病期に分けて対応することが効率的であると考えられており，点滴による薬物治療が中心の急性期，再発予防とリハビリテーションを中心に展開する回復期，さらにその後の維持期からなる．3つの病期において，患者に求められるチーム医療の内容は当然異なってくるが，リハビリテーションの立場から最も大切なことは，継ぎ目のない（シームレスな）リハビリテーションが展開されることである．

(2) 患者・家族の問題

ⅰ）患者の問題

　60歳代後半の男性，初発脳梗塞患者である．2型糖尿病に対して以前から経口血糖降下薬を服用していたが，血糖コントロールは不良であり，今回の入院中からインスリン療法を導入された．ワレンベルク症候群による左上肢の運動失調のため自身で皮下注射することができず，妻に代わりに注射してもらう必要があった．また，本症例では，糖尿病の合併症としての自律神経症状の1つ，起立性低血圧が当初から認められ，リハビリテーションを進めるうえで大きな阻害因子となった．

　脳梗塞急性期には，患者は，複視と口の中の唾液貯留がこの後どうなるか不安であった．しかし，幸運にも複視は数週間以内に，また，唾液貯留は2カ月以内にかなり改善した．上記の起立性低血圧による血圧変動がある程度落ち着いた後，患者は積極的にリハビリテーションを行った．そして，退院時には起居動作など基本動作は自立し，自宅室内の移動は杖と手すりを使用すれば軽介助で可能なレベルまで改善したが，突然の血圧低下によるふらつき感の増悪を考慮して，現実的には四つん這いでの移動を指導した．

　また，退院前に在宅調整を実施したところ，自宅は建築から年月が経っており，バリアフリーではないことが明らかになった．そこで，外出時の動線の検討（玄関を使用せず，

駐車場と和室を利用する）およびトイレ（特に便座周囲）の工夫などを行った．浴室については改修を行わず，訪問入浴サービスを利用することにした．

さらに，本症例の後遺症で最も問題であったのは嚥下障害である．患者の経口摂取継続の希望は強かったものの障害は重度であり，約4カ月半の入院期間中に体重は10 kg減少した．STを継続し，管理栄養士と食種を相談することによって退院時にはお楽しみ程度の経口摂取が可能になったが，患者は今後，2型糖尿病に対してインスリン療法を必要とするようになったため，確実なエネルギー摂取が必要とされる．結果，患者に十分に説明を行い，経内視鏡的に胃瘻を造設し，経腸栄養を開始，主要なエネルギー源とすることにした．

ⅱ）家族の問題

本症例の場合，妻は主介護者で夫の身を案じており，また，健常な専業主婦である．夫の介護に対するモチベーションは高いが，一人娘はすでに結婚して遠方に居住しており，介護の協力を得ることはできない．患者の脳梗塞後遺症症状（嚥下障害，歩行障害など）と糖尿病に関連する症状（起立性低血圧によるふらつき感，低血糖症状など）を理解したうえで，主に介護保険サービスを利用しながら在宅生活を支えていく必要がある．

2 関わりあう職種［表2］

医師（神経内科，リハビリテーション科，耳鼻咽喉科，消化器内科），理学療法士，作業療法士，言語聴覚士，リハビリテーション助手，看護師（病棟，訓練室），介護福祉士，看護補佐，クラーク，医療ソーシャルワーカー，薬剤師，臨床検査技師，診療放射線技師，管理栄養士

3 地域における関わりあい

❶地域連携医療

脳梗塞の再発予防および糖尿病のインスリン療法が一段落すると，ホームドクターをはじめとする地域の医療機関へ経過観察を依頼することが多い．逆に，脳血管障害を再発，あるいは糖尿病の血糖調整が不良である場合は，再度，わたしたちの医療機関が診療依頼を受けることがある．

❷医療以外の関わり

患者が退院後に能力低下のために他者の介護を必要とすることが予想される場合，入院中に介護保険の申請を行い，ケアマネジャーを選定し，退院後のケアプランを策定し，退

[表2] 脳梗塞（ワレンベルク症候群）診療に関わる職種

医師	治療方針の決定．検査・治療に関する説明．VF・VE の実施．胃瘻造設．合併症や基礎疾患への対応．各職種への協力依頼．
理学療法士	運動失調に伴う基本動作および移動動作の障害に対するリハビリテーション．在宅調整・指導
作業療法士	運動失調に伴う ADL 動作の障害に対するリハビリテーション．在宅調整・指導
言語聴覚士	球麻痺に伴う構音障害および嚥下障害に対するリハビリテーション．VF・VE の援助．嚥下障害に対する指導（嚥下方法，増粘剤の使用法など）．
リハビリテーション助手	理学療法士業務の補助．
看護師	検査・治療に関する看護．VE の援助．障害受容を高める援助．家族のサポート．在宅調整・指導．各職種との調整や仲介．
介護福祉士	病棟での ADL 援助．看護師の業務の補助．
看護補佐	病棟の環境整備．出棟援助．
クラーク	入退院時の事務手続きの説明．書類の受け渡し．
医療ソーシャルワーカー	医療サービスの紹介・選定．在宅調整．地域連携の橋渡し．
薬剤師	薬物治療計画の確認．服薬指導．
臨床検査技師	血液・尿検査の異常発見と報告．心電図検査や超音波検査の実施．
診療放射線技師	X 線検査・CT・MRI 検査の実施．VF の援助．
管理栄養士	嚥下障害に対する調理・食品形態の工夫などの指導．1 日の食事摂取量の目安（適正なエネルギー量）の確認．

院後に備える．具体的には，介護者に過度な介護負担がかからないように，ホームヘルパーに介護の一部を補助してもらう，訪問入浴サービスの利用，デイサービスへの参加，維持期のリハビリテーションとしての訪問リハビリテーションやデイケアなどへの通所リハビリテーションの実施を計画されることが多い．

4 チーム医療の目的

　チームが目指す医療の方向性は，脳梗塞の病期によって異なってくる．すなわち，急性期では，患者・家族が原疾患による機能障害・能力低下および治療に対する理解を深められるよう支援することが要求される．一方，亜急性期以降，主に慢性期では，原疾患の再発に留意し，さらに，能力低下に対するリハビリテーションを積極的に行い，将来的に能力低下を軽減させ，社会的不利を可能なかぎりかぶらないよう支援することが重要である．その後の維持期までを含めて，前記したごとく，一貫した・継ぎ目のないリハビリテーショ

ンが展開されることが，将来の患者のQOL向上に直結することはいうまでもない．

キーワード

脳梗塞，球麻痺，運動失調，嚥下障害，ADL障害，歩行障害，リハビリテーション

[福田 倫也]

[文献]
1) Norrving, B. et al.：Lateral medullary syndrome：prognosis in an unselected series. Neurology, 41(2)：244-248, 1991.
2) Nelles, G. et al.：Recovery following lateral medullary infarction. Neurology, 50(5)：1418-1422, 1998.
3) National Institute of Neurological Disorders and Ad Hoc Committee：Classification of cerebrovascular disease Ⅲ. Stroke, 21：637-676, 1990.
4) 輪田順一・他：脳梗塞例の長期予後と再発作―久山町18年間の追跡調査―. 脳卒中, 5：124-130, 1983.
5) 篠原幸人・他編集：脳卒中治療ガイドライン2009. 協和企画, 2009, pp.283-286.

チーム医療演習の展開例

2-4 糖尿病と合併症
——腎症診療におけるチーム医療の重要性

基本事項—糖尿病性腎症とは ［表1］

近年，糖尿病患者数の増加が著しい．このことは，糖尿病性腎症（以下，腎症）をはじめとする糖尿病の慢性合併症に罹患する患者数の増加を意味する．1998年末の時点で人工透析に新規導入される腎症患者数は，慢性腎炎で新規導入される患者数を凌駕した．腎症は他の腎疾患と比較してその生命予後は非常に不良であることも大きな問題である．

腎症は，慢性的な高血糖により生じる細小血管障害である．糖尿病という全身疾患に伴う腎疾患の代表であるが，高血糖，高血圧，脂質異常などさまざまな要因の関与が指摘されている．病理学的にはメサンギウムの拡大と糸球体基底膜の肥厚を特徴とする．

腎症は，尿蛋白（アルブミン）排泄量と腎機能の経時的変化を中心に5つの病期に分類されている[1]．臨床的特徴は，初期には糸球体過剰濾過が生じ，その後，微量アルブミン尿が出現し，顕性アルブミン尿となる．第3期までは，自覚症状はほとんどみられないが，病期が進み，腎機能低下が生じるにつれて高血圧，浮腫などを呈し，腎不全に至る．したがって，腎症の病期を正確に判定し，それに応じた適切な治療を行うことが重要である．

1 腎症診療におけるチーム医療の重要性

腎症の治療には，血糖コントロールのみならず，血圧管理，脂質のコントロール，腎症の食事療法などを総合した強化療法が必要とされている[2,3]．しかし，その強化療法の目標を達成するための臨床現場の努力は並大抵のものではない．合併症のない糖尿病の時期は血糖コントロールが治療の主眼であるが，微量アルブミン尿や顕性アルブミン尿が出現し，さらには腎機能が低下するにつれて，食事療法の転換［糖尿病食から腎臓食（低蛋白食）へ］，経口血糖降下薬からインスリン注射への変更，内服薬の種類や数の増加（降圧薬，利尿薬，アルカリ化薬など），経過観察が必要な検査数の増加（血糖コントロールだけでなく腎機能や貧血など），他の合併症を含めた身体状況に対する注意などが必要になる．すなわち，腎症病期の進行とともに，患者と医療スタッフが行うべきことは明らかに増加する．しかし，減塩や低蛋白食の実行が困難であったり，服薬アドヒアランスが不良の場合も多々ある．このため，多岐にわたる腎症の病態や病期に応じて，心理状態も考慮しな

[表1] 糖尿病性腎症病期分類（改訂）[注1]

病期	尿アルブミン値（mg/gCr）あるいは尿蛋白値（g/gCr）	GFR（eGFR）(ml/分/1.73m²)
第1期（腎症前期）	正常アルブミン尿（30未満）	30以上[注2]
第2期（早期腎症期）	微量アルブミン尿（30〜299）[注3]	30以上
第3期（顕性腎症期）	顕性アルブミン尿（300以上）あるいは持続性蛋白尿（0.5以上）	30以上[注4]
第4期（腎不全期）	問わない[注5]	30未満
第5期（透析療法期）	透析療法中	

注1：糖尿病性腎症は必ずしも第1期から順次第5期まで進行するものではない．本分類は，厚労省研究班の成績に基づき予後（腎，心血管総死亡）を勘案した分類である（URL：http://mhlw-grants.niph.go.jp/, Wada T, Haneda M, Furuichi K, Babazono T, Yokoyama H, Iseki K, Araki SI, NinomiyaT, Hara S, Suzuki Y, Iwano M, Kusano E, Moriya T, Satoh H, Nakamura H, Shimizu M, Toyama T, Hara A, Makino H; The Research Group of Diabetic Nephropathy, Ministry of Health, Labour, and Welfare of Japan. Clinical impact of albuminuria and glomerular filtration rate on renal and cardiovascular events, and all-cause mortality in Japanese patients with type 2 diabetes. Clin Exp Nephrol. 2013 Oct 17. [Epubahead of print]）

注2：GFR 60 ml/分/1.73m² 未満の症例は CKD に該当し，糖尿病性腎症以外の原因が存在し得るため，他の腎臓病との鑑別診断が必要である．

注3：微量アルブミン尿を認めた症例では，糖尿病性腎症早期診断基準に従って鑑別診断を行った上で，早期腎症と診断する．

注4：顕性アルブミン尿の症例では，GFR 60 ml/分/1.73m² 未満から GFR の低下に伴い腎イベント（eGFR の半減，透析導入）が増加するため注意が必要である．

注5：GFR 30 ml/分/1.73m2 未満の症例は，尿アルブミン値あるいは尿蛋白値に拘わらず，腎不全期に分類される．しかし，特に正常アルブミン尿・微量アルブミン尿の場合は，糖尿病性腎症以外の腎臓病との鑑別診断が必要である．

【重要な注意事項】本表は糖尿病性腎症の病期分類であり，薬剤使用の目安を示した表ではない．糖尿病治療薬を含む薬剤特に腎排泄性薬剤の使用に当たっては，GFR 等を勘案し，各薬剤の添付文書に従った使用が必要である．

がら強化療法を行うためには，医師の診察の場だけでなく，さまざまな職種の密接な連携によるチーム医療が欠かせない．本項では，進行した腎症例を取り上げ，チーム医療の実際を考える．

2 症例

❶症例の紹介

患者：47歳，男性．独居．会社員（営業職）．

診断名：

①糖尿病性腎症（第4期）

②2型糖尿病（増殖網膜症，神経障害：アキレス腱反射両側消失）

③高血圧症

主訴：視力低下

現病歴：1990 年，27 歳のとき，会社の健康診断で糖尿病を指摘されたが，放置していた．

　　　2010 年 4 月頃より右目の視力低下（光は感じるがほとんど見えない）を自覚し，近医眼科を受診した．糖尿病網膜症による硝子体出血の手術目的にて大学病院眼科へ紹介受診となった．眼科での手術前の採血では，空腹時血糖 302 mg/dL，HbA1c 10.2%（JDS 値）であった．手術後眼科からの依頼で内科受診となった．手術後視力は 0.2 まで回復したが，増殖網膜症のため血糖コントロールは緩やかに行うこととなった．

既往歴：なし

家族歴・生活歴：

父：脳梗塞

喫煙：30 本/日，飲酒：焼酎 5 杯/日

　生活　　起床 7 時

　　　　　朝食 7 時半　　欠食，またはコーヒー（ブラック）のみ

　　　　　昼食 12 時　　社員食堂のラーメンと半ライス，またはカツカレー

　　　　　夕食 22 時　　焼酎 5 杯，唐揚げ，冷奴，漬物，ポテトサラダ

初診時身体所見・血液検査所見：

身長 166 cm，体重 50 kg，IBW 60.6 kg，体温 36.5℃，脈拍 80/ 分・整，血圧 155/95 mmHg，呼吸数 21/ 分，意識：清明，眼底：BⅣ/BⅢ，胸腹部に異常なし，両側下腿浮腫を認めた．

　尿：蛋白（3 +），2g/ 日，糖（4 +），ケトン体（−）

　血算：WBC 6700/μL，RBC 470 万 /L，Hb 14.2 g/dL，Ht 41 %，Plt 14.2 万 /μL

　生化学：TP 7.6 g/dL，Alb 3.4 g/dL，AST 22 IU/L，ALT 24 IU/L，ALP 370 IU/L，CPK 715 IU/L，Glu 320 mg/dL，T-cho 263 mg/dL，TG 220 mg/dL，HDL-C 39 mg/dL，LDL-C 180 mg/dL，BUN 23 mg/dL，Cr 2.1 mg/dL，eGFR 29 ml/min/1.73 m^2，UA 8.1 mg/dL，Na 138 mEq/L，K 4.2 mEq/L，Cl 105 mEq/L，Ca 8.2 mg/dL，P 3.4 mg/dL，CRP 0.5 mg/L，HbA1c 10.2%（JDS 値）

現在の処方：

　　インスリンアスパルト　毎食前 4 単位　インスリンデテミル眼前 4 単位

　　イルベサルタン（50）1T 1× 朝

　　プラバスタチンナトリウム（10）1T 1× 夕

　　フロセミド（20）1T 1× 朝

　　アロプリノール（100）1T 1× 朝

　　ポリスチレンスルホン酸カルシウム　1 コ 1× 朝

患者の受け止め：

最初に糖尿病と言われたときに集会みたいな形で何時間か勉強したように思います．本ももらったけど何を言われたか覚えていません．病院へは最初何回か通っていましたけど毎回血をとられ，数値が高いと言われてきました．体調は悪くなかったので病院に行くのをやめてしまいました．

　今回は視力のことで病院に来たのに，内科に通うことになりました．自分は糖尿病ですか？　糖尿病が原因で腎臓も悪くなっている，合併症って言われました．合併症って何ですか？　あれこれ説明されたけれど，何だか整理できていません．

　いろいろ自分でやるように言われましたが，自分は独り暮らしなので難しいことはできません．自炊はしたことないです．仕事は続けていいのですか？　病院は毎月通うのですか？　経済的にも厳しいので最低限にしたいです．

　やっかいだな…．何でこんな状態になってしまったのだろう．

❷問題点：チームで介入する際の評価・検討

(1) 病状から（順不同）
- 糖尿病性腎症病期分類第4期に相当する進行した腎症である．
- 糖尿病を診断されるも自己中断した未治療例である．
- 他の糖尿病性慢性合併症である糖尿病網膜症もすでに進行している．
- 大血管障害の精査が必要である．

(2) 患者側（療養指導上）から（順不同）
- 高血糖および腎機能低下に伴う自覚症状がないため，定期受診の重要性が理解できていない．
- 療養行動あるいは治療に対する協力者が存在しない．
- 視力障害が強く，説明のための媒体には工夫が必要である．
- 経済的に余裕がない．

3　関わりあう職種

　ここでは，本患者に対して各職種が行いうる業務の例を提示し，腎症治療におけるチーム構成員の一般的な役割は，当院のチーム医療を例にとり，後述する．

　医師：糖尿病およびその合併症（ここでは特に腎症）の診断，治療方針の決定，患者への説明

　管理栄養士：糖尿病食と腎臓病食（低蛋白食）の説明，調理の実際，外食の際の指導

　看護師：疾患に関する患者の受け入れ，身体のケア（フットケアを含む），心理的サポート

薬剤師：糖尿病とその合併症の服薬指導，アドヒアランスの確認
臨床検査技師：糖尿病とその合併症に関する検査の内容，意義の説明
社会資源の活用については必要に応じて医療ソーシャルワーカーへ依頼する．

4 チームが目指す方向—チーム医療の実際

❶検討内容
(1) 病状の評価と治療目標の設定
　評価点：腎症の病期の判定および血糖コントロール，血圧，脂質代謝の状態など腎症以外の慢性合併症の病状評価を行う．
　治療目標：「糖尿病診療ガイドライン」[4]に準拠するが，年齢を配慮して設定する．
(2) 具体的な療養指導計画の立案と指導の優先順位の検討
　食事療法：蛋白制限，塩分制限，エネルギー確保，必要に応じてカリウム制限，外食の指導
　薬：薬物の効果，インスリン注射の手技
　その他：シックデイ，フットケア，家庭血圧測定，血糖自己測定，療養行動の記録
　療養指導の優先順位についてはチームで検討し方針を統一する．

❷実際の指導
　血糖コントロールと3次予防（慢性腎不全の進展阻止）を治療目標とし，このために定期通院，インスリン注射手技の獲得，処方薬の確実な服用，食事療法の実行について経済状況を配慮したうえで重点指導する．
　食事療法においては，蛋白尿の軽減，血圧管理，浮腫改善を目的に，塩分制限を重点とする．チームの構成員は指導の優先・重点項目を認識し，指導担当以外であっても強調して継続指導する．患者の療養行動の実行度は構成員で情報交換し，患者の状況に応じて療養指導の範囲を拡大する．
　ただし，介入のタイミングおよびその内容については，患者の受け入れや理解状況，実行の可否などに応じてチーム構成員が相互に連携をとりながら計画する．

❸北里大学病院糖尿病外来における腎症のチーム医療
　当院糖尿病外来の腎症チーム医療の実際を紹介する．
　わたしたちは，腎症3〜4期の糖尿病患者に対し，腎症の集団指導（腎症教室）とその後の外来経過観察（個別指導）を多職種（医師，看護師，管理栄養士，薬剤師，臨床検査技師）が参加するチーム医療で行い，腎症の病態と治療の理解を支援し，腎機能低下の抑制と透析導入時期の遅延を図っている．

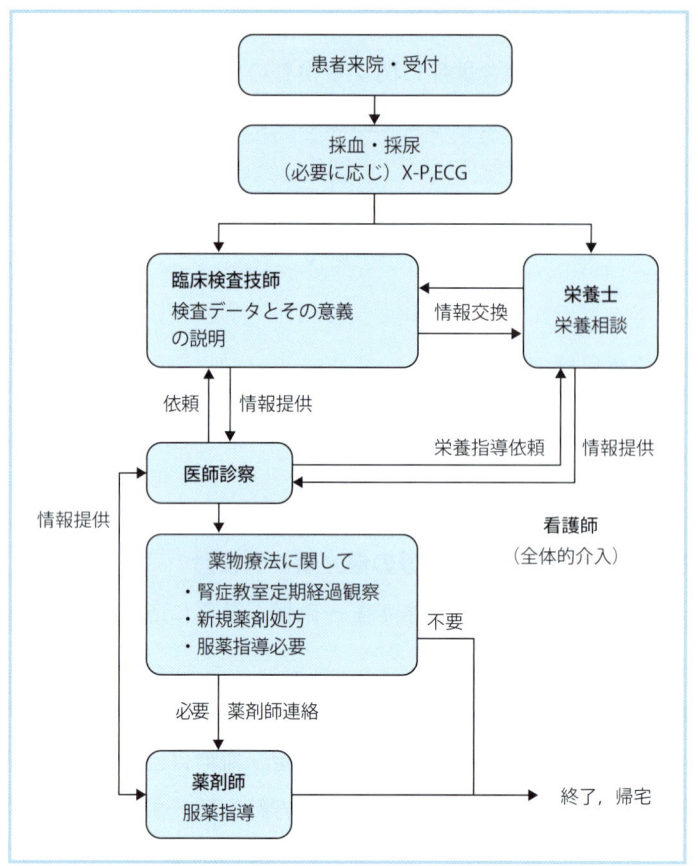

[図1] 腎症外来の流れと関連する職種

(1) 腎症教室（教室）

　教室は1課程2回で構成され，1回目は食事療法主体，2回目は薬物療法主体で行い，昼食では糖尿病食との比較をしながら低蛋白食の試食を行う．各職種はそれぞれの専門性を生かして，講義と実習を行う．実習は，塩分の秤量，自己の服薬している薬物の分類などである．

(2) 外来経過観察 [図1]

　教育効果あるいは自己管理の持続には，単発の教室だけでは十分ではない．外来における個別の継続指導が必要になる．教室後1カ月，3カ月，6カ月，9カ月，12カ月およびそれ以降は適宜，外来にて24時間蓄尿を行い，各職種が定期的に面談する個人指導を行っている．まず臨床検査技師による当日の検査値説明後，栄養指導，医師診察・処方，看護師は状況に応じた面談をし，その後薬物指導，帰宅という流れで外来を行っている．

ⅰ）臨床検査技師の役割

　腎症の検査は多岐にわたる．患者が自分のさまざまな検査結果を把握し，異常値があればその原因を振り返り，自己管理につなげられるように，臨床検査技師は患者に当日の検

査データとその意義，解釈を説明する．患者はそれらを自分のノートに記録する．患者が持参した24時間蓄尿から，推定塩分摂取量，Maroniの式から推定蛋白質摂取量を計算する．また，外来受診の流れのなかで臨床検査技師が患者に一番最初に会うことが多いので，療養指導上の問題点の抽出も行う．

ⅱ）管理栄養士の役割

24時間蓄尿の結果および患者からの食事記録や聞き取りから，食事療法の遵守度を評価する．腎症の食事療法で問題になるのは，血糖コントロールへの不安から糖尿病食から低蛋白食への転換がうまくいかないこと，特に蛋白制限ができても総エネルギー量の確保ができないことである．したがって，管理栄養士の定期的面談は欠かせない．

ⅲ）看護師の役割

腎症患者には，さまざまな身体状況の異常が生じる．したがって，患者が日常生活のなかで自覚症状とその重症度を把握することが大切である．看護師は，フットケアをはじめとする身体状況の確認をし，緊急受診の目安となる症状を説明する（浮腫や体重増加など）．また，看護師はトータルマネージメントを行う役割を担っており，患者の問題点から，どの職種が患者に関わるのが効果的かを判断する．

ⅳ）薬剤師の役割

血糖コントロールに関しては，経口血糖降下薬をインスリンに変更することが多い．それに加えて，糖尿病以外の多岐にわたる薬物療法が，腎症病期に応じて必要になる．したがって，薬物療法が確実に行われるためには薬剤師による服薬指導が必須で，服薬アドヒアランスの確認，薬剤の名前と薬効の説明，新規薬剤が処方された際あるいは必要時に服薬指導をする．

(3) 結果

2002年6月から2010年2月までに15回開催した教室には，120名が参加した．その後の外来経過観察も定期的に行った．その結果，蛋白摂取量や塩分摂取量，薬物アドヒアランスの改善がみられ，服薬回数および服薬時間などの誤りが修正され，検査値に対する意識が高まった．教室前6カ月以上および教室後1年以上estimated GFR（eGFR）の経過が観察できたのは72例であり，それらを解析した．教室前後のeGFR傾斜が改善したのは45例で，悪化したのは27例であったが，全体でみると教室前に比し，教室後のeGFR傾斜は有意に改善した（$p<0.05$）．GFRの値やその傾斜のみで透析導入が決定されるわけではないが，GFR傾斜が改善することによって一定期間の透析導入遅延が期待される．

5 おわりに

　ひとたび臨床的に明らかになると非可逆的に進行するといわれていた腎症であるが，顕性アルブミン尿あるいはネフローゼ症候群が改善するなど，腎症の予後も改善しつつある[2,3,5,6]．ポイント・オブ・ノーリターンが確実に変化していると考えられる．腎症は寛解（remission）する可能性も高い．しかし，腎症に対しては多角的集学的強化治療が必要で，そのためには各職種が参加するチーム医療が不可欠である．顕性アルブミン尿〜保存期腎不全の腎症患者には，食事療法の変更や薬物療法の複雑化，検査項目の増加など，高い自己管理能力が要求される．したがって，腎症患者の腎症に対する意識を高め，療養指導を効果的に進めるためには，集団教育とその後の定期的な外来経過観察を各職種の特性を生かしたチーム医療により行うことが極めて重要である．

6 キーワード

　糖尿病，糖尿病性慢性合併症，糖尿病網膜症，視力低下，糖尿病性腎症，慢性腎不全保存期，患者指導，患者教育，腎症強化療法

[守屋達美，人見麻美子]

[文献]
1) 糖尿病性腎症合同委員会報告（2014年1月10日）．http://www.jds.or.jp/modules/important/index.php?page=article&storyid=46（日本糖尿病学会ホームページより引用）
2) Perkins, B.A., et al.：Regression of microalbuminuria in type 1 diabetes. N Eng J Med, 348：2285-2293, 2003.
3) Araki, S., et al.：Factors associated with frequent remission of microalbuminuria in patients with type 2 diabetes. Diabetes, 54：2983-2987, 2005.
4) 日本糖尿病学会編：糖尿病診療ガイドライン2016．南江堂，2016.
5) Wilmer, W.A., et al.：Remission of nephrotic syndrome in type 1 diabetes：Long-term follow-up of patients in the Captopril study. Am J Kid Dis, 34：308-314, 1999.
6) Hovind, P., Toft, H., Rossing, P., et al.：Remission of nephrotic-range albuminuria in type 1 diabetic patients. Diabetes Care, 24：1972-1977, 2001.

チーム医療演習の展開例

2-5 神経難病

　神経難病は難治性・進行性の疾患が多く，身体障害を伴ってくることより，診断・治療のみならず，リハビリテーションやケアも重要である．また，多種の医療処置を必要とする疾患が多いため，必然的に多職種の連携がなければ医療が成り立たない．その意味ではチーム医療が声高に叫ばれるはるか以前からチーム医療を実践してきており，学生として演習を受けた後，病院内での実践を確認できる．また，疾患自体は頻度が少なくとも，考え方やノウハウは他の疾患にも応用できる．

1　症例

「筋萎縮性側索硬化症患者へのチーム医療」

❶症例の紹介

　55歳，女性．主婦．約1年前から右手の脱力に気づいた．徐々に左手の力も入りにくくなり，また階段を登るときには下肢の力も入りにくいと感じていた．神経内科を受診し，精密検査目的に入院した．診察では四肢の筋萎縮，筋力低下，筋線維束性収縮を認め，筋電図検査では広範な神経原性変化を認め，筋萎縮性側索硬化症（ALS）と診断した．

　医師は患者と夫に，進行性の疾患であり，また，治療法もほとんどない状態であるが，患者の状況（精神的ショックなど）を見極めつつ，隠すことなく病名と予想される予後を説明した．患者は説明を受けた後，短時間泣いたが，内容については「わかりました」という反応であった．特定疾患の申請後に唯一認可されている治療薬であるリルゾールの処方を開始した．今後の療養でもADLの低下が予想された．

　6カ月後，四肢筋力低下は徐々に進行し，歩行が困難となり，また在宅日常生活に介助が必要となった．呼吸機能検査，動脈血液ガスには異常なかった．夫はまだ仕事をもっていたため介護力に問題があり，患者本人はまだ病気の進行については完全には受け入れられていないようであった．医師は再度説明を行い，患者の理解を深めるようにした．患者はそれぞれの職種に対して予後などの質問をすることが多くなった．

　12カ月後，少しずつ飲み込みが悪く，食事に時間がかかるようになり，食後の疲労感や息苦しさが出現し，ろれつも回りにくくなった．患者には嚥下障害，構音障害の出現であることを説明し，嚥下障害と構音障害の評価と訓練，および服薬指導を開始した．

　18カ月後，レベルは介助で車いすに乗れる程度となった．徐々に息苦しさが出現した．呼吸機能検査では％肺活量が50％に低下し，動脈血炭酸ガス分圧も50 torrと上昇傾向であった．ときどき痰のからみもあり，医

師はいよいよ病気が進行し，数カ月以内に呼吸不全で死亡する危険が高いことを説明し，人工呼吸器の装着について詳しく説明した．食事については経管栄養の方法を指導した．

❷チーム医療の実践に際し認識しておくべき問題点と各職種の関わり

(1) 病状の進行に伴う患者の不安

　筋萎縮性側索硬化症は，進行性に障害が進み，呼吸筋麻痺により致命的になる疾患（平均3～5年）である．そのため，病気の説明を受けたとき（告知）の受け入れや，その後の進行に伴う症状の受容や不安について理解し，各職種の立場から前向きに受け入れられるように説明や援助が必要である．医師には言えないことを他の医療スタッフが聞いたり，誤解していることに気づくこともあり，職種間で情報を共有し，フィードバックして対処する．関わる多職種が集まって報告し合うミーティングも有効である．演習にあたっては情報を共有する手段も考慮するように課題を与える．

(2) 予後不良患者に対する対応

　生命予後が不良と知らされた患者の心理に配慮し，気休めではなく，できるだけよいことや，残存した機能に目を向けるように促す．医療スタッフがそれぞれの立場でなしうる最善の状況を作り出すように努力することを約束し，実践する．家族もチーム医療の一員として患者に対して支持的役割を果たすと同時に，家族自身にもケアが必要である．

　患者は進行に即してさまざまな医療処置（経管栄養の導入や気管切開，人工呼吸療法など）の選択を迫られるが，通常は拒否的に捉えるものである．それぞれの医療処置をする際のメリット，デメリット，特に医療処置を施行しなかったときにどのようなことが予想されるかについて，患者および家族が十分に理解できるよう説明に努める．特に予後不良であればあるほど，尊厳を大事にし，希望を奪わない，希望を失わせない配慮が必要である．

　医療ソーシャルワーカー（MSW）は諸制度を活用するための援助を行い，患者や家族が孤立化しないように支援する．臨床心理士は不安について傾聴し，カウンセリングを行う．うつ状態が強い場合には精神科による対応を依頼する．

(3) さまざまな機能障害に対する対応

　進行を遅らせるリルゾール内服投与が唯一保険適用になっている．服用していて症状の改善が実感できる薬剤ではないが，長期予後を半年～1年以上改善するエビデンスがある薬剤である．嘔気，肝機能障害などの副作用を生じることがあるが，服用開始時に多く，服用を継続することで徐々になくなることが多いので，副作用によって投薬を断念することがないように医師，薬剤師は服用開始前によく説明しておく．最新の研究動向や新薬の開発状況なども説明できるとよい．治験について治験コーディネーターと共同して説明し，希望があれば導入する．

四肢の機能障害についてはリハビリテーション医や作業療法士（OT），理学療法士（PT）などリハビリスタッフの関わりが大きい．機能補助するさまざまな手段があるので，タイムリーに紹介，導入できるようにする．構音障害や嚥下障害など球麻痺が出現したときには耳鼻科や言語聴覚士（ST）が協働し，評価や訓練，誤嚥防止にあたり，歯科医および歯科衛生士は口腔ケアを実践・指導する．栄養状態および呼吸状態を評価し，栄養士は食形態の工夫の指導をし，経口摂取のみでは困難な場合は消化器内科医と協働して胃瘻を造設する．呼吸機能障害が進行したときにはフルフェイスマスクによる非侵襲的人工呼吸療法の説明，導入を行い，臨床工学技士（ME）は機器取り扱いの指導および管理を行う．さらに気管切開人工呼吸器を希望する場合は耳鼻科医による気管切開術を施行し，在宅人工呼吸療法に向けて医師，看護師，ME，MSW 他の職種より指導を行う．

(4) 在宅ケアの準備，家族のサポートの限界は？

　介護保険や障害者自立支援法を利用し，家族のみに介護負担がかからないように訪問介護，訪問看護を導入する．他人介護には拒否的な感情が働くので，MSW，臨床心理士は心情を理解しながら手続きなどを進めるよう促す．病院の MSW はケアマネジャー（CM）や地域保健師と連絡を取りながら，在宅スタッフ間の調整やレスパイトステイの調整などを行う．在宅人工呼吸療法については ME や訪問看護師の定期的訪問などで管理，援助していく．進行期には受診も大変になるため往診医を依頼し，2 人主治医制でみていく．

(5) 人工呼吸器装着に関する患者の事前指示（advanced directives；living wills）は？

　どのような医療処置についても患者の自己決定を促し，尊重するように援助する．そのためには，自己決定を行うための能力，すなわち自己決定能力の判定が必要となる．的確な情報を十分に得ているか，情報を理解する能力があるか，判断する能力があるか，表明する能力があるか，決定内容の恒常性はあるかなどを検証する．そのうえで予想される医療処置について前もって患者本人がどのように希望しているかを意思表示するのが事前指示であり，それを文書にしたものが事前指示書である．さらに家族の同意を得ることが望ましい．この過程では多職種による自己決定能力の判定および自己決定プロセスの検証が行われる．特に本症例のように生死にかかわる意思決定は患者および家族にとって非常にストレスのかかるものであるので，多職種による援助が欠かせない．

2 関わりあう職種 ［表1］

❶ 診断までに関与する職種

　主として診療所または中小病院，大学病院．
　医師（内科医，整形外科医），看護師，薬剤師，受付事務

❷ **診断および告知に関与する職種と主な業務**

主として大学病院または総合病院.

医師（神経内科医），外来看護師，病棟看護師，臨床検査技師，診療放射線技師，薬剤師，事務，臨床心理士，医療ソーシャルワーカー，保健師

❸ **症状進行に対する対症療法を行っていく時期**

主として大学病院または総合病院.

[表1] 筋萎縮性側索硬化症に関わることになる各職種と業務内容の例

職種	業務内容
神経内科医	筋萎縮性側索硬化症の診断と治療，患者への説明，チーム医療のまとめ役
耳鼻科医	嚥下障害の評価，指導．気管切開施行，気管切開口の管理
消化器内科医	胃瘻造設術施行
リハビリテーション医	リハビリテーション評価，指導
精神科医	うつ状態の評価，リエゾン
歯科医	口腔内の清潔指導，顎関節拘縮予防，マウスピース/パレイトリフト作成
外来看護師	外来受診時の対応，進行状況，精神状況の把握，ADLの把握，対処指導
入院看護師	入院時の状況把握，退院指導，在宅指導
リハビリテーション看護師	リハビリテーション中の全身管理
保健師	特定疾患制度などの紹介，在宅スタッフとの調整機能
理学療法士	下肢機能，呼吸機能の評価およびリハビリ，指導
作業療法士	上肢機能，コミュニケーション機能の評価およびリハビリ，指導
言語聴覚士	嚥下機能，言語機能，認知機能，コミニケーション機能の評価・リハビリ・指導
臨床検査技師	血液データ分析，血液ガス分析，神経筋生理学的検査，呼吸機能検査
診療放射線技師	胸腹部画像検査，頭部・脊椎MRI検査，脳血流シンチグラム
薬剤師	薬物治療に関する助言，嚥下困難時の服薬指導，調剤上の工夫
管理栄養士	体重減少時の栄養管理，嚥下困難時の食形態の工夫，経管栄養剤管理
歯科衛生士	口腔ケア
臨床工学技士	吸引器，酸素飽和度モニター，人工呼吸器の機器管理および取扱指導
事務	諸手続の補助
臨床心理士	告知前後および進行に伴う精神的動揺の受け止め，認知機能評価
医療ソーシャルワーカー	諸福祉手続きの紹介援助，家族間調整，在宅医療，転院先調整
治験コーディネーター	治験に関する説明，治験中のスケジュール管理

医師（神経内科医，耳鼻科医，消化器内科医，リハビリテーション医，精神科医，歯科医），外来看護師，病棟看護師，看護助手，リハビリテーション看護師，保健師，理学療法士，作業療法士，言語聴覚士，臨床検査技師，診療放射線技師，薬剤師，管理栄養士，歯科衛生士，臨床工学技士，事務，臨床心理士，医療ソーシャルワーカー，治験コーディネーター

3 地域における関わりあい

❶地域連携医療

進行期になっても患者は在宅で療養する場合が多い．身体障害が進行すると通院自体も大変となり，在宅での全身管理，医療処置が必須となってくる．そのため，往診医，訪問看護師，保健師の関わりが必須となる．また，在宅療養が困難な場合は，地域の医療機関や福祉施設などに入院もしくは入所をしたり，家族の介護疲れに対応するレスパイトステイを調整する必要が出てくる．特に医療処置を多くするような状況における受け入れ先の調整は難航することも多く，普段からの医療連携がうまく取れているかが問題となる．

❷医療以外での関わり

身体障害が進行すると，家族介護だけでは困難な場合が多く，介護保険を利用したホームヘルパー派遣，デイケア，入浴サービス，移送サービスなどの利用・連携が必要となる．

神経難病ではさまざまな制度を活用することが多く，主治医およびMSWより説明をし，診断書の作成，諸手続を進める．難病には特定疾患制度があり，所得により医療費が免除されるため，該当する場合は地域の保健所に申請する．そのことにより地域保健師との連携が開始される．また，障害の程度によっては身体障害者手帳（肢体不自由・音声・言語障害（咀嚼障害を含む））を取得できるようになり，市町村区障害福祉課などに申請する．介護保険や障害者自立支援法を利用するときにも申請が必要であり，制度利用については担当部署と調整・連携する．

経済的には傷病手当金や障害年金の紹介，就労支援としては難病相談支援センターでの取り組み，ハローワークの障害者枠や難病担当と連携する．

他，患者会，講演会などの紹介もある．

4 チーム医療の目的

❶神経難病（筋萎縮性側索硬化症）に関する疾患の理解

基本的な疾患の理解をチームで共有する．知っている知識を出し合い，足りない部分は

調べて補う．単に医学的な知識のみならず，社会的な側面も理解する．

❷神経難病（筋萎縮性側索硬化症）患者の不安に対するチームとしての対応

予後不良患者に対する対応をチームとしてどのようにすればよいかについて検討する．どのような職種が必要で，各職種が何ができるかを考え，情報共有の手段を検討する．

❸さまざまな機能障害に対するチームとしての連携

各専門職種がそれぞれのプロフェッショナルとして関わるのみならず，さらに補完，発展させるためにチームとしての関わりをもつ連携の意義を共有し，実践のための方略を検討する．

❹在宅ケアについて家族への対応や指導

さまざまな疾患で病院のケアのみならず，在宅におけるケアが必要である．在宅ケアについても内容を理解し，指導できるようにする．またチーム医療は単に病院の医療職で行うのではなく，患者本人や家族も構成メンバーとなり，さらには地域で関わる職種もメンバーとなることを認識する．

5 キーワード

筋萎縮性側索硬化症，神経難病の告知，在宅ケア，夫の介護力，リハビリテーション，在宅人工呼吸器，経管栄養法

[荻野美恵子]

[文献]

1) 日本神経学会編：日本神経学会治療ガイドライン　ALS治療ガイドライン2002. 臨床神経学, 42(7)：676-718, 2002.
2) 北里大学東病院難病治療研究センター編：神経難病必携, 第4版. 1巻　疾患の理解；2巻　療養生活の看護と援助. 2000.
3) 頭山悦子・他編：難病看護スタンダード. 日本看護協会, 1996.
4) 千野直一・他編：リハビリテーションMOOK10　神経疾患とリハビリテーション. 金原出版, 2005.
5) 荻野美恵子：筋萎縮性側索硬化症（ALS）の医療手順. 神経治療学, 21：127-137, 2004.
6) Miller, R.G. et al.：Practice Parameter update：The care of the patients with amyotrophic lateral sclerosis：Drug, nutritional, and respiratory therapies (an evidence-based review)：Report of the Quality Standards Subcommittee of the American Academy of Neurology, Neurology, 73：1218-1226, 2009.
7) Miller, R.G. et al.：Practice Parameter update：The care of the patients with amyotrophic lateral sclerosis：Multidisciplinary care, symptom management, and cognitive/behavioral impairment (an evidence-based review)：Report of the Quality Standards Subcommittee of the American Academy of Neurology, Neurology, 73：1227-1233, 2009.
8) Andersen, P.M. et al.：EFNS task force on management of amyotrophic lateral sclerosis：guideline for diagnosing and clinical care of patients and relatives. An evidence-based review with good practice points. Eur J Neurol, 12：921-938, 2005.

チーム医療演習の展開例

2-6 インフルエンザの流行

　インフルエンザとは，インフルエンザウイルスを原因とし，急な発熱を特徴とする感染症である．インフルエンザウイルスにはA型・B型・C型があるが，ヒトのあいだで流行するのはA型とB型である．従来からの季節性インフルエンザの他，2009年3月下旬にメキシコや米国で発生したインフルエンザA（H1N1）パンデミック（A/H1N1pdm）を含め，流行性が強い感染症であるため，治療および予防にはさまざまな職種の医療従事者の協力が必要である．本項では，入院患者にインフルエンザが発症した場合のチーム医療について考える．

1 症例

「インフルエンザの流行におけるチーム医療」

❶症例の紹介

　21歳の男性．軽症間欠型の気管支喘息であるが最近は喘息の発作はなく，継続的な治療は受けていなかった．本朝，登校途中に突然の右胸痛と呼吸困難を自覚し，当院呼吸器内科を受診．胸部X線写真にて右自然気胸と診断され，胸腔持続ドレナージによる治療を開始されるとともに同科へ入院となった．

　経過は順調であり，第2病日に3名の同級生が見舞いのために来院した．第4病日夕方より悪寒を自覚し，第5病日の朝より38.5℃の発熱，頭痛，咳嗽，全身倦怠感および筋肉痛が出現した．問診にて，本患者がインフルエンザワクチンを接種していなかったことが判明した．また，ドレナージチューブ挿入部に感染徴候は認められなかった．サージカルマスクを着用させ，胸部X線写真を撮影したが，明らかな肺炎・胸膜炎像は認められなかった．インフルエンザ抗原迅速検査を施行したところ，陽性（A型）を示した．検査結果は臨床検査部より直ちに担当医と感染管理室に報告され，担当医および感染管理室は当該患者を至急に個室へ移すように病棟へ連絡した．

　医師，看護師，薬剤師，臨床検査技師などによる感染制御チーム（ICT）が至急に召集され，病棟巡視が行われた．本患者に対し，抗インフルエンザ薬，オセルタミビル（タミフル®）の投与が開始された．飛沫感染予防策にもとづき，本患者の治療処置や日常生活援助の際には，マスク，手袋，ガウンを着用することとなった．同室の暴露患者に状況を説明し，一部の患者には抗インフルエンザ薬の予防投与が開始され，全身状態の慎重な観察が行われたが，インフルエンザ様症状の発現はみられなかった．一方で，看護係長は暴露したと考えられる病院職員のリストを作成し，感染管理室へ提出した．暴露した病院職員への勤務制限なども検討されたが，いずれの病院職員もインフルエンザワクチンを接種しており，その後もインフルエンザの発症はみられなかった．

他の病院職員に対してもサージカルマスクの着用，咳エチケット，手洗い（手指消毒），うがいなどの徹底が再度指示された．

ICTの調査により，見舞いのために来院していた同級生の1人がインフルエンザ様症状を呈していたことが明らかになった．本患者は第7病日には解熱．気胸も順調に改善し，胸腔ドレナージチューブを抜去の後，退院となった．

❷チーム医療の実践に際し認識しておくべき問題点

(1) 医療上の問題

インフルエンザの流行を防止するには早期発見が重要である．疑わしい症状を呈する患者には早急な対応をとることで2次感染を防止することが肝要となる．

ⅰ）流行性

2008年以降に流行している季節性インフルエンザの流行株は主にA型のH3N2，H1N1およびB型の3種類である．季節性インフルエンザの流行は11月上旬より発症し，1月下旬から2月下旬がピークで，4〜5月には収束する．好発年齢は学童であるが，流行は乳児および高齢者に影響を与え，死亡者の大多数を65歳以上の高齢者が占めている．2009年から流行が確認されたA/H1N1pdmについては，2010年の49週目以降に増加し，2011年第3週をピークに減少してきている[1]．

季節性インフルエンザは特に高齢者が重症化しやすい傾向がある一方，A/H1N1pdmは子どもや成人を含め広い年齢層で重症化する場合がある．すべての年齢においてインフルエンザへの注意が必要と考えられている[2]．

ⅱ）診断

診断には鼻腔・咽頭拭い液を用いた迅速診断キット（A型・B型）が使用される．発症後24時間経過することで診断率が高くなり，また咽頭拭い液よりも鼻腔拭い液，あるいは鼻腔吸引液の方が検出率が高い[3]ので，偽陰性に注意が必要である．

ⅲ）濃厚接触者の把握

濃厚接触とは，①マスク未着用で感染者とおおむね1時間以上接した場合，②防護具未着用で検体採取，気管支鏡検査，喀痰吸引，口腔ケアを行った場合を指す．発病前3日から発病後5日までを調査期間として濃厚接触をした可能性のある発病患者と接触した患者，職員，面会者などを対象に接触者リストを作成する必要がある．濃厚接触者を対象に，必要に応じて抗インフルエンザ薬の予防内服を検討する．

ⅳ）薬剤耐性株

A/H1N1pdmウイルスのほとんどはオセルタミビル（タミフル®）およびザナミビル（リレンザ®）に対して感受性であるが，散発的にオセルタミビルに対する耐性株が検出され

ている．オセルタミビル耐性株の大半はオセルタミビルの予防あるいは治療投与例から検出されている．オセルタミビルの70％以上は日本で使用されている[4]ことから，薬剤耐性株の可能性について考慮しておくべきと考える．

(2) 患者・家族の問題

ⅰ) 患者の問題

入院患者でのインフルエンザ発症の場合，発病後5日間かつ解熱して48時間は個室管理とするが，患者の状態が許せば退院も検討する．本症例の場合は気胸の治療も必要であったため，退院は不可能であり，個室管理にて対応することとした．

インフルエンザに罹患すると重症化する恐れがある，すなわちハイリスクとなる疾患として，①慢性呼吸器疾患，②慢性心疾患，③糖尿病などの代謝性疾患，④腎機能障害，⑤自己免疫疾患，ステロイド薬内服などによる免疫機能不全などがあげられる．また，妊婦，乳幼児，高齢者などもインフルエンザが重症化しやすいので注意が必要である[5,6]．

ⅱ) 家族の問題

インフルエンザの感染源，あるいは発病患者の濃厚接触者のどちらにもなりうる可能性があるので，注意が必要である．感染拡大防止のためにも手洗いやうがいの励行，マスク着用，咳エチケットなどについての指導が必要となる場合がある．

2 関わりあう職種

診断および治療に関与する職種と主な業務：主として地域の中核病院 [表1]

医師，看護師，臨床検査技師，臨床工学技士，診療放射線技師，薬剤師，管理栄養士，事務職員．

3 地域との関わり

❶地域連携医療

本症例においては院内発症であり，地域の医療機関との直接的な関わり合いはなかった．ただし，必要に応じて患者の通う学校の保健室に対して診断書あるいは診療情報提供書を記載するなどの対応が求められる場合がある．

一方，インフルエンザ脳症や肺炎などで重症化した症例などで，地域の医療機関から中核病院へ転院が依頼される場合がある．流行時の受け入れ体制について，地域医療機関との連携を日頃から整えておくことが重要である．

[表1] 診断および治療に関与する職種と主な業務の例

医師	検査・治療に関する立案と説明．感染症の診断および有効な治療薬（抗インフルエンザ薬を含む）による治療．合併症や副作用への対応．疾病受容や苦痛への配慮．スタンダードプリコーションの徹底指示．各職種への協力依頼．
看護師	スタンダードプリコーションの徹底による感染拡大の防止（手洗い，消毒，マスク・ガウンの着用，リネン・病室環境と清掃方法，患者周囲の環境整備，医療器具の専用化）．検査・治療に関する説明（主として医師の説明の補足）および援助．患者および同室で曝露された患者の身体状況の把握．疾病受容や苦痛緩和への援助．家族のサポート．各職種との調整や仲介．面会者に対する感染予防措置や感染の危険性がある面会者の面会制限の実施．
臨床検査技師	インフルエンザ抗原迅速検査の実施と報告．病原微生物の院内疫学調査．
臨床工学技士	医療機器の使用状況の把握．使用後の医療機器・付属品の適切な消毒．
診療放射線技師	画像撮影時の感染防止策．
薬剤師	抗インフルエンザ薬・インフルエンザワクチンの適正使用への助言．処方量，副作用への対処方法などを医師と検討．
管理栄養士	入院中の患者の栄養状態・身体状況の把握
事務職員	面会者に対する感染予防措置や感染の危険がある面会者の面会制限の実施．

4 チーム医療の目的―入院患者にインフルエンザが発症した場合

❶早期診断および治療の開始

　インフルエンザを疑って検査をすることはもちろんのこと，検査結果を正確に把握することが重要である．検査結果が臨床検査部から担当医と感染管理室に遅滞なく同時に報告され，病棟リンクナースとの連携によって病棟の状況を早急に把握することで院内での感染拡大防止と早期治療開始を図ることが重要である．

　治療においては，可能であれば該当患者の退院も検討する．入院を継続する場合には個室管理を行う．個室管理が困難で，同じ型（AまたはB）の患者が複数いる場合にはコホーティング，すなわち同一感染症患者を一部屋に集めて管理（隔離）する．その際，ベッドは1.5m以上離して配置する．必要により抗インフルエンザ薬の投与を検討する．

❷他患者および職員への感染防止対策

　濃厚接触患者と発症患者は別室とする．濃厚接触患者に対して，濃厚接触後5日間は全身状態を慎重に観察する．抗インフルエンザ薬予防投与については慎重に検討する．濃厚接触職員についてもリストを作成し，状況の把握に努める．発症前の濃厚接触していた職員にはサージカルマスクを着用させる．インフルエンザワクチン未接種者やインフルエンザワクチン接種後間もない者については特に注意が必要である．

❸**インフルエンザ持ち込み対策**

　病院・病棟の入り口などに啓蒙用ポスターを掲示するとともに，マスク着用などの感染予防措置を面会者に促す．また，必要に応じて面会制限を行う．職員において，発熱しインフルエンザが疑われる場合には適宜医療機関を受診させ，感染の拡大防止を徹底させる．

❹**感染制御チーム（ICT）による，職員に対する感染対策教育と実施の徹底**

　ICTの主な活動としては地域の感染症流行状況の把握，病院感染サーベイランス活動やアウトブレイクの早期発見と対応，コンサルテーション，感染対策マニュアルの作成と改訂，職員感染対策と教育などがあげられる．入院患者にインフルエンザが発症した場合には実際の現場の問題点を明確にし，感染対策を徹底することでインフルエンザの集団感染を制圧することが重要になる．

　また，日頃から感染予防対策（スタンダードプリコーション）の徹底を図ることも重要である．スタンダードプリコーションとは，患者の傷のある皮膚や粘膜，血液，体液（唾液，胸水，腹水，心嚢液，脳脊髄液などすべての体液），分泌物（汗は除く），排泄物などのすべての湿性生体物質は感染の可能性のある物質とみなして対応する概念である．その基本は手指消毒（手洗い）の徹底であるが，インフルエンザなどの飛沫感染する微生物に対しては飛沫予防策としてマスクや防水性のエプロンやガウンの着用を講じることになる．

5　キーワード

　インフルエンザワクチン，マスク着用，咳エチケット，手指消毒（手洗い），面会者対策，感染制御チーム，抗インフルエンザ薬，飛沫感染予防策

［横場 正典］

[文献]

1) 国立感染症研究所・感染症情報センター：インフルエンザウイルス分離・検出速報　2010/11シーズン（季節性＋AH1pdm）．http://idsc.nih.go.jp/iasr/influ.html
2) 厚生労働省：平成22年度　今冬のインフルエンザ総合対策について．http://www.mhlw.go.jp/bunya/kenkou/kekkaku-kansenshou01/index.html
3) 三田村敬子：酵素免疫法によるA型インフルエンザウイルスの迅速診断．日本臨牀，58（11）：2229-2233，2000．
4) Tamura, D., et al.：Oseltamivir-resistant influenza A viruses circulating in Japan. J Clin Microbiol, 47：1424-1427, 2009.
5) 厚生労働省：新型インフルエンザ感染対策情報．http://www.mhlw.go.jp/bunya/kenkou/kekkaku-kansenshou04/index.html
6) 国立感染症研究所・感染症情報センター：新型インフルエンザA/H1N1に対する個人における対応．http://idsc.nih.go.jp/disease/swine_influenza/2009who/09who17.html

チーム医療演習の展開例

喉頭がん医療

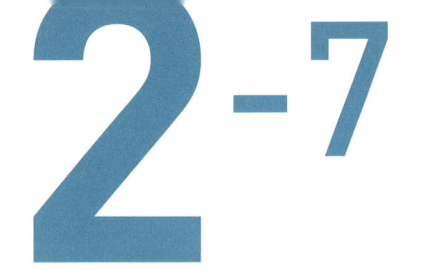

2-7

がんは日本人の死因の第1位を占め，国民の半数が罹患するといわれている．がん医療では，従来から集学的治療として，臨床各科をまたいだ治療が行われてきたが，それは主として医師のみのチーム医療であった．しかし，現在のがん治療においては，看護師をはじめいろいろな職種の医療従事者が協力して医療が遂行され，また患者や家族を支えるようになり，真の意味でのチーム医療が進められるようになった．ここでは，喉頭がんを取り上げ，チーム医療について考えてみる．

1 症例

「喉頭がん治療を受けるA氏へのチーム医療」

❶ケースの紹介

53歳の男性．1日30本，34年間の喫煙歴あり．アルコールは，日本酒1日3合．不動産会社の営業部長．妻と二人暮らし．妻は48歳，自営業（フラワーコーディネータ），社員8名を使って忙しく働いている．大学生の息子と娘がいるが下宿している．その他の特記すべき既往歴はない．

1年前よりのどの違和感が出現した．最近になって声が嗄れ，また息苦しさを自覚したため近所の耳鼻咽喉科診療所を受診したところ，精査目的で大学病院を紹介された．喉頭内視鏡検査およびCTによる画像診断にて，声門部に腫瘍を認めた．腫瘍は声帯を中心に甲状軟骨や輪状軟骨へ浸潤しており，頸部リンパ節転移が疑われた．喉頭から組織生検を実施した結果，扁平上皮がんと診断された．ガリウムシンチ＊では喉頭と頸部に集積がみられたが他の部位に異常はみられなかった．以上より，病期分類で声門がん第ⅣA期 T3 N2c M0 と判定された．

本人と妻に対して検査結果と病名が説明され，治療として，喉頭全摘出術，両側頸部郭清術を施行し，さらに，術後に放射線治療として，リニアックX線照射を1回2 Gy（グレー），週5回（土，日休み），合計30回（60 Gy）と，5-FU製剤（フルオロウラシル）＋白金製剤（シスプラチン）による化学療法を加える治療法が提示された．

説明を受けた直後の様子を聞くと，患者は喉頭全摘出による音声喪失後の職場復帰についての不安があり，妻は予後についての不安が強い．また，妻は職場を長期間休むことは困難のようであった．

＊ガリウムシンチ：ガリウム67を用いた核医学検査．がんなどの病巣にガリウムが集まること，ガリウムからγ線が出ることを利用し，全身のがん病巣を検知できる．

❷チーム医療の実践に際し認識しておくべき問題点

(1) 医療上の問題

ⅰ) 予後

がんと診断された場合，まず本人も家族も「死ぬ病気」というイメージを思い浮かべる．告知直後から，死の恐怖に対する心理的・肉体的反応が出現するので，その対処が求められる．いったん受け入れができた場合でも，病状や性格によって不安は再燃するので，常に患者心理やそれに伴う身体症状に配慮が求められる．進行度によっては，診断時点ですでに根治的治療が困難なこともある．喉頭がんは頭頸部がんのなかでは比較的予後がよいが，本症例はⅣ期であり，その5年生存率は64%である．根治性はあるが，予断を許さない状況である．

ⅱ) 治療

治療に際しては，入院が必要になるなどこれまでの生活の変更を余儀なくされる．また，経済的負担も加わる．社会的要因や家庭的問題が治療開始の妨げにならないように助けが必要なこともある．治療においては不測の出来事が起こることもある．医学的には合併症であるが，最近は医療ミスによるのではないかというクレームを受けることもあり，対応に慎重さが求められる．また，経済的要因による治療拒否や支払拒否も深刻化している．

ⅲ) 手術後の状態

喉頭全摘手術を受けると声帯が摘出されるため，声が出なくなる．就労世代で声が出なくなることは失職につながることも多い．しかし，たとえ無職の高齢者でも，声が出なくなることに対する恐怖感は強く，そのために手術拒否・治療拒否をする患者もいる．代用音声についての説明はもちろん精神的支えも必要になる．失声後の社会生活への復帰は個々の患者・家族の問題であると同時に社会全体での問題でもある．

ⅳ) がん医療全般について

がん医療を考える場合，診断に至るまでの過程，告知から治療法の決定に至るまでの過程，治療中の支援，治療後の合併症等への支援，再発や末期状態への対応など，時期によってそれぞれチームの構成も目標も異なる．説明を尽くしても納得が得られなければ，説明したことにならない．説明の結果，患者が選んだ選択が医療者からみて妥当なものかどうか，妥当でない場合どう介入するか，実医療ではさまざまの難しい局面がある．

チーム医療の普及により医療者が患者の全過程に携わることができなくなっていることもある．患者の病気を誰が責任をもって最初から最後まで診るのか，患者だけでなく医療者にも把握できなくなる事態も始まっている．患者中心の医療を組み立てる場合，忘れてはならないことである．

(2) 患者・家族の問題

ⅰ）患者の問題

　働き盛りの男性が，声を失うことは仕事がら致命的である．同様に，酒とたばこも付き合い上必須と考えている．病状が深刻な割に病気に対する理解が今一つである．扶養家族がいることも，そのためには働かなければという考えのほうが先に立ち，そのためにまず病気を治そうという考えに至らない．

　一般に頭頸部がんは大酒飲みでヘビースモーカーが多く，高齢で独り暮らしである．本症例のような家族がいないことも多い．金銭的問題のある患者も多い．

ⅱ）家族の問題

　本症例の場合，妻は夫の身を案じている．しかし，自分でも仕事をもっていて，どこまでサポートしていくかが明らかではない．同様に，成人した子どもがいるが，まだ学生であり，離れて暮らしているため，情報がどの程度共有されているか，そのうえでどのような協力ができるかわからない．

2　関わりあう職種（チームのメンバーとなる職種）

❶診断（治療前）までに関与する職種：主として診療所または中小病院
- 医師（内科，耳鼻咽喉科）
- 看護師
- 薬剤師（院外薬局を含む）
- 受付事務

❷診断および治療に関与する職種と主な業務：主として大学病院または総合病院［表1］
- 医師（耳鼻咽喉科，消化器内科，放射線科，麻酔科，精神神経科，病理医）
- 看護師
- 臨床検査技師
- 診療放射線技師
- 言語聴覚士
- 医療ソーシャルワーカー
- 薬剤師
- 受付事務
- 看護補佐

[表1] 喉頭がん診療に関わる職種

医師	がん治療のプロトコール作成，検査・治療に関する説明，手術の実施，合併症や基礎疾患への対応，疾病受容や苦痛への配慮，各職種への協力依頼．
保健師 看護師	検査・治療に関する説明（主として医師の説明の補佐）および援助．障害受容，苦痛の緩和，セルフケア能力を高める援助．家族のサポート．各職種との調整や仲介．
薬剤師	化学療法プランの確認，副作用への対処法等を医師と検討．
臨床検査技師	血液検査異常の発見と報告，生検組織の病理検査．
診療放射線技師	放射線治療時の管理，画像診断と放射線治療．
管理栄養士 栄養士	術前術後の栄養管理．
臨床工学技士	全身麻酔手術時の人工呼吸機器等の管理．
理学療法士	放射線照射，化学療法後の運動器廃用症候群予防を目的とした運動療法．頸部郭清術後の上肢挙上障害に対するリハビリテーション．
作業療法士	日常生活活動の評価と指導・援助，社会生活関連技能の評価と指導・援助，QOLの評価と援助．
言語聴覚士	術前評価，術後の音声リハビリテーション，音声リハに関する説明．
衛生管理者	職場復帰後の対応（配置転換，就業制限等）
医療ソーシャルワーカー	高額医療の支援など
受付事務・看護補佐	病院で最初と最後に患者が顔を合わすところ．患者の本音が出るところなので，貴重な情報源となる．接し方が病院の評価を左右する．医療専門職ではないが，重要な担い手である．

3　地域における関わりあい

❶地域連携医療

　手術などがんの治療が一段落すると，地域の医療機関（紹介元など）に経過観察を依頼される．また，逆に，経過が不良で再発や再燃で治療法がこれ以上ないとされたときも，地域の医療機関（ホスピスなど）へ依頼されることもある．禁煙・禁酒指導をお願いすることもある．

❷医療以外での関わり

　喉頭摘出により声が出なくなると，身体障害者3級に相当する．市町村の福祉課などで申請をすることになる．社会福祉士（ソーシャルワーカー）の助けを借りることもある．
　仕事場では，声が出なくなることで，病前の仕事ができなくなる可能性もある．職場復帰後の対応として，衛生管理者に配置転換や就業制限等について相談することになる．わが国では，解雇されたり不利な扱いを受けることが多いので，患者の権利や生活を守るうえでも協力を求めていく必要がある．

4 チーム医療の目的（チームが目指す方向）

病状（診断，治療，治療後の経過）により目的は変化する．
①患者・家族の疾患および治療に対する理解の促進
②QOLに配慮した治療の遂行：声の保存を考慮した治療とその成績の向上および合併症対策．
③リハビリテーション支援：声を失った場合の声のリハビリテーション，また，頸部・上肢の運動制限に対するリハビリテーション
④リスクマネージメント：治療におけるさまざまなリスクへの対処

5 キーワード

喉頭がん，病名告知，喉頭全摘出術，化学療法，放射線治療，リハビリテーション，禁煙指導

［岡本 牧人］

[文献]
1) 野村泰也編著：新耳鼻咽喉科学（改訂10版）．南山堂，2004，pp.557-572
2) Sobin LH, Wittekind Ch 編：TNM 悪性腫瘍の分類（第6版）．金原出版，2002，pp.36-41
3) 小寺富子監修：言語聴覚療法-臨床マニュアル（改訂第2版）．協同医書出版，2004，pp.340-343
4) 小林範子：無喉頭音声―習得方法と発声機構―食道音声の訓練．音声言語医学 39（4）：456-461，1998

チーム医療演習の展開例

2-8 末期がん・骨転移

　転移性骨腫瘍の診療は原発巣の診療科が行っており，一般的にはどの診療科にも転移性骨腫瘍の専門家は存在しない．がん種により転移性骨腫瘍の頻度や予後が異なるため，それぞれの診療科において転移性骨腫瘍の知識と経験に大きな差が生じている．また，骨転移をきたした状態は末期であることが多く，さまざまな職種間，診療科間での連携が必要となる．そのため，骨転移に対する診断・治療にはチーム医療が必要であり，重要である．

1 症例

「末期がん，骨転移の治療を受けるA氏へのチーム医療」

❶症例の紹介

　60歳の女性．身長152 cm，体重53.0 kg．主婦．夫と2人暮らし．夫は58歳，飲食店を経営し，休みなく働いている．社会人の息子がいるが1人暮らしをしている．

　7年前に乳がんと診断され，右乳房切除後，術後5年目に骨転移にて再発．ホルモン療法，放射線治療を施行したが，病態は進行し，胸椎，骨盤を主体とした多発性骨転移，肺転移の状態であった．積極的な再発に対する治療から緩和を主体とした治療への移行を考慮しているところであった．ある朝，目が覚めたときより強い背部痛と下肢の脱力による歩行不能な状態となり整形外科を受診した．X線では胸椎に溶解像を認め，MRIでは胸椎の転移巣が脊髄を圧迫している状態であった．全身の転移などの状態より予後は約3カ月であり，また外科治療に耐えられないため胸椎に対する積極的な手術の適応はなかった．背部痛が強く，夜も眠れず，ベッド上臥床の生活を余儀なくされている．本人は，強い痛みと家族へ負担をかけるのではないかとの思いから不安が強い状態である．

❷チーム医療の実践に際し認識しておくべき問題点

(1) 医療上の問題点

ⅰ）治療方針

　脊椎への骨転移による麻痺を生じた場合，まず外科治療の可否を決定しなければならない．外科治療の選択における評価項目には全身状態，生命予後などがある[1]．麻痺の程度は整形外科医が診察し，緊急手術を要するか判断する．全身状態，原発巣の状態は原発科（本例では外科）が診断し，予後や骨転移巣の手術に耐えられる状態かを判断する．予後，

全身状態により術式も変わってくるため，整形外科，原発科，麻酔科の十分な連携のもと手術の可否や術式を決めなければならない．本例は，全身状態が悪く，手術に耐えられないため手術適応はなかった．保存治療には，放射線治療，疼痛緩和などがある．放射線治療に際しては放射線科医が照射量，期間を決定する．

ⅱ）疼痛緩和

疼痛緩和は，QOLの確保のために必要である．放射線治療は疼痛緩和に有効であるが，本例は全身の骨転移があり，放射線治療のみではコントロール困難であるため，オピオイドの使用が必要になる可能性が高い．オピオイドの使用により副作用の出現の十分な観察が必要であり，緩和ケアチーム，看護師の役割が重要である[2]．

ⅲ）患者の心理状態のケア

患者は突然の下肢麻痺が生じ，歩行不能となり，不安が強い状態である．不眠などの症状もあり，心理状態のケアが必要で，緩和ケアチーム（精神科医），看護師の役割が重要である．

ⅳ）運動機能の維持

本例は脊椎の骨転移により下肢麻痺が生じており，運動療法での麻痺改善は不可能であるが，残存している運動機能の維持に必要である．しかし，運動療法に際しても多発性骨転移があるため，禁忌肢位などの理解が必要である．

(2) 患者・家族の問題点

患者，家族が悪性腫瘍の骨転移で末期であるという告知はがんという病名告知以上に影響が大きい．的確に受け止められるように支援しなければならない．本例は，夫と2人暮らしで，夫は自営業であり，自宅での介護は困難である．また，経済的な面も考慮しつつ，ホスピスなどの転院を勧めていく．

2 関わりあう職種 [表1]

医師（外科，整形外科，麻酔科，放射線科，精神科），看護師，薬剤師，理学療法士，医療ソーシャルワーカー

3 地域との関わり

本例では放射線治療が終了し，疼痛コントロールがされてくると，地域の病院，ホスピスなどへの転院をしなければならない．医師は紹介状を作成し医療ソーシャルワーカーは転院先の医療ソーシャルワーカーと連絡をとり，転院の日程を決めることになる．医療連

[表1] 診療に関わる職種と役割

医師	
外科	原発がんのコントロールと全身状態の把握
整形外科	骨転移巣の状態の診断，手術の適応
麻酔科	緩和ケアとして疼痛コントロール，手術時の全身管理
放射線科	放射線治療の線量，期間の決定
精神科	患者・家族への精神的なケア
看護師	検査，治療などの説明補助，疼痛や不安のモニタリングと緩和，患者と家族の精神的なサポート
薬剤師	副作用や投薬の徹底をサポート
理学療法士	残存運動機能の維持，運動療法
医療ソーシャルワーカー	地域連携の仲介，介護保険などのサポート

携部門の拡充は地域医療，病院機能の効率化と活性化の要となる．

4 チーム医療

医師間や職種間での知識の差に伴う診療のばらつきを回避し，最新の治療を実践するには，転移性骨腫瘍に特化した専門チームの設立が必要である．専門チームは最新の治療を常に更新し，キャンサーボード（cancer board）で症例を供覧，ディスカッションしてさまざまな職種に啓蒙することが重要である．このようなチーム医療により診療科や職種間で生じていた診療の違いが解消され，連携を図り，患者中心としたチームによる医療が実現され，よりよい医療になると考えられる[3]．

5 キーワード

末期乳がん，多発性骨転移，脊髄麻痺，疼痛緩和，地域医療，キャンサーボード

[井村 貴之]

[文献]
1) 徳橋泰明：転移性脊椎腫瘍の治療．日整会誌，81(7)：573-584, 2007.
2) 飯島哲也：転移性骨腫瘍の診断・治療における緩和ケアチームの役割．関節外科，26(4)：445-447, 2007.
3) 菊池大輔・他：各診療科間に存在する転移性骨腫瘍に対する認識の差に伴う実診療の違い．癌と化学療法，37(3)：473-477, 2010.

チーム医療演習の展開例

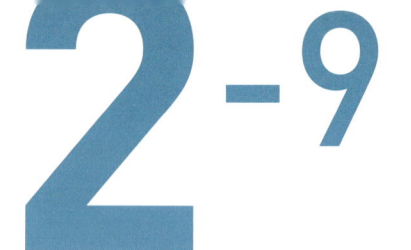

2-9 臓器移植　腎移植

　腎移植というと腎移植手術のみを頭に浮かべる人が多いと思われる．もちろん手術が行われなければ腎移植ははじまらないが，しかし，腎移植において移植手術そのものはごく一部にすぎない[1]．その前後に実に多くのことが多岐にわたる職種の医療従事者（メディカルスタッフ，コメディカルスタッフ）により実施される．これらが有機的にネットワークを組んで初めて腎移植は可能になる［図1］．すなわち，腎移植は移植外科医のみでは実施が全く不可能なのである．それぞれの専門分野における各スタッフが医師と対等な立場で所見を述べ，コミュニケーションを密にすることにより，患者にとって最も効果的な治療法や方針を決定する．この意味で，腎移植はまさにチーム医療の典型といえる．

　腎移植においてはコーディネーターの重要性が強調されるが，コーディネーターはある意味で，移植チームの「要」となる職種でもある．なお，コーディネーターには，ドナー移植コーディネーター（DTC；donor transplant coordinator）とレシピエント移植コーディネーター（RTC；recipient transplant coordinator）さらに，施設によってはデータコーディネーターがおり，それぞれが別に重要な役割を果たしている．

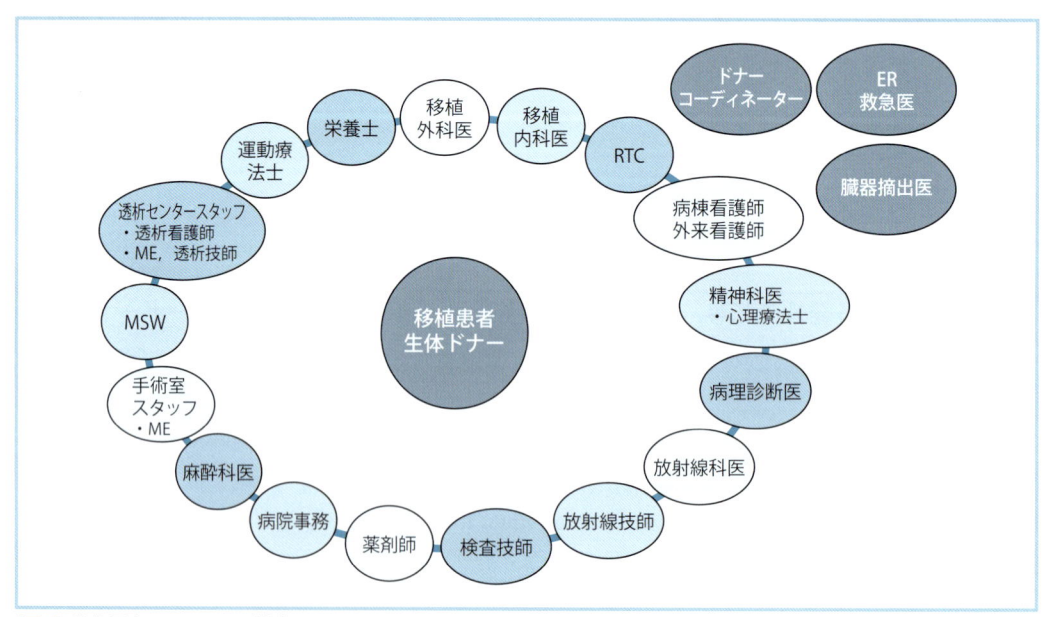

［図1］移植医療におけるチーム構成
チーム医療としての腎移植を支える種々の医療従事者．ただし，献腎移植のドナーに関するものは除いた．

1 症例

「糖尿病患者の腎移植治療を通して」

❶症例の紹介

　54歳の男性．40歳時の会社の検診で，140/90 mmHgの高血圧と尿タンパク（＋/−）を指摘されたが，放置．45歳時の会社の検診では，肥満（BMI：26.3），高血圧（168/98 mmHg），尿タンパク（＋＋），尿糖（＋＋）と悪化がみられ，精査の必要性ありで某病院内科を受診した．採血により，血清クレアチニン値1.7 mg/dl，空腹時血糖182 mg/dl，HbA1c（JDS値）6.9％，腹部超音波検査では両側の腎臓に不整形が認められ，動脈硬化も進んでいることがわかった．降圧薬の投与，食事療法，運動療法などが施されたが，薬の飲み忘れもときどきみられ，食事の制限もなかなか守られず，50歳時，血清クレアチニン値が6.5 mg/dlとなり，HbA1c（JDS値）も7.5％となった．ときに下肢を中心に浮腫がみられ，また，軽い胸痛発作，全身倦怠感や食欲不振を覚えるようになってきた．

　51歳時，血清クレアチニン値が7.5 mg/dlを超し，尿毒症症状が強くなってきたため，動静脈シャントを作製した．その際，内科主治医から腹膜透析や腎移植についての説明を受けたが，腹膜透析は腹から管が出ていることに違和感を覚えたために選択しなかった．内科主治医から言われて献腎移植の話を聞き，日本臓器移植ネットワークに献腎移植の登録をした．そのときには，生体腎移植はドナーの当てもなく，本人もそれ以上にはあまり考えなかった．本人はまだ働く意志が強く，夜間透析をすることにして，2カ月後に血液透析を導入した．

　血液透析時の血圧はやや不安定で，特に終了後，起立すると低血圧をきたすことが多く，また，尿量の減少に伴い，透析間の体重増加が体重の5％を超すことが目立つようになった．本人も病気についていろいろと考えた結果，インターネットで血液型不適合腎移植について知り，「血液型が違うが腎臓を提供したい」と申し出た妻と一緒に腎移植外来を受診した．妻からの血液型不適合腎移植を受けることになり，約1カ月の入院，移植手術の後，現在，元気に外来通院をしている．

❷チーム医療の実践に際し認識しておくべき問題点

（1）腎移植にかかわる医療上の問題

ⅰ）腎移植前の疾患・合併症状

　この患者は高血圧，肥満，糖尿病を放置，あるいはきちんと治療しなかったため，慢性腎臓病（CKD；chronic kidney disease）からついに末期腎不全（ESRD；end stage renal disease）となり，血液透析を経て血液型不適合腎移植に至った．腎移植外来を受診するに至までにもさまざまな治療・合併症への対応を必要とした．

ⅱ）患者の精神的なケア・治療

　腎不全は，一生治療を続ける必要があるため，癌治療と同様に，あるいはある意味ではそれ以上に精神的なストレスが強く，精神的な支えや治療を要する．

2 関わりあう職種 [表1]

　本症例について，腎移植外来を受診するに至るまでに関わった人たちを列挙すると，まずは検診医，内科医，そして専門内科医として，腎臓内科医，糖尿病内科医，循環器内科医があげられる．また，糖尿病の眼病変では眼科，消化器の精査のための消化器内科が，

[表1] 腎移植のチーム医療に関わり合う職種とその役割

	職種	役割
メディカル	検診医，総合内科医	原疾患の発見，診断，治療，管理
	泌尿器科医	移植手術，尿路合併症の精査，治療，管理
	専門内科医（腎臓内科，糖尿病内科，循環器内科，消化器内科，肝臓内科，内分泌代謝内科医）	慢性腎臓病の治療，管理 移植後の内科合併症，特に高血圧，代謝異常の治療，管理 消化器病変，肝炎の精査，治療，管理 カルシウム・リン代謝異常，副甲状腺機能異常への対応
	眼科医	糖尿病性網膜症など移植後の眼病変の治療，管理
	泌尿器科医，血管外科医，透析治療専門医	動静脈シャントの作製，腹膜透析アクセスの作製，血管合併症の治療，移植までの透析管理，移植後透析再導入
	精神科医	ストレス，精神的障害の治療，意思確認
	整形外科医	骨の異常や骨粗鬆症，骨折の治療，管理
	内分泌外科医	副甲状腺腺腫の手術治療
	放射線科医	放射線診断，IVR
	病理医	生検などの病理組織診断
コメディカル	検査技師	血液検査，生理検査など各科で行う各種検査
	放射線技師	放射線検査（単純撮影，造影検査，CT，MRI，核医学検査）
	薬剤師	薬の管理，服薬指導，投薬指示への助言
	管理栄養士	食事療法の指導
	理学療法士，運動療法師	リハビリテーション，運動療法
	レシピエントコーディネーター，外来看護師，入院病棟看護師　専門看護師（透析専門の看護師，糖尿病療法指導師など）	移植の術前（外来・透析），入院後の周術期，術後における看護，退院後，外来での看護 それぞれ部門看護師の連携の中核，看護と医師・各種検査部門との連携，患者の身体的・精神的サポート 専門分野での看護
	ME，透析技師	透析管理
	医療ソーシャルワーカー	身体障害者の申請などの手続き
	心理療法士，精神療法士，心理カウンセラー	精神的な支えや精神的障害の治療 生体ドナーの随意性の確認
	病院事務	移植医療に特殊な事務手続きの履行とサポート

動静脈シャントの作製には泌尿器科医や血管外科医が関与する．さらに，カルシウム・リン代謝が異常で副甲状腺機能異常があれば，内分泌代謝内科医，内分泌外科医，骨の異常や骨粗鬆症，骨折があれば整形外科医の関与も考えられる．腎生検などの組織診断には病理医が必要である．もちろん，これらの各科で行う各種検査には臨床検査技師（血液検査，生理検査），放射線科医や放射線技師などが関わるし，薬の管理に薬剤師，食事療法のためには管理栄養士，リハビリテーション，運動療法のために理学療法士，運動療法士が重要な役割を果たしている．また，各ステージにおいて，外来看護師，入院病棟看護師，特に糖尿病療養指導士も必要である．

腎不全は，一生治療を続ける必要があるため，がん治療と同様に，あるいはある意味ではそれ以上に精神的なストレスが強く，精神的な支えや治療を要する．そのため，サイコネフロロジー専門の精神科医，心理療法士，精神療法士，心理カウンセラーが必要である．透析療法に導入されれば，透析センターの透析技師，透析専門の看護師，透析治療専門医の関与が必須であるし，透析に時間をとられるため，社会生活にいろいろと支障をきたすので，社会的，経済的弱者になる可能性が強い．身体障害者の申請などの手続きも必要で，医療ソーシャルワーカーが活躍する．これらの多くの職種の人たちは，患者が腎移植を受けることになった場合も引き続き，さらに重要な役割を担うこととなる．

3 チームでの関わり

近年は，透析を経ずに腎移植を行う先行的腎移植（PRT；pre-emptive renal transplantation）も増加してきているが，多くは血液あるいは腹膜透析を経て生体あるいは献腎移植に至る．この糖尿病腎症から腎不全に陥った患者も比較的短期間の血液透析を経て，献腎登録はしたものの，現状では献腎ドナーの数が少ないため，当初は考えなかった血液型の違う妻からの生体腎移植を受けるに至った．この患者が腎移植を受け，退院して外来通院治療を受けていく過程を追うことにより，腎移植のチーム医療をみていく．また，本項ではチーム医療の観点から，移植医療に携わるコメディカルスタッフを中心に述べることとする．

❶移植コーディネーター，レシピエントコーディネーター[2,3]**，病棟看護師，外来看護師，専門看護師**

第一に，移植医療に特有なコメディカルスタッフとして，コーディネーターがあげられる．コーディネーターにはドナーコーディネーター（DTC），レシピエントコーディネーター，データコーディネーターの3種類があるが，DTCは腎移植レシピエントに直接関わることはほとんどなく，献腎移植の場面に登場する．DTCは救急で発生したドナー候補とその家族，献腎レシピエントと移植医，臓器摘出医をつなげる役割を果たす．臓器提

供のためには，ドナー情報の収集にはじまり，所轄警察や法医との連絡，病院事務や場合によっては児童虐待防止委員会や倫理委員会，脳死判定委員会への連絡，救急医療者だけでなく，臓器摘出・搬送チーム，移植チームとの連絡など多岐にわたるチームとの連絡，調整が必須である．安全で質の高い移植が問題なく行われる以外にドナーやその家族の人権擁護が正しく行われているかの監視をする必要もある．

これに対してレシピエントと深く関わるのはRTCである．患者との関わりは移植術前からはじまり，腎移植での入院，周術期，術後，さらに退院後の外来管理に及ぶ．移植手術の行われた病棟と，退院後の外来で引き継ぎが有効に行われていても，患者の立場からすれば，自分のことをよく知ってくれている人（看護師）が変わってしまうと不安の原因にもなる．そこで，術前，周術期，術後と連続して看るRTCが移植患者を支えるチーム医療の核ともなり得る．RTCの守備範囲や行動パターンは医師のそれに似てかなり広いものとなるので，1人のRTCが同時期に看護を担うことができる患者の数には限りがある．病棟看護師，外来看護師の分担分野を，RTCがそれらを有機的につなげる役割を果たすことにより連続した看護を達成できる．また，RTCは患者が医師に十分伝えられなかったことを汲み取り，整理して医師に伝えることにより，診療を合理的に，かつ，きめ細やかで質を高くするための最も重要な立場にいるといえる．

2008年のイスタンブール宣言[4]以降，移植医療における透明性がさらに重要視され，日本においてもドナーを含む腎移植のデータベースが中央化されている．腎移植の実態とレシピエント，ドナーの追跡とその結果解析は腎移植の未来に大切なことであり，腎移植施設における専任のデータコーディネーターの設置は急務であると考えられるが，まだ今後の課題である．

❷薬剤師[5]

免疫抑制薬，降圧薬，糖尿病治療薬，脂質代謝改善薬（抗高脂血症薬），抗尿酸血症薬，抗生薬，抗菌薬，抗真菌薬，抗ウイルス薬など，腎不全，腎移植患者の服用する薬は多岐にわたる．さらに，免疫抑制薬などは薬物治療モニタリング（TDM；therapeutic drug monitoring）を要し，相互作用に十分留意する必要が多く，薬剤の専門的知識が要求される．移植医は薬剤師のサポートを受けて，適正な投薬をいち早く決定する必要がある．同時に薬剤師には医師により処方された薬剤に問題がないかを確認して事故を未然に防ぐ重要な役割がある．また，薬剤師は看護師とも協力して患者へ薬の服用法，作用，副作用の説明などを行い，実際に患者が処方された薬を正しく服用しているかどうかの確認をすることによりきめ細かい安全なチーム治療の中心的一翼を担う．

❸臨床検査技師（血液検査，生理検査，病理検査）[6]

患者の状態を把握するための第一歩は診察であることは論を待たないが，現在の医療に

おいては尿や血液などの体液を採取して検査分析することは必須である．尿検査，血液検査や，心電図や超音波検査などの多岐にわたる生理検査は移植患者の状態を把握するためには欠くことができない．細胞や組織を採取（生検）して検査する病理検査も重要であるが，生検は侵襲性が強いためにできるかぎり体の外から内部の形態的変化や性状を把握しようとする．そのためには超音波検査による評価が侵襲性の低さと簡便性から多用される．しかし，腎移植においては移植腎生検の病理検査が比較的多く行われる．また，免疫抑制をしているため，感染症を正しく診断することは極めて大切で，微生物学的検査も頻繁に行われる．

❹診療放射線技師[7]

体内の形態的変化や機能変化を探るために超音波検査などの生理検査や胸部 X 線写真，CT，MRI をはじめとする，放射線検査が日常的に行われる．現在，もっぱら高度な放射線検査の技術を身につけた診療放射線技師が行っている．特に CT や MRI の撮像方法や画像処理には専門的な技術が必要である．放射線検査には核医学検査や造影検査など，専門的なものも含まれ，移植チーム医療における放射線技師の重要性は増している．

❺管理栄養士[8]

腎不全患者の原因は糖尿病が最多であり，栄養管理の重要性が認識されている．腎臓を保護するために重要な，蛋白摂取制限や，塩分制限は毎日の食事が関係する．また，過度な食事制限は逆に栄養不足，貧血や免疫低下による感染を引き起こし，生命を脅かす．長期間にわたり動機を失わずしてどのようにバランスの取れた食事をとるかを患者にきちんと理解，実施してもらうことは投薬に勝るとも劣らない治療の要点である．

❻理学療法士，運動療法士

特に糖尿病では運動療法が重要となるが，腎移植患者では免疫抑制薬の副作用として起こる脂質異常症の治療にも運動が大切となる．また，腎不全患者ではカルシウム・リン代謝の異常により骨粗鬆症をはじめとした骨病変が多い．長年の透析療法の合併症としての脳血管障害による四肢の麻痺や，心血管障害による運動障害が起こることがあり，これは腎移植の後も継続する必要がある．運動障害は QOL を下げ，結果的に生存率を減少させるため，予防的に治療する必要がある．治療のゴールともいえる社会復帰につながるリハビリテーションのためには理学療法士，運動療法士が活躍する．

❼臨床心理士，精神療法士，心理療法士，心理カウンセラー[9,10]

臨床心理士は患者がかかえる種々の精神疾患や心身症，心理的問題，行動の援助・解決・予防，あるいは患者の精神的健康の保持・増進・教育に貢献する専門家である．腎移植はドナーがいなければ成立しない治療法である．生体腎移植では健康な親族が自分の身を呈して手術を受け，臓器を採取しなければならず，ドナーのストレス，また，ドナーのこと

を考えたときのレシピエントのストレスはときに想像を超えるものがある．ドナーの自主性，ドナーの人権の擁護も大きな問題であり，精神的なサポートは非常に重要である．腎移植後に何かトラブルが起きたときにはレシピエントはストレスにより精神的変調をきたす場合も多く，早期の精神療法的介入が重要である．生体腎移植は術前に十分な精神的分析を行い，場合によっては移植の中止を提言することもあり得る．術後の精神的合併症を予防する役割をも担っている．移植腎機能が低下し，透析への再導入が検討されなくてはならない状態に陥った場合のレシピエントの精神的ストレスは想像以上に大きいものであり，このような局面においても精神科医と臨床心理士が移植医，RTCと密な連携をとってレシピエントを支える必要がある．また，献腎移植の場合は人（ドナー）の死が腎臓の提供につながっているため，やはりレシピエントの精神的ストレスが考えられる．さらに，献腎ドナーの遺族に対する精神的なケアも非常に重要な項目であるが，日本ではまだ十分に行われているとはいえず，今後の大きな課題である．

❽臨床工学技士，透析技術認定士[11]

　臨床工学技士は医師の指示のもとに，生命維持管理装置の操作および保守点検を行うが，特に腎移植医療では血液透析や血漿交換などの血液浄化に関する業務が主になる．もちろん手術室内では人工呼吸器などの生命維持に関する機械やモニター類の保守点検を行う．透析導入から，腎移植まで，献腎移植では移植腎機能発現までは血液透析が必要になるし，血液型不適合移植や抗体関連型拒絶反応の場合には血漿交換が必要になるので透析技術認定士が重要な役割を果たす．

❾医療ソーシャルワーカー（MSW），社会福祉士，精神保健福祉士[12]

　腎移植患者が，移植を終え，透析療法から解放されて地域や家庭で自立生活を送ることができるよう，社会福祉の立場から，患者や家族の抱える心理的・社会的な問題の解決・調整を援助し，社会復帰の促進を図るのがMSWの役割である．MSWの業務は療養中の心理的・社会的問題の解決調整援助，退院援助，社会復帰援助，受診・受療援助，経済的問題の解決調整援助，地域活動があるが，腎移植患者に対しては医療費助成制度や身体障害者手帳・障害年金などといった社会保障制度の活用支援，腎移植後の生活の自立に向けた取り組みを促す支援，職場復帰・家庭復帰・学業復帰の支援，地域の医療連携などが主な役割となる．

　特に最近，透析を経ずして移植を行う先行的腎移植（PRT）が増加しており，社会保障制度の利用をしていない，もしくは存在そのものを知らないため，腎移植医療の医療費に不安を覚える患者・家族が多い．そのためにも医療費助成制度の活用や身体障害者手帳の取得を勧め，経済的にも生活的にも安心して腎移植を受けられるようにすることが重要である．一方，患者の住所地と異なる都道府県の医療機関で腎移植を受けようとすると医療

費助成制度が活用しにくくなり，移植を受けた後の障害年金受給継続が困難になることもあるため，収入が減ってしまうことなどがある．そのような患者，家族の経済的かつ心理的な面を支えるためにも専門的な知識とノウハウが必要である．MSWは腎移植医療チームメンバーにおいて，患者・家族の社会的な側面を支える役割を担う職種で，これらの支援の目的は患者の社会復帰であり，ある意味では腎移植の最終的ゴールといえる．

4 キーワード

腎移植，腎不全治療，腎代替療法，コーディネーター，チームワーク，移植医療支援

[吉田 一成]

[文献]
1) 高橋公太編：腎移植のすべて．メジカルビュー社，2009．
2) 松田　暉監修：レシピエント移植コーディネーターマニュアル．日本医学館，2005．
3) 若杉長英監修：コーディネーターのための臓器移植概説．日本医学館，2007．
4) 臓器取引と移植ツーリズムに関するイスタンブール宣言　国際移植学会
 http://www.asas.or.jp/jst/pdf/20080805.pdf
 http://multivu.prnewswire.com/mnr/transplantationsociety/33914/docs/33914-Declaration_of_Istanbul-Lancet.pdf
5) 木村利美編著：図解 よくわかるTDM 第2版．じほう，2007．
6) 日本臨床衛生検査技師会　http://www.jamt.or.jp/
7) 日本放射線技師会　http://www.jart.jp/
8) 日本栄養士会　http://www.dietitian.or.jp/index.html
9) 日本臨床心理士資格認定協会 http://www.fjcbcp.or.jp/gyomu.html
10) 日本心理療法士協会　http://www.j-pt.org/
11) 日本臨床工学技士会　http://www.jacet.or.jp/cms/index.php
12) 日本医療社会福祉協会　http://www.jaswhs.or.jp/index.php

III インタープロフェッショナル教育
(IPE;interprofessional education)

チーム医療教育

1 チーム医療教育の意義と実施の時期

　医療系の学部や専門学校の卒業生が，医療現場ですでに実践されているチーム医療に無理なく速やかにとけ込むことができるようになるために，あるいは医療現場で主体的にチーム医療のための環境作りができるようになるためには，医療職を志望するすべての学生に対して，在学中に十分なチーム医療教育を行う必要がある．チーム医療には，これまで日本で主流となってきた医療の方法とは根本的に異なる視点と考え方を身につけなければならないため，専門的な知識や技能を修得する以前，すなわち入学後のなるべく早い時期から教育をはじめ，学生にチーム医療を正しく理解させるよう努力しなければならない．したがって，まずは早期体験学習（early exposure）の一環として，チーム医療の考え方やその実際に触れさせるのが適切であると考えられる．

　具体的には「チーム医療論」のような講義形式や，チーム医療が実践されている医療機関の見学という形での実施が考えられる．これらの教育により，学生は新しい医療の形に目を開かれ，将来，自分が参画するであろう新たな医療の地平を展望するに違いない．このことは，ともすると教養科目や基礎科目の教育に終始しがちな一年次生の，勉学への動機づけと意欲向上をもたらすはずである．

　もちろん，それはチーム医療の導入教育にすぎないのであって，それだけでは十分ではない．より重要なのは，各医療職によって疾患に対する捉え方やアプローチの仕方に違いがあること，そして医療の現場では各医療職にかけがえのない役割があることを知ることである．そのことを通じて，各職種がカバーできる医療サービスの範囲と限界について正しく認識することが重要であり，それにより，各学生はチーム医療における将来の自身の座標を的確に予見することが可能となる．

　このような教育は，小グループによるグループ討議で実施するのが適当である．相当量の専門教育を受け，さらに臨床実習を経験した種々医療系学部・学校の高学年次生が8～10名の模擬医療チームを作り，自身の専門性を背景として，他の医療職に進む学生達と1つの医療上の課題について徹底的にスモールグループ・ディスカッション（SGC；small group discussion）を行い，一定の結論を得るという作業を行う．これは医療の現場で行

われているカンファレンスの模擬体験ともなるものであり，ディスカッションに参加するメンバーが，上下関係のない学生同士という点が重要なポイントである．そこには学部や学科，あるいは学年の違いはあっても，身分や立場上の上下関係は存在しない．だからこそ，学生たちは自由に意見を述べることができるし，互いの意見に分け隔てなく耳を傾けることができる．学生のうちにこのような体験をしておくと，チーム医療の実践の前提となる各医療職種間の地位的水平性という感覚が身体に染み込むため，就職後のチーム医療への円滑な参加が可能となる．

　さらに，より高度な教育として，できれば優れたチーム医療を実践している医療機関で，実際のチーム医療を体験させ，それを仕上げとすることが望ましい．そこで，見学や講義で見聞きした表層的なチーム医療とは異なる現実に遭遇して，新鮮な驚きを感じることも多いであろう．そして，模擬医療チームで行ったディスカッションと現実との落差を実感して，自身が近い将来に就くであろう職種に対する新たな決意が生まれることも期待される．

　しかし，優れたチーム医療を実践している医療機関の確保という点で，このチーム医療体験の実施は容易ではない．社会では，チーム医療は医療界の重要なキーワードとなりつつあるが，教育上の模範となるようなチーム医療を実践している医療機関はどれほどであろうか．日本の医療機関の数を勘案すると，全医療系学生にこの教育を施すことは不可能である．だとすれば，これからのチーム医療を背負って立つ強い意欲のある学生や院生（または医療従事者）に対して実施するのが適当であろう．

　チーム医療教育を充実させ，日本の社会に真のチーム医療を根づかせていくためには，少なくとも以上のような教育が必要と考えられる．

2　チーム医療教育の目標

　各医療職のあいだには，これまで当然とされてきた医師を頂点とするヒエラルキーに加え，各職能団体が内蔵する排他的性格や自己肯定的姿勢など，チーム医療の推進に対するさまざまな阻害要因が存在する．そのため，多くの医療機関では各医療職に従事する者が対等の状態でチーム医療を推進しているとはいえないのが現実であろう．チーム医療の理想形は，チームを構成するすべての医療従事者に地位的な上下関係がなく，各医療職がそれぞれの専門性を基盤として1人ひとりの患者と向き合い，チームの一員として積極的に医療に参画することで，チーム全体のパフォーマンスを最大化するために不断の努力をすることであると考えられる．学生には，まずこのことを教育する必要があろう．

　また，チーム医療の目的は，個々の患者に対して最善の医療を施すことにより，個々の患者に最良のゴールを提供することにある．これを患者本位の医療という．患者1人ひと

りの個人的・社会的背景が異なれば，各々が求めるゴールもおのずと異なるはずである．したがって，これまでの医療が主眼としてきた最短の，あるいは最も経済的な医療が，必ずしも最善とは限らない．このことをきちんと学生に認識させる必要がある．医療は患者のためになされるのである．医療従事者の都合で，患者の希望を無視したり変更したりしてはならない．患者もチーム医療の一員であるという考え方は，このような患者個人個人によって医療に求めるニーズが異なるという事実を勘案したものであり，個々の患者の事情を反映した最良のゴールに到達するために，欠くことのできない要件なのである．

3 チーム医療教育の内容

チーム医療が声高に叫ばれている現在でも，医療職間には医師を頂点とするヒエラルキーが隠然と存在する．そして，医師以外の医療職間にも，ややもすると競争的な力学が働き，他の職種に対して排他的な対応をとる場合があることも否定できない．そのような観点から「チーム医療は理想論であり，ユートピアにすぎない」との指摘もなされており，真のチーム医療実現のためには，このような身分格差の存在は障害となる．率直な意見の開陳や臨機応変の判断に基づく迅速な行動が妨げられ，その結果，チームのパフォーマンスが低下するからである．

それでは，どのようにしたら医療従事者間の地位的水平性を確保し，それを維持していくことができるであろうか．その解決の糸口はないのだろうか．

まずはじめにしなければならないのは，各医療職間の相互理解である．別の医療職に従事する人はどのような教育を受け，何を知っており，何ができるのか．それを知ることは，医療職間に生じがちな緊張感を和らげるのに役立つであろう．そして，もう1つのヒントは医療職種ごとに内在する集団意識の解消にあるように思われる．通常，ある医療職に従事する人は，別の医療職に従事する人を，無意識のうちに他の集団に属する人と見なす．このような視点は，多かれ少なかれ，別の医療職に従事する人に対する排他的な態度や対抗的な姿勢を招くため，これがあるとチーム内の真の平等は実現できない．したがって，ここですべての医療従事者に求められるのは「同じチームに属する人は，職種は違っても同じ集団内の人である」という根本的な意識改革であろう．この意識改革は困難なように思えるかも知れないが，けっして不可能なことではない．何がさまざまな専門性を有する各医療職の従事者を束ねる核になるかといえば，それは患者本位の医療である．1人の患者を前にして，その患者に最良の医療を施そうとするとき，どのような状態を最終的なゴールとするのか．そしてゴールに達するためにはどのような方法が最善かを議論し，チーム全員のコンセンサスを得ることが重要である．これが得られれば，あとはそれを核にして

チーム全員がゴールを目指してがんばるだけである．そこには，地位的な上下関係が入り込む余地はなさそうである．

ただ，コンセンサスを得る段階で上下関係が顔を出してしまうと，全員が納得するコンセンサスが得られない可能性がある．すでに医療のシステムができあがっている医療機関でチーム医療を実施しようとする場合，この点がネックになるかもしれない．だからこそ，学生のうちから平等な人間関係を前提としたチーム医療教育が必要と考えられるのである．

チーム医療では，既存のサービスに患者を適合させるのではなく，個々の患者に対して特有のゴールが設定され，それに至るための最善の医療が提供される．それでは，どのようにしてゴールを設定し，そこに至る最善の道筋を決めればよいのであろうか．このステップがチーム医療を成功に導くうえで最も大切なステップと考えられるが，そのために欠かせないのがチームメンバー間の密接なコミュニケーションである．もちろん，チームには患者とその家族も含まれる．チームメンバー間の忌憚のない意見交換こそが，チームの結束を強固にし，チームの機能を最大限発揮させる唯一の方法である．これを実現する前提となるのが，上で述べた医療従事者間の地位的水平性の確保とその維持である．

患者本位の医療を目的としたチーム医療の構成メンバーには，固定された守備範囲はない．状況に応じて自身が専門とする分野の仕事に没頭することもあるし，応援を必要としている他のチームメンバーの補助に回ったり，自分の専門を離れて臨機応変に行動することもあるという柔軟性が必要である．さらに，医療サービスの提供形態も，場面に応じて変化することがあるという認識も欠くことができない．多くの場面ではチームメンバーは対等の立場で役割を遂行するにしても，特に緊急時などにおいては，そのときのチームリーダーの指揮の下に，統制のとれた活動が求められることもある．

どのようなチームにもリーダーが必要であり，チーム医療の場合にもそれはあてはまる．ただチーム医療におけるリーダーの場合は，その時々に行われる医療行為の流れの中心に誰がいるかという程度の意味と捉えるべきである．これまでの医療の現場では，どのような状況であれ，医師がその立場をとることが多かった．しかし，以上の考察から，患者本位のチーム医療を実践しようとする場合，リーダーは必ずしも医師である必要はないことが明らかである．個々の患者の状況によって，看護師がリーダーとなることがあってもよいし，理学療法士がリーダーとなるような状況もあるであろう．その点は，患者がどのような医療サービスを受けているかによっておのずと変わるものであり，柔軟に対応する必要がある．チームメンバーにもこのことは言えて，患者の状況に応じて，チームメンバーは流動的に入れ替わる必要があると認識するべきである．

［石井 邦雄］

チーム医療実習

1 概要

　チーム医療実習は，医療専門職を目指す学生が実際に医療機関で行われているチーム医療を見学・体験することで，将来の医療現場における自らの役割を認識するとともに，他職種間とのコミュニケーションのとり方，共同作業の進め方などを会得することを目的として行われる．チーム医療実習に先立ってチーム医療に関する概論（チーム医療論）を聴講し，さらに仮想医療機関を舞台に各種医療系学生が一堂に会して，テーマごとにチーム医療についてスモールグループ・ディスカッションをする演習（チーム医療演習）を経験しておくことで，実際の医療体験を有意義なものにできる．またチーム医療実習に参加するためには，自らの専攻分野について習得が進み，臨床現場への参加がある程度可能な段階にあることが，実習の内容を理解するうえで必要である．したがって最終学年に近い段階での実施が望まれる．

　実際の医療機関でチーム医療を展開する必要条件は，以下の通りである．

① 医療スタッフの卒後臨床教育の充実—学校で学んだことを臨床に実地応用するためには基礎研修が必要である．医療専門職として特定のチーム医療に貢献するためには，さらに専門研修（subspecialty）を積む必要がある．

② 職能間の相互理解の推進—各医療専門職の職能と職務内容を十分理解し，相互に活用し合うことで，チーム医療の可能性が拡大する．

③ 医療チームに課せられた臨床課題に関する合同研修—各医療専門職がある程度共通の知識基盤に立つことで，初めて意義ある意見交換が可能となる．

④ リーダーシップをとる人材の確保—臨床現場では主に医師がこの役割を果たすことが多いが，必ずしも医師である必要はない．当該医療に対するリーダーのリーダーシップと熱意，努力が医療チームの士気に大きな影響を及ぼす．

⑤ コーディネーターの存在—チーム医療においては，各職種間の連絡役・調整役としてのコーディネーターがいると，協働作業としての医療が円滑に進行する．コーディネーターとチームリーダーは，十分な相互理解のうえで作業を進める必要がある．看護師などのコメディカルスタッフが担当する場合が多い．

⑥定期的な臨床カンファレンスの開催―症例検討やチーム医療の運営方法について，さらには臨床研究や学会活動の打ち合わせなどをチーム内で行うことで，より質の高いチーム医療を提供することができるようになる．

学生が以上のようなチーム医療遂行のための必須要件を実際に見聞することで，具体性のある実習を実現できるとともに，今後のチーム医療の課題について考察するための素地も形成される．

2 実習対象となる医療チーム

本来，医療機関で行われるすべての医療行為は医療従事者の協働作業（チーム医療）で成り立っている．しかし，「チーム医療」を実体験することを目的とした場合，実習対象となる医療チームにはいくつかの条件が必要となる．すなわち多職種から構成されていることはもちろんであるが，医療チーム構成の目的や課題が明確化していること，そしてチーム内における各職種の役割がわかりやすいことである．そういう意味で，ある疾患を対象に複数の診療科が協働して集学的治療を行うことを目的に設置された「センター医療」は実習の対象として適切と考えられる．

一例として慢性肝炎，肝硬変，肝細胞がんなどの肝臓疾患を対象に内科，外科，放射線科，病理診断科，漢方科などが協働して集学的医療を展開する『肝臓病センター』をあげることができる（p.138参照）．肝臓病の系統立った診療を行うためには複数の診療科のみならず，看護部，薬剤部，臨床検査科，放射線科，栄養科および医事課など多部門の協力体制が必須である．そういう意味で『肝臓病センター』は「肝臓病診療」という1つの目的に向けて編成された医療チームと考えられる．筆者の所属する病院では，センター医療としては，その他に糖尿病センター，腫瘍センター，頭痛センター，スポーツ医学センターなどが実習対象としてあげられる．ちなみに医療施設（設備）を各診療科で共同利用することを目的に設置されたセンター系，例えば人工透析センター，リハビリテーションセンターなどもあるが，これらは設置の目的が異なるのでチーム医療実習の対象としてはあまり適しているとはいえない．

もう1つの実習対象として，医療の進歩とともに浮上してきた，単一診療科では対処の困難なさまざまな共通課題に対処するために編成される「課題別医療チーム」がある．例えば進行がん患者の身体的・精神的苦痛に対する緩和ケアというテーマは診療科を越えた課題であり，医師（腫瘍内科医，外科医，麻酔科医，精神科医など）はもちろんのこと，がん専門看護師，がん専門薬剤師，管理栄養士など，多種多様な医療専門職が「緩和ケアチーム」（PCT；parietal care team）を編成してチーム医療を実践している．具体的には，

[表1] NST 規定

1 NST の目的と役割

NST の主な目的としては
①症例個々に応じた適切な栄養管理法の選択とその実施：中心静脈栄養法などの各種栄養法の遵守
②適切かつ質の高い栄養管理の提供：適正投与エネルギー量や授与栄養成分の決定
③早期栄養障害の発見と早期栄養療法の開始
④栄養療法による合併症の予防：カテーテル敗血症の予防や誤接続防止など
⑤疾患罹患率・死亡率の減少：感染症や褥瘡の発生予防と治療の促進
⑥病院スタッフのレベルアップ
⑦医療安全管理の確立とリスクの回避
⑧栄養素材・資材の適正使用による経費削減
⑨在院日数の短縮と入院費の節減
⑩在宅治療症例の再入院・重症化の抑制　　　などがある．

これらを達成するための NST の役割として，
①栄養管理が必要か否かの判定（栄養アセスメント施行）
②適切な栄養管理が施行されているかのチェック
③最もふさわしい栄養管理法の提言（適切な栄養ルートの選択）
④栄養管理に伴う合併症の予防・早期発見・治療
⑤栄養管理上の疑問点を明らかにする
⑥新しい知識・技術の紹介・啓発　　などがある．

2 構成

委員の構成は下記にて病院長に委任する．
1) 専任医師　2) 看護師　3) 薬剤師　4) 栄養士　5) 臨床検査技師　6) 医療事務

3 運営

1) 委員長は定期的に毎週1回の NST 回診および毎月1回の委員会を開催する
2) 委員会の成立は委員の半数以上とする
3) 委員長は特に必要と認めたとき，委員外の者を出席させ意見を聞き，資料の提出を求めることができる
4) 委員会の記録は必要期間保存する（最低5年間）
5) 定期的に勉強会を行い，委員全体のレベルアップを図る

チームが病棟全体を横断的に回診して，個々の症例についておのおの意見を出し合い，その結果をまとめて，主治医に適切なアドバイスをすることで，より高いレベルで患者の苦痛軽減を可能としている．

　このような課題別医療チームとしては，その他に個々の入院患者に応じた適切な栄養管理の実施を目的とした「栄養サポートチーム（NST）」，病院内の感染症制御を目的とした「院内感染対策チーム（ICT）」，入院患者の褥瘡発生予防と適切な治療を目指す「褥瘡対策チーム」などがあげられる．また，外来で安全・的確な化学療法を行うために，多くの医療専門職が参加して設置される「化学療法外来」も広い意味でこの範疇に含まれる．個々の課題別医療チームには，通常，設置時に目的・構成・運営方法および各メンバーの役割を記した「医療チーム規定」が設けられる．参考までに NST の規定と各メンバーの役割を［表1, 2］に示した．おのおののタスク（任務）を明確にすることで，1つの目標に向かった協働作業が円滑に進行するようになる．

[表2] NSTメンバーの役割

＜臨床検査技師＞
・臨床検査値からの低栄養状態患者の拾い上げおよびNST関連検査値による栄養状態の推移の分析

＜栄養士＞
・栄養アセスメントの指導・詳細な解析
・経腸栄養剤の詳細な選択・推奨
・経腸・経口栄養法の詳細なプランニング
・栄養療法に関する問題点・リスクの抽出
・嚥下障害患者への対応
・病院食の重視
・経腸・経口栄養の衛生管理と管理法の指導
・経静脈栄養剤の経腸・経口栄養への移行推進
・栄養障害例の抽出・早期対応
・在宅栄養・院外施設での栄養管理法の指導
・喫食・摂食状態の把握と評価
・生活習慣病への対応

＜薬剤師＞
・栄養薬剤の選択・適正使用方の指導
・経静脈輸液適正調剤法の取得
・経腸栄養剤の衛生管理・適正調剤法の指導
・誤投薬の予防・チェック
・栄養療法に関する問題点・リスクの抽出
・在宅栄養・院外施設での栄養管理法の指導
・経静脈栄養剤の側管投与法・薬剤配合変化の指導
・経静脈栄養の詳細なプランニング
・栄養療法に関する合併症の予防・発症時の対応
・栄養障害例の抽出・早期対応
・栄養薬剤についての患者・家族への説明・指導

＜看護師＞
・栄養療法に関する患者日常情報の収集と解析
・経静脈栄養剤の適正管理法の取得
・栄養療法に関する合併症の予防・発症時の対応
・栄養障害例の抽出・早期対応
・治療方針の早期確立・確認
・生活状況を踏まえた退院時指導
・経静脈・経腸栄養ルートの管理・維持
・経腸栄養剤の衛生管理・適正調剤法の取得
・経口栄養への移行推進
・栄養療法に関する問題点・リスクの抽出
・在宅栄養・院外施設での栄養管理法の指導

＜医師＞
・栄養療法に関する早期プランニングの決定・評価
・経静脈・経腸栄養ルートの管理・維持・評価
・栄養療法に関する合併症の予防法・発症時対応法の設定
・嚥下・摂食障害治療法の確認と評価
・NSTスタッフの教育・指導
・栄養療法に関する問題点・リスク対策の設定
・適正栄養管理法の設定・選択・評価
・経静脈・経腸栄養剤の選定・評価
・NST症例・家族とスタッフの仲介
・在宅栄養・院外施設での栄養管理法の指導

＜医療事務＞
・コスト面からの栄養管理のアセスメント
・長期的に見たNST導入によるコストの評価

　以上のような医療チームの診療現場に参加することが具体的な実習内容となるが，1つの病気について関連する医療職がおのおのの専門性を活かして患者の啓蒙を図り，疑問に応え，生活指導などを行うことを目的として開催される公開講座や患者向け教室（糖尿病教室，肝臓病教室など）に参加することも，チーム医療の理解に大いに役立つ．可能ならばプログラムの企画段階から参画できると，より深い理解を得ることができる．

3 実習参加者

チーム医療実習の参加者は，医療系学部に在籍し，将来病院などの医療機関に医療スタッフとして勤務する予定者が中心となる．ちなみに筆者の所属する北里大学北里研究所病院で行ったチーム医療実習には，北里大学医学部・看護学部・薬学部・医療衛生学部（健康科学科，医療検査科，医療工学科—臨床工学，診療放射線技術科学専攻，リハビリテーション学科—理学療法学，作業療法学，言語聴覚療法学，視覚機能療法学専攻）および北里大学保健衛生専門学院（臨床検査技師養成科，管理栄養科，保健看護科，臨床工学専攻科），北里大学看護専門学校の学生が参加した．

社会的に比較的新しい医療チーム，例えばNSTなどに関しては，新規設置のために外部の医療機関の医療スタッフが見学実習に参加する場合もある．

体験実習に参加する学生側の条件として，できれば複数の医療系学部の学生で模擬チームを構成することが望ましい．そうすることにより，学生同士が実習を通して互いの理解や解釈の違いなどに気づくことが可能となり，職種間の相互理解の促進が期待できる．また一歩進んで，見学実習したチーム医療の問題点や今後の改善点などについて，参加者間で議論することも可能となる．

4 チーム医療体験実習プログラム

実際の医療現場（病院）でチーム医療を体験するための実習プログラムを作成するに当たっては，次の点に留意する必要がある．

① 実習の主たる目的は，チーム医療を実感すること，チーム医療の必要性を理解すること，チーム医療において各医療職の果たすべき役割を知ることである．

② 実際に日常的に行われている診療現場に参加し，それを体験する．したがって，大きく分けて病棟回診のように医療スタッフが一堂に会して診療する場面を見学する場合と，1人の患者の診療の流れに沿ってバトンリレーのように医療スタッフが順番に診療に関わっていく場合との，2つのパターンがある．

③ 前述したように，実習者も複数の医療系学部から構成される模擬チームとする．

④ 参加する医療チームにおいて将来の自分自身の果たすべき役割をより明確に理解するために，各学生は実習中，同じ学部（専攻）出身の先輩医療職員からミニレクチャーを受ける．

⑤ 医療スタッフが症例検討や医療チームの運営について討議する臨床カンファレンスに参加させる．

[表3] チーム医療体験実習タイムスケジュール（院内感染対策チーム）

プログラム名称：院内感染対策チーム（ICT）
責　任　者：総合内科部長
集合時間／場所：8：30／1階総合案内

実習内容　　　　　　　　　　　　　　　　　対応者：看護部

タイムスケジール	実習内容	場所
9：00〜10：00	オリエンテーション，ICTについて，ICNの活動	学生講義室
10：00〜11：00	ICT回診	各階病棟，ICU
11：00〜11：30	感染症例紹介	学生講義室
11：30〜12：00	薬剤師の活動	薬剤部orサテライト薬局
12：00〜13：00	昼休み	学生講義室
13：00〜14：30	TDM演習	TDM室
14：30〜15：30	細菌検査演習	細菌検査室
15：30〜16：30	感染制御講義	学生講義室
16：30〜17：00	グループ討論，まとめ	学生講義室

　以上のような点に留意して，あらかじめ各医療チームで実習内容のカリキュラムを作成する．参考までに，[表3, 4, 5]に3つの医療チームが実際に行ったチーム医療体験実習（1日コース）のタイムスケジュールを示す．将来的にはより長期の実習プログラムの実施も望まれるが，医療現場の教育スタッフの負担や，より多くの学生に体験してもらうことなどを考えると，導入としては1日コースが妥当であると思われる．

5　チーム医療体験実習の評価

　実際に実習を行った後，参加学生へのアンケートなどから実習評価を試みると，①チーム医療の実感：ありと答えた者は88％，②チーム医療の必要性：十分理解したとみなされる者は78％，③チーム医療における個々の役割：十分理解したとみなされる者は78％，④チーム医療体験実習：大変に有意義または有意義と答えた者は合わせて98％という結果であった．学生からは，実習期間の延長，チーム内で意見を述べるなど医療チームへの積極的な参加，患者への直接的なアプローチ，同じ専門職のチューターとの十分なディスカッション，などの要望があった．

[表4] チーム医療体験実習タイムスケジュール（栄養サポートチーム）

プログラム名称：栄養サポートチーム（NST）

責　　任　　者：糖尿病センター長／栄養科長

集合時間／場所：8：20／1階総合案内

実習内容

タイムスケジール	実習内容	場所
8：30～9：00	オリエンテーション	学生講義室
9：00～10：00	NST回診対象者抽出 回診準備，栄養評価等	栄養科
10：00～11：00	TPNの管理・服薬指導等	薬剤部
11：00～12：00	嚥下評価，口腔ケア ・FIM評価等	リハビリ科
12：00～13：00	休憩	学生講義室
13：00～14：00	NST回診	各階病棟
14：00～15：00	検査データ抽出・評価等	検査科
15：00～16：00	レポート作成	学生講義室
16：00～17：00	総括	学生講義室
16：30～17：00	グループ討論，まとめ	学生講義室

[表5] チーム医療体験実習タイムスケジュール（肝臓病センター）

プログラム名称：肝臓病センター

責　　任　　者：肝臓病センター長

集合時間／場所：8：20／1階総合案内前

実習内容　　　　　　　　　　　　　　　　　　対応者：教務課

タイムスケジール	実習内容	場所・指導者
8：30～9：00	オリエンテーション	学生講義室　医師
9：00～10：00	腹部エコー見学	臨床生理　臨床検査技師
10：00～11：00	肝センター外来見学	医師
11：00～12：00	中央処置室見学	看護師
12：00～13：00	昼休み	学生講義室
13：00～14：00	PEIT/RFA見学	医師，臨床検査技師
14：00～15：00	ミニレクチュアー （3階学生講義室，6階病棟）	各部門担当者
15：00～16：00	病棟見学（＋栄養指導）	医師，看護師， 薬剤師，栄養士
16：00～17：00	病棟カンファレンス，総括	肝センタースタッフ
16：30～17：00	グループ討論，まとめ	学生講義室

6 チーム医療実習の今後の課題

　チーム医療を実際に体験し，その臨床的意義と個々の役割を理解する「チーム医療体験実習」がファーストステップとすると，セカンドステップは医療機関で医療チームの一員として，患者を中心に異職種間でコミュニケーションをとりながら実際に協働を進める「チーム医療実践実習」となる．このような能動的な実習は仮想医療機関を舞台にテーマごとに行ったチーム医療演習でも経験するが，この場合は与えられたテーマに対して医療職予定者が意見を出し合って共有の行動指針を検討することがメインの作業となる．実際の医療機関で行う場合には，その指針を具体的な行動計画としてまとめ，現実の患者を対象に実施し，その経過および結果を検証していく過程が実習の目的となる．

　そのためには，対象を絞り，あらかじめ十分な知識を身につけたうえで，選択実習のような形で当該医療チームに加わることが望ましい．期間は，月単位の比較的長期の臨床研修として行うのが適切と考えられ，リーダーシップ研修やコーディネーター研修などともに，卒後教育の一環として位置づけるべきであろう．

[熊谷 直樹]

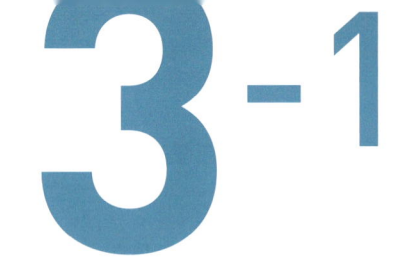

日本の大学における取り組み例の紹介

3-1 北里大学

はじめに

　北里大学は4つの医療系学部と2つの専修学校を擁し，14種類に及ぶ医療関連専門職を養成する教育を展開している．また，4つの大学附属病院と連携した臨床教育は，それら学部・学校の大きな特徴となっている．

　本学では，このような特徴を生かし，2006年度より「チーム医療教育プログラム」を大学の重点教育事業の1つとして取り上げ，全学的な取組みとして推進している．本プログラムは，従来の学部単位を中心とする教育（縦型教育）を基盤とし，その教育方法・内容に工夫・改善を加えることにより，多職種連携による医療協働（チーム医療）を実践しうる人材を育成（横型教育）しようとするものである．

1 チーム医療教育の取り組みの背景と目標

　患者中心の良質で安全な医療を提供するためには，多種類の医療専門職の協働（チーム医療）が不可欠であり，そのための優れた人材の育成が急務である．しかし，日本の医療教育においては，これまでに十分な対応がなされてきたとはいい難い．

　本学は，医療系4学部（医学部，薬学部，看護学部，医療衛生学部）と2つの専修学校（保健衛生専門学院，看護専門学校）を擁し，14職種（医師，薬剤師，看護師，助産師，保健師，臨床検査技師，臨床工学技士，診療放射線技師，理学療法士，作業療法士，言語聴覚士，視能訓練士，衛生管理者，管理栄養士）に及ぶ医療関連専門職（国家資格）を育成している．そして，4つの大学附属病院（北里大学病院，北里大学東病院，北里研究所病院，北里研究所メディカルセンター（KMC）病院）と連携した臨床教育が大きな特徴となっている［図1］．大学附属4病院では，「患者中心の医療」と「共に創り出す医療」を基本理念としてうたっており，「医療はすべてチーム医療で行われる」という認識が隅々まで浸透していることが特筆される．このような環境のもと，本学では教育に関する重点事業の1つとして，2006年度より「チーム医療教育プログラム」を実施することを決定した．そして，担当副学長のリーダーシップのもと，全学チーム医療教育委員会が中心となって，その最初の取り組みである「オール北里チーム医療演習」がスタートした．

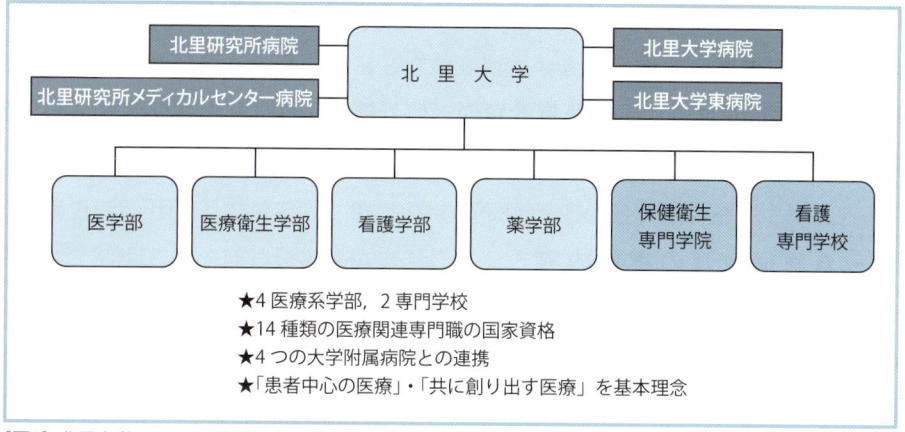

[図1] 北里大学における医療系教育の特徴

教育目標【GIO（一般目標）】

患者を志向した質の高い医療の提供を目標に，医療上の問題を解決したり，チーム医療の構成員として，自身の専門性を活かし，積極的に医療に参画できるようになるために，医療の流れ，医療の構成員と職能，チーム医療に関する基本的知識，技能，態度を修得する．

【到達目標（SBO）】

① 患者の種々診療過程に携わる職種を説明できる
② 各職種の専門性，役割および責任を相互に関連づけて説明できる
③ 事例（症例）について，職種毎に問題点・課題を明確化し，自らできること，やるべきことを列挙できる
④ チーム医療とは何か，チーム医療の目標を説明できる
⑤ チームにおける患者の役割を説明できる
⑥ チーム医療の立場に立って，医療を考えることができる
⑦ チームの構成員とコミュニケートできる

[図2] 本学におけるチーム医療教育の一般目標（GIO）と到達目標（SBO）

現在，多くの大学などの医療教育機関でチーム医療教育あるいは多職種間医療協働教育が実践されているが，そこに関与する医療関連職種は必ずしも十分に多いとはいえないのが実状ではないだろうか．本学は，上述のような背景があるため，チーム医療教育の実践には好適な環境にあるといえるが，本学における「チーム医療教育プログラム」の大きな特徴は医学部学生の積極的な参加にある．14に及ぶ多数の職種が参画する本取り組みは，真のチーム医療教育のモデルとなりうると考えている．

本取り組みの目的は，医療系学部の学生が他の職種の知識・技術・職能などを理解し，職種間の相互理解と相互尊敬により連携・協働できる能力を培い，患者の総合的・全人的医療を目指すチーム医療に参画できる能力を身につけることにある．このために，本学では，学生が理解しやすく，取り組みやすく，かつ実践力の基礎を養うことができる教育プログラム・方法を策定し，それを実行してきた．一方，チーム医療演習の実を上げるためには，各学生が，自身が所属するそれぞれの学部の学問体系・領域について十分学習し，

将来就くことになる医療職について理解している必要がある．そのためには，学部における縦型の専門教育も重要である．

［図2］に，本学におけるチーム医療教育の一般目標（GIO）と到達目標（SBO）を示す．このSBOは後述のように，評価の項目として利用する．

2 チーム医療教育の実施内容

❶本学におけるチーム医療教育の位置づけ

上述のように，本学は4医療系学部と2専修学校ならびに4病院を有することから，多くの学部など（職種）が関与できる独自の教育プログラムの構築が可能である．しかし，これらの学部などでは，それぞれにおいて固有の過密といえるほどのカリキュラムが稼働しており，修業年限も6年，4年，3年と多様である．また，医学部，看護学部，医療衛生学部は神奈川県の相模原キャンパスにあるが，薬学部は東京都港区白金，保健衛生専門学院は新潟県南魚沼市，看護専門学校は埼玉県北本市に立地する．したがって，学生の遠距離移動を伴う長期にわたるカリキュラムの設定や，高学年時の時期を揃えての実施には難しい面がある．そこでまず，高学年時の「オール北里チーム医療演習」の実施を試み，次いで低学年時の導入教育として医療系学部共通講義「チーム医療論」を開講することとした．［図3］に専門教育（縦型教育）とチーム医療教育プログラム（横型教育）の関連概

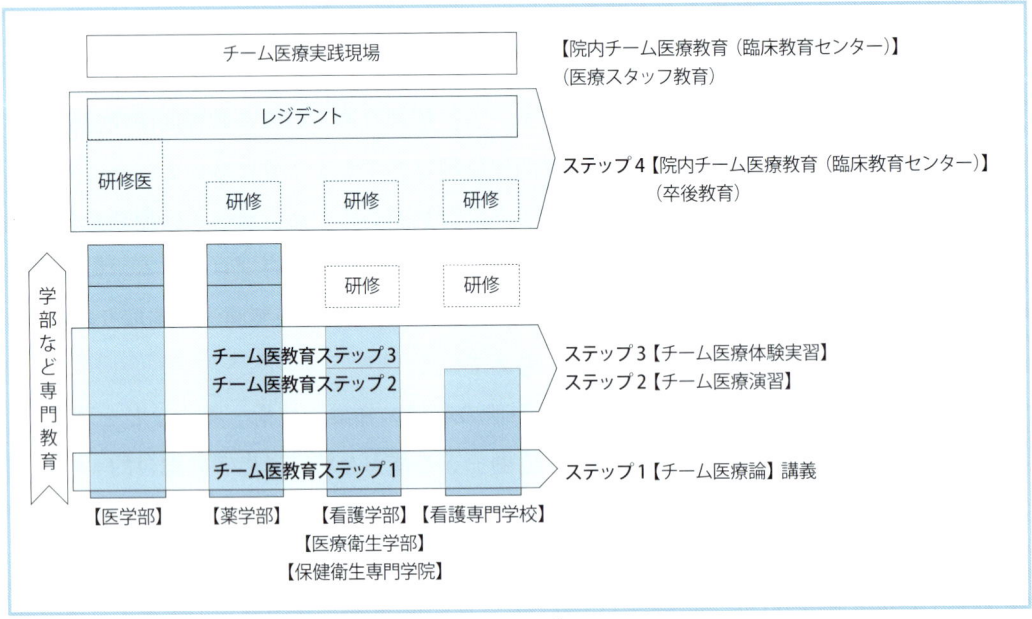

［図3］ 本学における将来構想を含めたチーム医療教育プログラムの全体像
各学部・専門学校における縦型専門教育と部門横断型チーム医療教育との関連を示す．

[表1]「オール北里チーム医療演習」ディスカッション・テーマ（2008年度）

	大テーマ	サブテーマ
テーマ①	救急医療	心筋梗塞患者の急性期治療と心臓リハビリテーション
テーマ②	大災害時の医療現場	大災害時の初期救急医療
テーマ③	感染	院内感染対策
テーマ④	高齢者医療	認知症をもつ高齢患者の在宅医療
テーマ⑤	脳血管障害	脳梗塞後遺症としての嚥下障害，言語障害，運動障害など
テーマ⑥	小児がん	小児期発症進行性がんのトータルケア
テーマ⑦	糖尿病	糖尿病と合併症
テーマ⑧	神経難病	神経難病とその対策
テーマ⑨	生活習慣病	生活習慣に起因するさまざまな疾患

10人からなる学生の学部混成チームは①〜⑨のテーマのいずれかについて，2日間討論し，その成果を発表する．それぞれのテーマでは，できるだけ多くの職種が関与できるようにシナリオを設定してある．

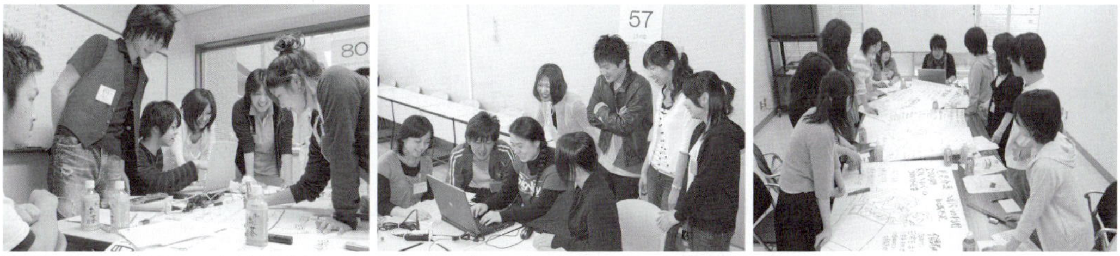

[図4]「オール北里チーム医療演習」におけるスモールグループ・ディスカッション（SGD）の様子

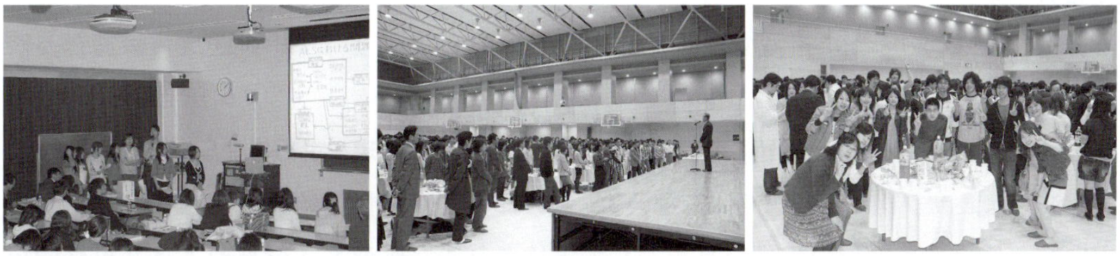

[図5]「オール北里チーム医療演習」における発表会および合同懇親会の様子

念図を示した．

　「チーム医療論」講義は[図3]のステップ1に相当し，カリキュラムの関係で医学部が3年生である以外は，他の3学部とも1年生が対象である．これには，導入教育という位置づけがある．2008年度からスタートし，後期学期に全12コマを実施している．

　「オール北里チーム医療演習」は[図3]のステップ2に相当し，2006年度から実施されている．医学部（5年次生）と薬学部（6年次生）以外は，3または4年次生が参加し

[表2]「オール北里チーム医療演習」のタイム・スケジュール（2008年度）

1日目

時　　間	内　　　容
9:00～9:20	出席確認
9:20～9:40	学長，実行委員長（副学長）挨拶，病院長，学部長紹介
9:40～10:25	趣旨説明・話題提供 実施方法及びタイムスケジュール説明(実行副委員長)
10:25～10:40	小教室へ移動
10:40～11:00	ファシリテータ自己紹介 アイスブレーキング（各チーム内での役割分担決定）
11:00～12:10	チームディスカッション
12:10～13:40	昼食・休憩
13:40～15:40	チームディスカッション（午前中からの継続）
15:40～15:55	休憩
15:55～17:30	チームディスカッション（休憩前からの継続）

2日目

時　　間	内　　　容
9:00～9:20	オリエンテーション
9:20～9:35	移動（小教室へ）
9:35～11:40	チームディスカッション（前日からの継続，まとめ及び発表準備）
11:40～13:10	昼食・休憩
13:10～14:35	発表会（前半）（7チーム×12分）
14:35～14:50	休憩
14:50～16:15	発表会（後半）・アンケート記入（7チーム×12分）
16:15～16:40	移動
16:40～18:00	合同懇親会

ている．それぞれの職種に対する理解が深まってからの科目であり，例年5月初旬の2日間が当てられている．相模原キャンパスで実施しており，約1,200名の学生と150人の教職員が参加する大学をあげての一大イベントとなっている．約1,200名の学生は10名からなる各学部混成チームに分けられ，シナリオ症例にもとづく討論を行い，その成果を発表する．

［図3］のステップ3に相当する教育として，2010年度より「チーム医療体験実習」が試行されている．

❷「オール北里チーム医療演習」―より安全で良質な医療の実現を求めて―

本演習は，サブタイトルにもあるように，単に医療上の問題解決にとどまらず，患者を志向した質の高い医療の提供を目標として実施される．医療系4学部および2専修学校の学生約1,200人が，2日間にわたり，さまざまな医療現場における9つの想定課題（シナリオ症例：[表1]）に関する討論を行う．10人の学部混成チーム（全120チーム）においてなされた討論の成果は，4枚の模造紙にまとめられ，発表される［図4, 5］．発表はファシリテータによって評価され，優秀チームは表彰される．2日間の行程表を［表2］に示した．なお，全チームには，種々の文具，模造紙，ノート型PCなどを貸与し，討論の活性化とまとめに活用させている．また，全チームがインターネットを使用できるように，チーム討論に使用するすべての部屋にはLANが設置されている．各チームには教員のファシ

[表3]「オール北里チーム医療演習」の参加状況（2008年度）
期　間：2008年5月1日（木）～2日（金）
場　所：相模原キャンパス
参加者：下記のとおり（出席者数は両日参加の者のみ）

参加学部	学生数	出席者	出席率
薬学部（4年生）	283名	232名	82.0%
医学部（5年生）	107名	105名	98.1%
看護学部（4年生）	117名	114名	97.4%
医療衛生学部（4年生） PT・OT・ST・HSは3年生	423名	397名	93.9%
保健衛生専門学院（4年生） 臨床検査科は3年生，専攻科は1年生	269名	262名	97.4%
看護専門学校（3年生）	40名	39名	97.5%
合　計	1,239名	1,149名	92.7%

リテータが1名配置され，必要に応じて討論の方向づけなどの助言を行う．

　例年，5月の連休中の2日間に相模原キャンパスで実施される．[表3]に2008年度における各学部などの参加学生数と出席率を示す．本演習は単位化されていないにもかかわらず，2006年度は86.3％，2007年度は94.2％，2008年度は93％と，例年高い出席率を得ている．

　演習終了後に学生と教員の全員にアンケートをとり，学生による本演習の評価（満足度），学生のSBOに対する自己評価，教員による学生の達成度評価を行っている．満足度は，「満足」＋「まあ満足」と答えた学生が90％，7項目のSBO達成度も85％と，本プログラムに参加した学生のほとんどが，本プログラムの趣旨を理解し，課題に真剣に取り組み，その成果を身につけていることがわかる．

❸医療系学部共通講義「チーム医療論」

　この講義の狙いは，早い時期から学生にチーム医療に対する認識を深めさせることである．医療のシステム，チーム構成員の職能，チーム医療の実際例，医療倫理，医療安全，コミュニケーション論などのチーム医療の基礎知識を修得させる．医療系学部の低学年次生（薬学部，看護学部，医療衛生学部は1年次生，医学部は3年次生）を対象とし，2008年度後期から開講している．シラバスの一部を[表4]に示した．

　開講日は毎週月曜日の第5時限目（16時20分～17時50分）に，全12コマで開講される．4医療系学部生が相模原キャンパスの同一講義棟の4教室に分散して受講するが，テレビ会議システムを利用して，双方向通信ができるよう配慮している．各教室には教員

[表4]「チーム医療論」講義シラバス概要（2008年度）

回	項目	授業内容
1	イントロダクション	安全で良質な医療提供，チーム医療の必要性，意義
2	保健・医療・福祉システム概要	日本の保健・医療・福祉システムについて，システム・成員の連携，外国との比較など
3	専門職種の理解-1	各専門職種の教育体系，役割，機能，権限，医療チーム内での位置づけ，さまざまな職場における活躍例など
4	専門職種の理解-2	
5	専門職種の理解-3	
6	疾患と医療チーム-1	医療現場において形成される医療チームとその成員の連携プレーの具体例．チームダイナミクス，クリティカルパス，治験など
7	疾患と医療チーム-2	
8	疾患と医療チーム-3	
9	医療倫理	プライバシーと守秘義務，インフォームドコンセント，真実告知，誕生と終末期，遺伝と遺伝子など
10	医療安全	医療における危機管理
11	コミュニケーション論	専門職間のコミュニケーション，患者とのコミュニケーション，患者の心理，言語・非言語コミュニケーションなど
12	先進医療とチーム医療	テーラーメイド医療，遺伝子治療，再生医療など

を配置し，場合によっては講義終了後に討論の時間を設けるなど，教育効果の向上を図っている．講義は副学長，大学附属病院病院長，同薬剤部長，同看護部長，医療系学部教員によるオムニバス方式で行われ，評価はレポート，受講態度，出席状況などにより，各学部などの教育委員会が総合的に判定する．

3 チーム医療教育プログラムの取り組み体制

❶実施体制と全学的な方針の共有

（1）委員会関係

ⅰ）チーム医療教育委員会（8名）

全学的な委員会である．年間10回程度開催し，プログラム全体（「チーム医療論」講義，「オール北里チーム医療演習」，「チーム医療体験実習」）の基本方針，日程，教育内容，カリキュラムの策定などを協議し，実施する．

委員長：副学長，委員：各学部および専修学校の教育委員長，一般教育部教育委員長

ⅱ）チーム医療演習実行委員会（42名）

「オール北里チーム医療演習」の実施計画の立案，シナリオ症例の策定，演習当日の指導などを行う．年間 5〜6 回開催する．

委員長：副学長，委員：チーム医療教育委員会委員 7 名，各学部および専修学校教員 23 名，事務系職員 11 名（各学部など 5 名，情報基盤センター 1 名，教学センター 5 名）

ⅲ）ファシリテータ（約 130 名）

演習当日，学生で構成される 120 チームそれぞれに教員が 1 名ずつファシリテータとして配置され，学生の討論を支援する．また，演習終了後に学生の評価を行う．

(2) 全学的な意思決定の手順

上記 i，ⅱ）両委員会の決定事項は学部長会，次いで理事会の承認を経て最終決定となり，全学にアナウンスされる．

❷学生・教員・事務職員に対する事前教育

(1) チーム医療教育フォーラム（年 4 回）

チーム医療教育委員会主催で，「オール北里チーム医療演習」がはじまってから 3 年間，4 キャンパス（相模原，白金，南魚沼，北本）において，教員，事務職員，学生を対象にチーム医療とその教育に関するフォーラムを開催した．最近はチーム医療教育の意義が全学的に浸透したため，開催は見合わせている．

(2) 「オール北里チーム医療演習」ファシリテータ事前説明会（年 4 回）

4 キャンパスにおいて，ファシリテータ（教員）を対象に演習の理念と演習当日の実施要領を詳細に説明する．120 チームの学生を対象とするスモールグループディスカッション（SGD）を有意義なものとするため，充実したマニュアルを作成し，指導方法などをファシリテータに周知させている．チーム医療教育委員会の主催である．

❸学内の支援・協力体制

「オール北里チーム医療演習」が実施される 2 日間は，全学部が休講となる．また，遠隔地キャンパスからの参加学生のために，チャーターバスと宿泊施設を手配する．「チーム医療論」講義に関しては，一般教育部の 1 年次生カリキュラムのなかで，医療系学部の学生が共通してとれる時間を設定するとともに，各学部のカリキュラム内に組み込むための調整を行っている．

4　本プログラムに対する評価

❶「オール北里チーム医療演習」

前述のように，本演習全体を「満足」または「まあ満足」と感じた学生は約 90％であり，

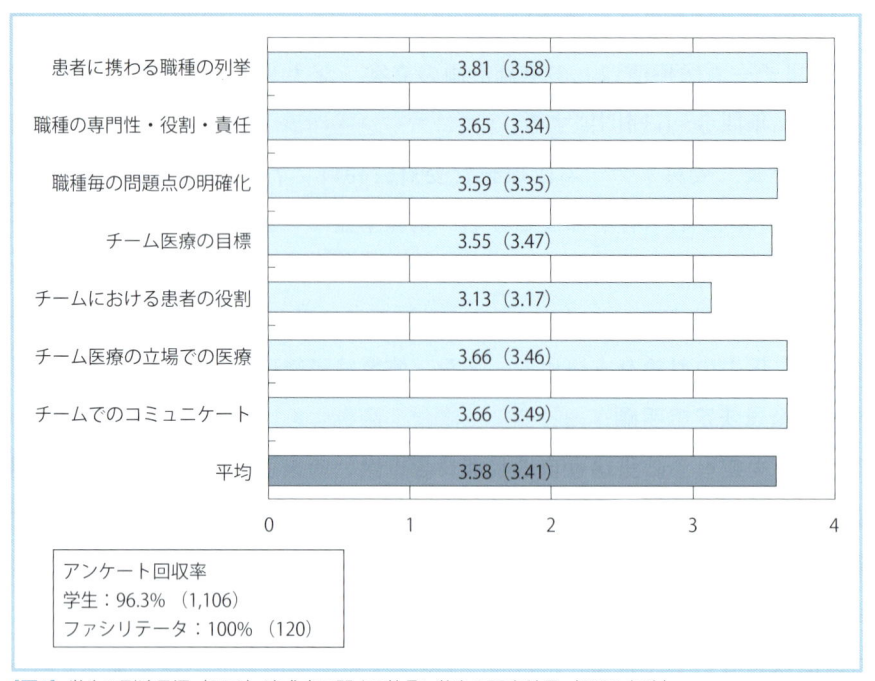

[図6] 学生の到達目標（SBO）達成度に関する教員と学生の調査結果（2008年度）
左軸の項目は図2で掲げたSBOの7項目に相当．達成度を4点満点で評価．数字は教員による評価値（括弧内は学生の自己評価値）．アンケート回収率は，学生96.3%（1,106人），教員（ファシリテータ）100%（120人）．

学生の評判は良好である．この点に学部間の相違は認められないものの，課題別の満足度には若干の差がみられることがある．そのような場合は，次年度のシナリオ作成の参考にする．満足度は過去3年間で84%から90%に上昇しており，年ごとの内容の充実がうかがわれる．SBOの項目別達成度では，「チーム医療における患者の役割」が4点満点評価で3.17（79%）と，理解度があまり高くないという結果となっているが，これは設問の意図がわかりにくかったことにも原因があるように思われる．興味深いことに，教員（ファシリテータ）による学生のSBO達成度評価もほぼ同様であるが，教員の方が評価点が高い傾向が見られる［図6］．

❷「チーム医療論」講義

平成8年度に履修登録をした者は1,052名であり，1～10回の講義の平均出席人数は874名（出席率83%）であった．講義最終日にアンケート調査を行い，605名から回答を得た．代表的な設問と回答を紹介すると，①「講義内容は興味や関心を引いたか？」という質問に対して，「はい」と答えた者が70%，「いいえ」と答えた者が30%であった．②到達目標（SBO）達成度については，80%以上が12%，79～50%が60%，49～20%が22%であった．講義で得たもの（複数回答）としては，全1,377の回答のうち，「チーム医療の意義・大切さを実感した」68%，「他の職種について理解することができた」

46%,「チーム医療について新しい知識を得ることができた」37%,「将来チーム医療を実践することへの意欲が高まった」21%であり，1年次生の段階ではまだチーム医療に対する認識が十分でないことが明らかになった．今後は講義全体の構成について改善していく必要があると考えられた．

❸「チーム医療体験実習」

本プログラムの第3段階（[図3]，ステップ3）に位置づけられるもので，臨床現場における実体験を通じて，柔軟な実践力を身につけることを目標としている．2010年度より，北里研究所病院において試行を開始した．

今後，本実習は大学附属4病院で行う計画となっている．人数的な問題や各学部のカリキュラムの関係から，全学部の学生を対象として同時に実施することは不可能なため，実際には複数学部の学生からなる少人数グループのローテーションで行うことになろう．実習の展開方法については，以下のような内容を検討中である．

ⅰ）病院内で実施される疾患別（センター）あるいは課題別（緩和ケア，NST，感染防御，化学療法外来，在宅医療，治験管理チームなど）のチーム医療体験．

ⅱ）病院内でのクリティカルパス打ち合わせミーティングの見学．

ⅲ）病院内での他学部実習への参画．

本実習を軌道に乗せるため，病院と学部のあいだで緊密な企画・調整を行っていく必要がある．

5 将来構想

今後のチーム医療教育プログラムの展開には，4病院・4学部・2専門学校間，また4病院相互間の連携が重要となる．このため，①医療系教育研究連携協議会，②同作業部会，および③チーム医療教育委員会の3委員会で，医療系の教育・研究をどのように進展させるべきかについて検討中である．

「全学臨床教育センター構想」

医療系学部が充実しているという北里大学の特徴を生かして，より幅広く中身の濃いチーム医療教育を実践するため，「全学臨床教育センター」を立ち上げる．このセンターは，4病院における医療系学部の横断型臨床教育の運営および調整を扱う．また，各病院内には「院内臨床教育センター」を立ち上げ，各病院における医療系学部の臨床実習のコーディネーションを行う．すなわち，各病院の院内臨床教育センターは，学部専門教育（縦型教育）と学部横断型のチーム医療教育（横型教育）の両方を扱うこととなる［図7］．なお，

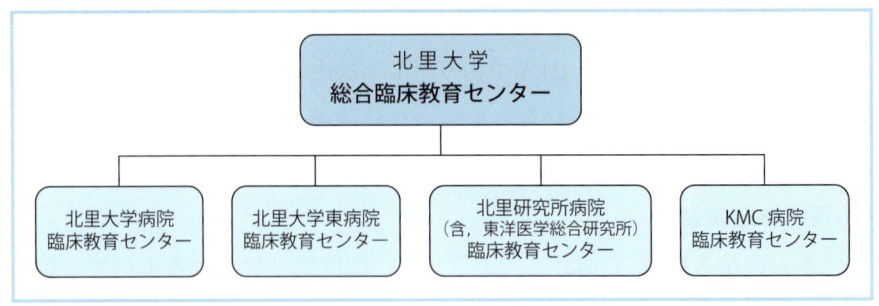

[図7] 北里大学「総合臨床教育センター」構想
各病院に，院内臨床教育センターを置き，これらを統合する形で全学的「総合臨床教育センター」を立ち上げる．院内「臨床教育センター」は，各病院内での各学部臨床実習やチーム医療実習などをコーディネート．全学「総合臨床教育センター」は4病院の教育連携，全学的臨床教育の企画調整を行う．将来的には，「総合臨床教育センター棟」の建設も視野に入れる．

　本学は大学の附置研究所として東洋医学総合研究所を擁しており，そこでは和漢薬の研究とともに漢方診療が行われている．WHOの伝統医学協力センターの指定を受けているユニークな存在であり，将来的にはチーム医療教育プログラムのなかに組み込んでいく予定である．

むすび

　社会情勢の変化に迅速に対応できる医療を提供するうえで，チーム医療の重要性はますます高まっている．薬の概念1つをとってみても，従来からの「薬としての低分子有機化合物」から，「薬としてのタンパク質や抗体」，さらには「薬としての遺伝子」「薬としての細胞」へと変遷してきている．また，ヒトゲノムの解読以降，「テーラーメイド医療」への動きも急である．当然，単一のあるいは少数の医療職ではこれらに的確に対応することはできない．患者中心の安全で良質な医療を提供するためには，チーム医療が不可欠である．社会では旧来の医師中心の医療観から多職種による協働的創造を基盤とした「チーム医療」へのパラダイム・シフトがおきつつあり，チーム医療を実践できる医療人の育成が急務となっている．

　北里大学では，2006年度から本学の特徴を最大限に活かした独自の「チーム医療教育プログラム」を展開してきた．今後も将来計画で述べた内容に沿って，全学的プログラムとしてチーム医療教育をさらに発展させていく方針である．

[石井 邦雄]

日本の大学における取り組み例の紹介

3-2 群馬大学

1 群馬大学におけるIPEの沿革およびその運営

❶群馬大学におけるIPEの沿革

　群馬大学医学部保健学科は看護学専攻，検査技術科学専攻，理学療法学専攻および作業療法学専攻の4専攻を有し，1997年10月に高度専門医療技術者を育成する目的で設置された．開設時より，医療分野における専門の閉鎖性の弊害を避けるために，全人的医療とチーム医療を理念に据えた教育課程を編成してきた．

　本学のインタープロフェッショナル教育（IPE）では，1年次前期に専門基礎科目として「チームワーク原論」「全人的医療論」を，後期には全学部生が聴講できる教養科目として「チーム医療」を設けている．2年次では，専門基礎科目を集中的に学習させ，3年次前期に「チームワーク実習」，後期に専攻独自の臨床実習を実施している [表1]．

　IPEの中心となる「チームワーク実習」は，3年次の専門基礎・支持的科目として1999年4月からスタートした．まずは保健学科4専攻だけで始まったが，当初からチーム医療を学ぶなら医学科学生も参加できるようにしてほしいとの強い要望が学生のあいだ

[表1] 群馬大学におけるIPEの実際

学年	学期	保健学科 看護学　検査技術科学　理学療法学　作業療法学	医学科
1	前	チームワーク原論（保健学科単独）/全人的医療論（保健学科・医学科合同）	
	後	教養教育　総合科目　科学的世界と生命・健康　「チーム医療」（選択）	
2	前	専門支持的科目および専攻独自の専門基礎科目	チームワーク実習（選択）
	後	専門支持的科目および専攻独自の専門科目	
3	前	チームワーク実習（必修）	生命医学教育
	後	専攻独自の専門科目および臨地/臨床実習*	
4	全	専攻独自の臨地実習または卒業研究	応用医学教育
5		大学院保健学研究科博士前期課程	
6			

＊臨地実習：看護学・検査技術科学　／　臨床実習：理学療法学・作業療法学

[表2] 実習施設の構成

実習分野	施設数（グループ(G)数）
病院医療	8施設（10G）
地域保健	3施設　（3G）
在宅ケア	1施設　（1G）
高齢者ケア	1施設　（1G）
リハビリテーション医療	3施設　（3G）
精神障害者医療	2施設　（2G）
小児医療	2施設　（3G）

から出ていた．文部科学省の特色ある大学教育支援プログラム「多専攻学生による模擬体験型チーム医療実習」が採択されたことを機会に，医学科教務委員会の協力も得られ，2008年から医学科学生が参加できるようになり，今日に至っている．

❷ IPEの運営体制

本学には教育学部，医学部，工学部，そして社会情報学部がある．全学部における教育の有機的連携を図るため「大学教育研究センター」を設置し，そのもとに「全学教務部会」と「各学部教務委員会」をおき，両者が密接に連携するという全学的な体制をとっている．本学では，この体制を背景に，IPEを具体的に推進する運営組織（IPEC-GU；Interprofessional Education Committee for Gunma University）が核となってIPEに取り組んでいる．2人の教授がIPEの責任者となり，保健学科の各専攻から選ばれた教育スタッフと事務スタッフの21人の体制で，さまざまな課題に取り組んでいる．

「チームワーク実習」の遂行にあたっては，具体的にグループワークを指導する教員の存在も重要で，23グループに対し総勢32人（IPEC-GUメンバーを含む）の保健学科教員が関わって指導している．

❸ 実習支援施設

1999年に19の実習施設でスタートした「チームワーク実習」であったが，その後，施設の追加・変更などを経て，現在では20施設の協力を得て実施している．1施設で3グループまたは2グループを受け入れている施設もあり，そのお陰で23グループの実習が可能となっている [表2]．

新施設の開拓にあたっては，保健学科教員の情報をもとに，科目責任者やIPEC-GUメンバーが施設側に出向いて実習の目的や内容を説明し，理解が得られた施設に協力をお願いしている．

2　IPEの実際

❶ IPEの基礎教育[1)]

1年次前期の「チームワーク原論」は保健学科1年生および3年次編入生の必修科目として開講している．ここでは，今日，世界的潮流となっているチーム医療の歴史的背景を

概説し，チーム医療を成り立たせる要素とそこで生じる問題について考察する．看護師，保健師，臨床検査技師，理学療法士，作業療法士の教員が，チーム医療に果たす各専門職の役割について，実践経験にもとづいた考えを紹介する．さらに，チームワークにおけるメンバーシップ，リーダーシップのあり方についても解説している．

同じく，1年次前期に開講にされる「全人的医療論」では，全人的医療（holistic medicine）について理解し，医療人としての倫理と自覚を養うこと，またチームワーク医療を理解し，患者中心の医療について理解を深めることを目的としている．7回の講義のうち，4回は医学科との合同講義，残り3回は保健学科単独で行っている．授業内容としては，医療をどう捉えるか，また生命や生活の質についていろいろな視点から考える機会となるような講義が行われている．

後期には，本学の全学部生を対象とした教養教育科目（総合科目「科学的世界と生命・健康」のなかの選択科目）としての「チーム医療」がある．この科目では生命と健康を守るための保健医療・福祉サービスの歴史と今日までのサービスシステムの変遷について解説する．さらに今日のチーム医療・福祉サービスがどのように提供され，活用されているのかを具体例をあげて解説するとともに，各専門職の役割と将来の発展の方向性について，アップ・トゥ・デイトな話題を提示する．医師，看護師，薬剤師，管理栄養士，臨床検査技師，理学療法士，作業療法士，社会福祉士，移植コーディネーターが，チーム医療の重要性をそれぞれの立場からオムニバス形式で紹介している．

保健学科の学生は，以上の科目と2年次にそれぞれの専門科目を学び，「チームワーク実習」を履修するための基盤作りを行う．なお，カリキュラムの関係から，医学科の場合は，2年次の学生が参加するシステムをとっている．

❷「チームワーク実習」の実際

急速に変化・発展を遂げる現場のチーム医療の状況を速やかに教育内容に反映させるため，「チームワーク実習」では，①シナリオ症例によるチーム医療模擬体験演習，②医学科学生の参加，③医療現場や他大学とのチーム医療教育情報ネットワークの構築を行い，IPEで最も大切とされる「共に学ぶ」という理念のもと，学内演習や臨地実習の課題にチームで取り組み，専門職間の連携・協働のあり方について学ぶことを目的としている．

［表3］に示した流れに従い，実習の内容を紹介する．

(1) ガイダンスとチーム作り

第1回のガイダンスでは，実習内容の説明やチーム医療に関係した講演および班編制を行う．看護学専攻4名，検査技術科学専攻2名，理学療法学専攻1名，作業療法学専攻1名，そして医学科1〜2名の構成で実習を行う．さらに，学生の主体的実習を支援するために同様の構成で学生運営組織も作られる．

[表3]「チームワーク実習」の概要

実習内容	回数
ガイダンスと班編制，実習施設決定	2回
症例立脚型チーム医療模擬体験	3回
グループワーク：実習計画立案	5回
施設実習前全体オリエンテーション	1回
施設実習：群馬県内20施設において実習	2日間
グループワーク：発表会と報告書の準備	4回
全体発表会（各班の発表時間 10分間）	1日間
チームワーク実習報告書・感想文提出	

（実習日：通常金曜日午後1時～4時10分）

続くチームワーク体験演習では，体育館に集合し，グループごとに分かれて自己紹介やペアを組んだ相手をグループのメンバーに紹介する他己紹介などをゲーム形式で行い，メンバー同士が互いを理解することからグループ活動をスタートする．各班の代表者によるグループ紹介，指導教員と実習施設の紹介などを行った後，各班はどの実習施設を希望するかを話し合う．希望する施設が重複する場合は，学生運営組織が調整役となって実習施設を決定している．

(2) 症例立脚型チーム医療模擬体験

シナリオ症例として，病院医療分野で10症例，地域保健および在宅・高齢者ケア分野で5症例，リハビリテーション分野で3症例，精神障害者医療で2症例，小児医療分野で3症例が用意される．学生たちは自分の目指す専攻職種の医療者として，臨地実習先の施設にありそうな症例についてチーム医療のあり方を3回にわたって討論し，レポートを提出する．

シナリオ症例検討では，それぞれの専攻の学生がもっている知識を出し合って検討する．そして，さまざまな場面で，患者や利用者中心の医療を推進するためには他の専門職との連携をどう図るべきか，どの専門職が中心になって行動すべきか，また自分の専門的知識をチーム医療に活かすためには何をすべきかなどについて学ぶ．それまでの学習では，他専攻の学生と1つの目標に向かって討論するということを，ほとんど経験していないため，学生にとっては極めて新鮮な体験となる．

体験演習終了後には専攻が異なる学生間の相互理解が深まり，臨地実習に向けての課題設定や実習計画案作りに役立っている．この実習計画案作りというグループワークを通して，メンバー同士の連帯感が生まれ，大きな期待を抱いて臨地実習に臨むことができるようになる．

なお，題材とするシナリオ症例の収集は，群馬大学医学部倫理審査委員会の承認を受けて行っている．

(3) 施設実習

施設実習は群馬県内20施設の協力を得て，2日間にわたって実施される．各グループは，学内の事前学習で学んだ実習施設の組織や機能に関する知識と実習課題をもって実習に臨むが，チーム医療の実際を現場で学ぶ意義は大きく，施設のスタッフの考え方やその行動，

また患者や利用者の気持ちに触れることにより，チーム医療の重要性を体験する．

(4) 全体発表会

全体発表会では，丸1日を使って，各班が施設実習で得た成果を発表する．発表会の司会進行および運営は学生運営組織が担当し，病院医療，地域保健，高齢者ケア，在宅ケア，リハビリテーション，精神障害者医療，小児医療などの分野の発表を聞くことにより，種々の分野における専門職の連携の実際を学ぶことができる．

各班は，10分間（発表7分，質疑3分）の持ち時間に合わせてプレゼンテーションを準備する．各班の発表内容がわかるように6枚のスライドを配付資料用として事前に提出させ，当日，印刷して抄録集として配布している．

発表終了後，優秀発表演題を学生の投票で2つ選び，次年度のガイダンスの際に後輩たちの前で，発表してもらっている．さらに，2008年度には国内学会の学生ワークショップで発表したり，2009年度と2010年度にはWHO職員や英国のIPE指導者を招聘したシンポジウムにおいて，英語で発表を行ったりもした．チームワーク実習を体験した学生にとっては，実習内容を再び振り返ることができて有意義であり，また英語での発表は得難い貴重な体験となっている．今後，このような機会をできるだけ多く与えていきたいと考えている．

(5) チームワーク実習報告集

施設実習終了後，各班は実習要項に示された手引きを基に，実習施設の特徴，実習課題，実習内容，考察，今後の課題などについて，A4判4頁の報告書をまとめる．

本学では，授業用WebページのMoodle（教育管理ソフト）を使って報告書の書式をダウンロードできるようにしてあり，報告書完成後は，そこにファイルをアップロードすることによって報告書を提出する．各学生に課せられたシナリオ症例レポートや感想文の提出も，同様のシステムで行う．各グループの報告書は報告集として冊子体に仕上げ，履修した学生，教員，実習施設，その他に配付している．

3 IPEにおける学習成果と評価

毎年，すべての実習が終了した段階で，質問票と自由記載による方法で学習到達度・自己評価アンケート調査を実施している[2,3]．質問票では，10の質問項目［表4］について「よく理解できた」，「まあまあ理解できた」，「あまり理解できなかった」，そして「ほとんど理解できなかった」の4段階で評価を行っている．

2つの質問項目についての1999年度から2010年度までの12年間の自己評価の年次推移を，以下に紹介する．

[表4] 学習到達度自己評価　質問項目

① 実習施設の組織	⑥ 自分の専攻職種の専門性と独自性
② 実習施設の機能	⑦ 実習施設におけるチームワークのあり方
③ 実習施設における各専門職の役割	⑧ 班活動におけるメンバーシップとリーダーシップ
④ 実習施設で働いている各専門職の業務	⑨ いろいろな分野におけるチームワークのあり方
⑤ 実習施設で働いている各専門職における連携の実際	⑩ チームワークの重要性

評価方法：
「よく理解できた」，「まあまあ理解できた」，「あまり理解できなかった」，「ほとんど理解できなかった」の4段階で評価

　まず，当初，他の質問項目に比べて「あまり理解できなかった」，「ほとんど理解できなかった」という否定的な回答が多かった「自分の専攻職種の専門性と独自性」に対する年次推移を [図1] に示す．本実習の開始時点では，実習施設として老人保健施設の占める割合が高く，また教員の人数も少なく，2カ所掛け持ちで担当することもあったことなどから，「よく理解できた」や「まあまあ理解できた」とする肯定的評価は70%程度にとどまった．しかし，その後，実習病院が増加したこともあり，肯定的評価は2004年度には80%以上に上昇し，その後は80%前後を推移している．

　次に，当初より肯定的評価が90%を超えている「チームワークの重要性」に対する評価の年次推移を [図2] に示す．「よく理解できた」とする評価は，2007年度まで徐々に上昇して80%に近づいたが，2008年度の医学科学生の参加後は，大きく低下して60%台に留まっている．

　医学科学生の参加が考えていたほど好結果をもたらしていない原因として，①2008年度は医学科のカリキュラムの調整がつかず，シナリオ症例の検討と施設実習および全体発表会のみで，実習計画案作りや実習後のまとめなどのグループワークに参加できなかったこと，②保健学科学生が3年生，医学科学生が2年生という学年差や，③専門教育履修レベルの差などが考えられた．

　2009年度からは医学科教務委員会の協力を得て，医学科2年生は選択科目として「チームワーク実習」のすべてに参加することが可能となったため，[図1, 2] より，2009年度には「自分の専攻職種の専門性と独自性」「チームワークの重要性」に関する肯定的評価の上昇が読み取れる．しかし，図2のチームワークの重要性について「よく理解できた」という評価が下がっている点は気になるところである．引き続き，この学習到達度・自己評価アンケートを実施し，「チームワーク実習」の改善に役立てていきたいと考えている．

　学習到達度評価法は本学オリジナルの評価法であるが，その他，チーム医療やチーム医療教育に対する態度についてもCurranらの報告[4]にもとづいた国際的な基準で評価を実

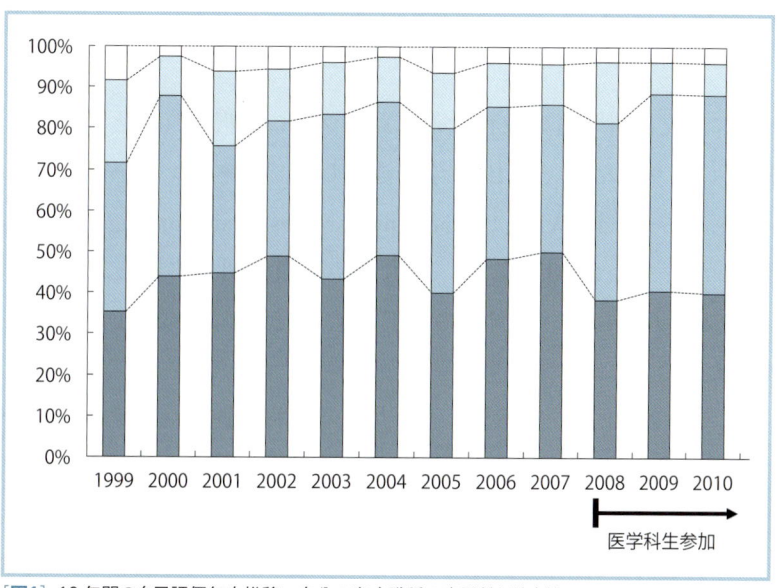

[図1] 12年間の自己評価年次推移—自分の専攻職種の専門性と独自性—
横軸が年度を表し，縦軸は自己評価の程度を，全体を100%として棒グラフで表した．データ系列の■は「よく理解できた」，■は「まあまあ理解できた」，□は「あまり理解できなかった」，□は「ほとんど理解できなかった」比率を表している．

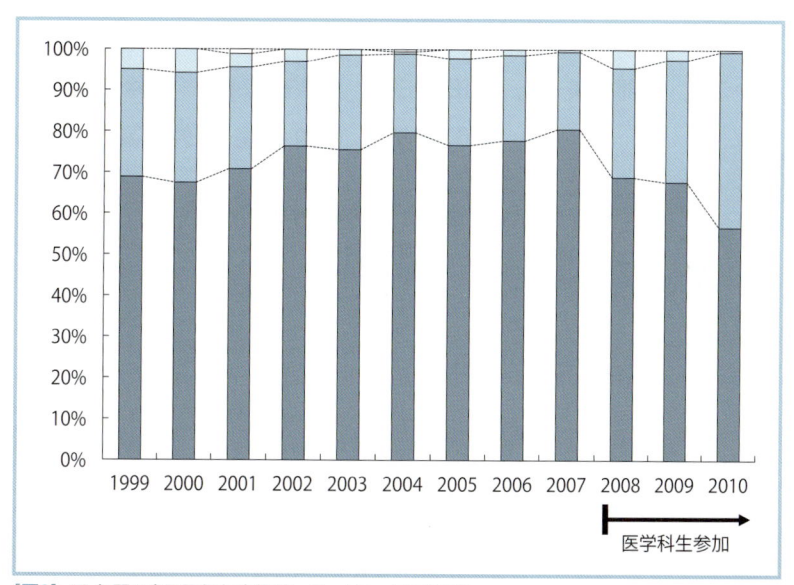

[図2] 12年間の自己評価年次推移—チームワークの重要性—
横軸が年度を表し，縦軸は自己評価の程度を，全体を100%として棒グラフで表した．データ系列のデザインは図1に同じである．

施している．詳細は牧野らの報告[5]を参照されたい．

4 今後の課題と展望

2008年6月に，文部科学省の教育改善プログラムに採択され，その経済的な支援のもとに教育の改善に取り組んでいる10大学が連携して，日本インタープロフェッショナル教育機関ネットワーク（JIPWEN；Japan Interprofessional Working and Education Network）を設立した．また2010年には，各大学の取組を紹介する英語版書籍がSpringer社より出版[6]され，世界に向けて日本のIPE教育を発信した．2011年現在，JIPWENへの加入大学は11校である．

本学の取り組みは2010年に文部科学省より大学教育推進プログラム「総合的学士力の向上に向けたチーム医療教育—教育効果に対する客観的な検証の導入と国際的事業による医学部の総合的学士力育成へ向けた発展的取組—」として認められ，IPE教育を発展させることを通じて，国際保健医療に貢献できる人材の育成にも力を注いでいる．

本学では，多職種連携の重要性を理解し，自身の専攻職種における知識や技術をより高める必要性を認識できるよう，また学内解決型ではなく，学外発信型のIPE教育を目指して「患者中心の医療」，「国際保健医療」を担う人材の育成に貢献していきたいと考えている．

[小河原はつ江[1]，安部由美子[1]，内田陽子[2]，金泉志保美[2]，松井弘樹[1]，中川和昌[3]，風間寛子[3]，岩崎清隆[3]，外里冨佐江[3]，篠﨑博光[2]]

([1] 群馬大学大学院保健学研究科生体情報検査科学講座
 [2] 　同　　　　　　　　看護学講座
 [3] 　同　　　　　　　　リハビリテーション学講座)

[文献]

1) 群馬大学修学案内シラバス：http://syllabus.jimu.gunma-u.ac.jp/customer/open/kensaku/index.jsp
2) 小河原はつ江・他：チーム医療教育の実際〜群馬大学における実践と評価〜．臨床病理，58(2)：178-182，2010．
3) Ogawara, H. et al.：Systematic inclusion of mandatory interprofessional education in health professions curricula at Gunma University：a report of student self-assessment in a nine-year implementation. Hum Resour Health, 7：60, 2009.
4) Curran, V.R. et al：Attitudes of health sciences faculty members towards interprofessional teamwork and education. Med Educ, 41：892-896, 2007.
5) 牧野孝俊・他：チームワーク実習によるチーム医療及びその教育に対する態度の変化：保健学科と医学科学生の比較検討．保健医療福祉連携，2(1)：2-11，2010．
6) Ogawara, H. et al：Interprofessional education initiatives at Gunma University：Simulated Interprofessional Training for students of various health science professions. In Advanced Initiatives in Interprofessional Education in Japan (ed. by Watanabe, H., Koizumi, M.). Springer, 2010, pp.113-129.

日本の大学における取り組み例の紹介

筑波大学

ケア・コロキウム（チームワーク演習）
—大学間連携により展開する素晴らしいチームワークへの提案—

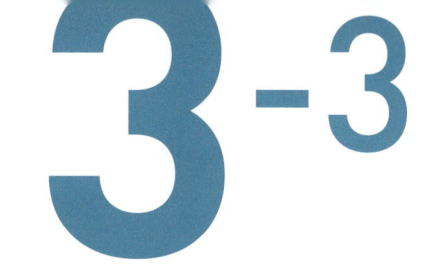

1 背景

　人口の高齢化や慢性疾患の増加などを背景として，さまざまな問題を抱える患者の全人的かつ継続的なケアを単一の医療専門職のみで行うことはもはや不可能であり，各医療専門職には積極的にチーム医療・協働連携に取り組む姿勢と，それに柔軟に対応できる能力が求められている．しかし，それらは医療の現場に臨んでいきなり実践できるものではなく，学生時代からの専門職連携教育・チーム医療教育によってより深く培われるものである．それゆえ，その実現には専門の異なる学生同士がともに学ぶ，専門職連携教育プログラムが重要である．

　筑波大学医学群は，医師を養成する医学類，看護師を養成する看護学類，臨床検査技師・医学研究者を養成する医療科学類の3つの学類で構成されている．2006年度に医学群における専門職連携教育プログラムとして，3学類合同プログラム「ケア・コロキウム（チームワーク演習）」が導入された．さらに2010年度には東京理科大学薬学部との大学間連携により，本プログラムへの薬学部生の参加が実現した．

2 ケア・コロキウム（チームワーク演習）

❶概要

　チーム医療，専門職連携・協働の重要性を学ぶことを目的とした，筑波大学医学類，看護学類，医療科学類および東京理科大学薬学部（2010年度より）が参加する1週間の必修プログラムである．本プログラムは，患者および家族のサポートに関するシナリオに対して，専門の異なる学生で混成された7〜8人の小グループがテュートリアル方式で問題点や解決策などについて討論し，全体発表を行うという，Interprofessional PBL（problem-based learning）の形式をとっている．

❷対象学生

　筑波大学医学群からは，医学類3年次（臨床実習前）約100名，看護学類4年次（臨地実習後）約80名，医療科学類4年次（臨床実習後）約40名，東京理科大学は薬学部

	12月1日 水	12月2日 木	12月3日 金	12月6日 月	12月7日 火
1		自己学習	自己学習	全体発表 総括	レポート作成
2		グループ ワーク	グループ ワーク		
3	オリエン テーション	コア タイム2	グループ ワーク		
4	アイス ブレイク	グループ ワーク	グループ ワーク		
5	コア タイム1	質問 タイム	グループ ワーク	まとめの グループ ワーク	
6	自己学習	自己学習	グループ ワーク		

[図1] ケア・コロキウム（チームワーク演習）時間割（2010年度）

5年次（臨床実習中）約80名が参加している．

❸担当教員

筑波大学医学群および東京理科大学薬学部の教員50名以上が参加する．コーディネーターは6名（医学3名，看護学1名，医療科学1名，薬学1名）からなり，プログラム全体の運営，コーディネートを行う．シナリオ作成者は9名（看護学7名，医療科学1名，医学1名）からなり，シナリオ作成，質問タイム（後述）・全体発表での総括を行う．テューターは40名（医学5名，看護学15名，医療科学11名，薬学9名）からなり，小グループ討論のファシリテートを行う（人数は2010年度について記載した）．

❹スケジュール

2010年度は，12月1日〜7日の1週間のスケジュールで実施した［図1］．まずオリエンテーションとアイスブレイクを行い，その後，テューターが同席してグループ討論を行うコアタイム，学生のみで討論を行うグループワーク，シナリオ作成者が学生の質問に回答する質問タイムを経て，討論した内容について全体発表を行う．全体発表終了後には，チームワーク形成の過程をグループで振り返り，"素晴らしいチームワークへの提案"について話し合う「まとめのグループワーク」を行う．

(1) オリエンテーション

医学・看護学・医療科学・薬学，総勢約300名の学生に対して，コーディネーターによるオリエンテーションが行われ，プログラムの目的，スケジュール，小グループ討論の方法などが示される［図2］．

(2) アイスブレイク

初対面の学生同士が打ち解けて，話し合いができる環境を作るために，アイスブレイクには十分な時間（75分）をかけている．各グループに分かれて，自己紹介の後，チーム名，

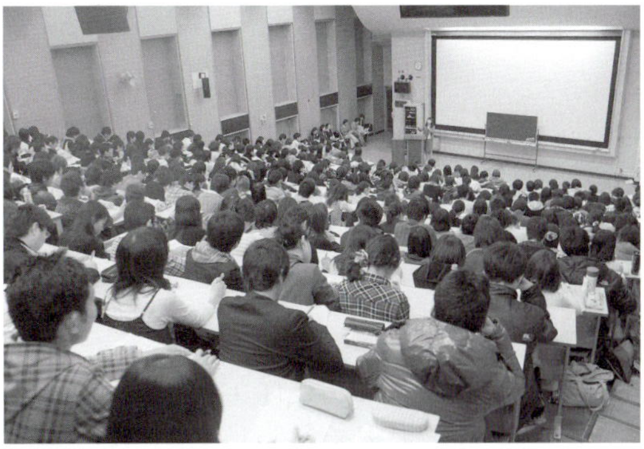

[図2] オリエンテーション 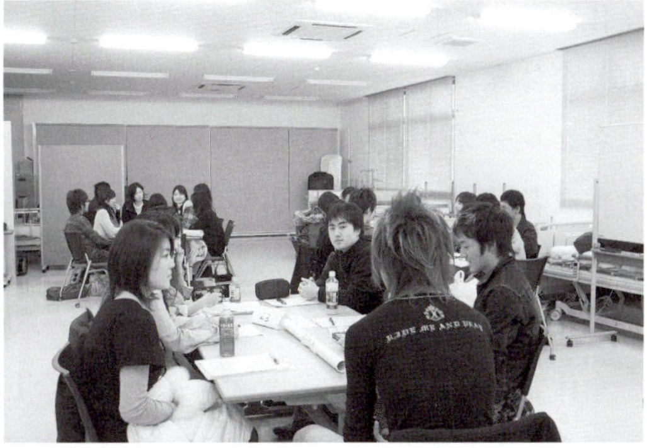　　［図3］アイスブレイク

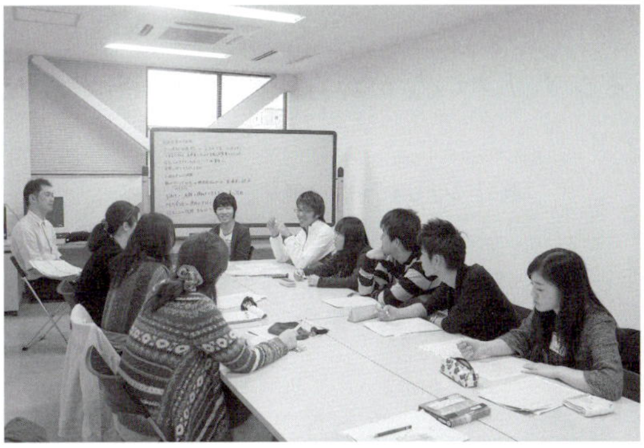

[図4] コアタイム 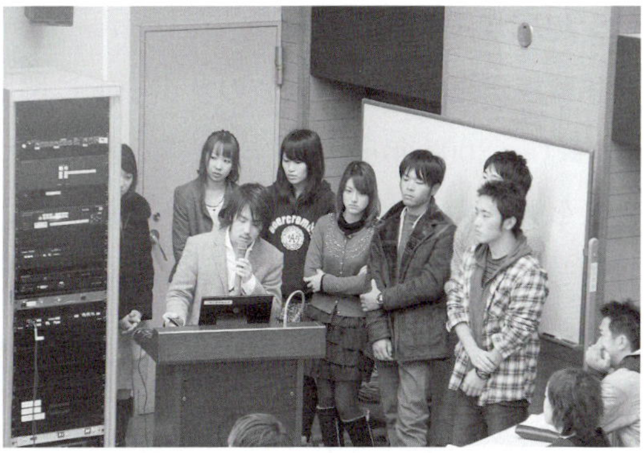　　［図5］全体発表

チームのルールについて話し合う［図3］．

(3) コアタイム

　ケースシナリオが配布され，ケースの問題点，解決策などについて討論する．テューターが同席し，討論のファシリテートを行う．本プログラムでは振り返りを重視しており，毎回のコアタイム 90 分のなかで最後の 15 分間は振り返りの時間にあてている．テューターのファシリテートのもと，各自，学んだこと，できなかったこと，感じたことを振り返り，言語化する．こうしたプロセスを通して，経験によって得られた学びを引き出していく［図4］．

(4) 質問タイム

　臨床の現場では，情報は待っていれば与えられるものではなく，自分たちでつかみにいくものである．ケースシナリオでは，ケースに関してすべての情報が提示されているわけではない．質問タイムでは，討論のなかで生じた疑問や解決策を探るために必要な情報のうち，患者や家族から収集すべき情報について，シナリオ作成者が各グループを巡回して質問を受け，回答する．

(5) グループワーク

　学生のみで，コアタイムで抽出された疑問に関する調査，問題点の解決策について討論，

全体発表の準備などを行う．

(6) 全体発表

各グループが討論したことのなかからテーマを決め，全体発表を行う．発表後，シナリオ作成者が総括を行い，事例のその後の展開や各グループの発表に対するコメントを述べる［図5］．

(7) まとめのグループワーク

全体発表の後，もう一度グループで集合してグループの振り返りを行う．1週間のチーム形成を振り返り，これまでの経験をふまえて，チームワークをよくするためにはどうすればよいのか，"素晴らしいチームワークへの提案"としてまとめ，発表する．

❺ シナリオテーマ

多職種が患者および家族のサポートに関わるシナリオのなかから1つが割り当てられる［表1］．2008年度より，シナリオ患者にリアリティをもたせ，より活発な討論を促進することを目的として，映像シナリオも一部導入している．

［表1］シナリオテーマの例
- 在宅ケア
- 胃がん末期患者の在宅での看取りに関する事例
- 初発の統合失調患者とその家族のケア

❻ 学生発表・レポート

(1) 全体発表

討論した内容のなかからテーマを決め，それぞれのグループが工夫を凝らした発表を行う．疾患の治療にとどまらず，患者や家族の生活までをも考慮し，それぞれの職種がどのような役割を果たすべきか，またどのようなサポートができるのかが考察され，レベルの高い発表会となっている［図6］．

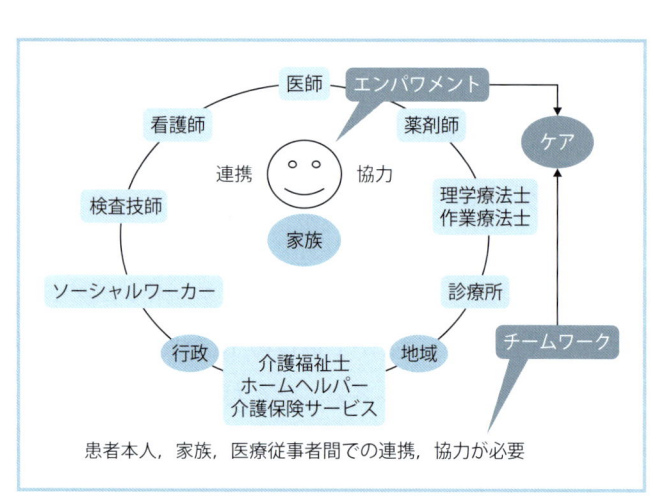

［図6］全体発表（学生発表スライドより）

(2) まとめのグループワーク

同じケースでも職種によって捉え方が異なるからこそ，チームで討論を重ねることの重要性が実感される．コミュニケーションや目的の共有の重要性などが，"素晴らしいチームワークへの提案"として，学生自身の言葉でまとめられる［図7］．

(3) 学生レポートより

プログラム終了後に提出された学生レポートの一部を紹介する．

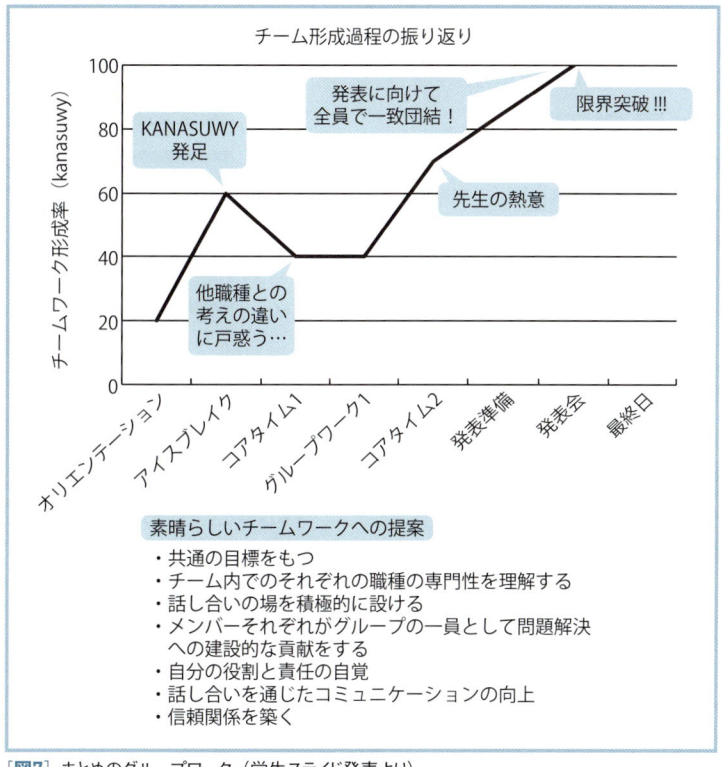

[図7] まとめのグループワーク（学生スライド発表より）

- 医師や看護師，臨床検査技師，薬剤師，保健師など多くの職種の人がそれぞれの役割をしっかりこなすのは当たり前であるが，さらにそこにお互いの理解があることで初めて横のつながりが生じ，チームとしての医療が達成されるのではないかと私は考える．そしてそれには平等な関係と，お互いの理解と尊重が必要不可欠であると今回改めて考えさせられた．（医学生）
- 臨床の現場では，チームワークが円滑に働かず，衝突が絶えない場面に遭遇するかもしれない．このような事態に陥ったとき，一番困るのは患者であること，最善のケアを提供するという共通目標を再確認することを，ケア・コロキウムを学んだ一員として，自信をもってチームメンバーに伝えたい．（看護学生）
- 自分が取り扱っている検体の背景には，患者の人生があって，患者に関わるさまざまな人の人生も関与していることを忘れてはいけないと思った．毎日のルーチンワークに慣れるということは絶対にあってはならないことなのだと感じた．（医療科学生）
- 各職種の視点から感じている問題点をチームで共有し，自分の専門分野だけでなく，患者全体をみる広い視野をもつことで，どの職種も単独ではケアできない点までカバーできるようになり，患者のエンパワメントをさらに高めることにつながると感じた．（薬学生）

❼プログラムの評価

プログラムの教育効果を評価するために，2010年度のケア・コロキウムを受講したす

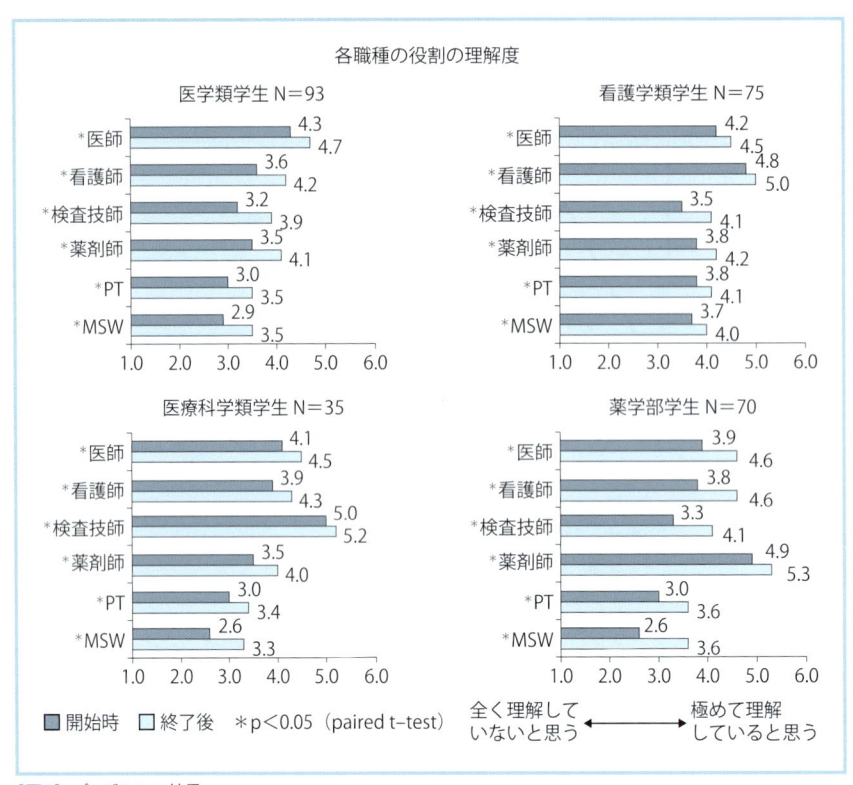

[図8] プログラムの効果

べての学生を対象として，ケア・コロキウム開始時および終了時にアンケート調査を実施した．質問票はIPE調査票[1]を改変して使用し，専門職の役割の理解などについて質問し，プログラム実施前後の比較を行った．結果の一部を［図8］に示す（有効回答率94.8％）．すべての学類，学部において，ケア・コロキウムの前後で職種への役割の理解度の上昇が認められた．他職種のみならず，自分の職種でも得点の上昇がみられ，理解が深まっていると考えられた．

3 プログラムの実施体制

❶医学教育企画評価室

　ケア・コロキウム（チームワーク演習）は，300名近い学生と50名以上の教員が関わる大規模なプログラムであるため，両大学間，異なる学類・学部間での連絡調整，多数の教員の動員および配置，FD（faculty development）の実施など，大学・学類を超えた強力な教育支援・コーディネート体制が必要である．その役割を果たしているのが，筑波大学医学群医学教育企画評価室（PCME）である．PCMEは医学教育に関する企画・実施・評価の役割を果たす組織として設立され，2011年現在，教員13名（専任2名，兼任11名），

技術職員（専任）18名からなり，教育に関する一連の業務を担う体制が整えられている．

❷ FD（faculty development）

ケア・コロキウムが成果を上げるためには，バックグラウンドの異なる教員が専門職連携教育・チーム医療教育について十分に理解したうえで目標を共有すること，小グループ討論において問題抽出や議論を促進するテューター（ファシリテーター）の役割を明確にすること，専門の異なる学生が効果的に学ぶためのシナリオを作成することなどが非常に重要となる．本プログラムの実施に先立ち，教員の専門職連携教育能力の向上を図ることを目的としたFDとして，シナリオ・ブラッシュアップ，初任テューター研修，専門職連携教育ファシリテーターのためのワークショップ，テューター連絡会を実施している．

❸ 大学間連携

2010年度は，東京理科大学薬学部との大学間連携によるケア・コロキウムが実現した．合同実施の準備として，まず東京理科大学薬学部の教員数名が2009年度のケア・コロキウムを見学し，合同実施の実現可能性について検討を行った．学生約300名，教員50名以上が関わる大規模なプログラムとなることによるスタッフ・場所の確保，初めて専門職連携教育・PBLテュートリアルに関わる薬学部教員の教育体制，双方の学生にとって効果的な教材開発などの課題について何度も議論を重ね，大学間連携による合同プログラムが実現した．本プログラムに参加する職種が増えたことで視点が広がり，それはより深い学びと各職種への理解，尊敬へとつながったと感じている．大学間連携は，双方の大学にとって非常に有意義であり，今後も合同プログラムを継続していく予定である．

専門職連携教育は全国に広がりつつあるが，単一の大学では参加できる職種が限られている．職種を広げることで効果的なプログラムを実施できる大学間連携は，今後の専門職連携教育プログラムを発展させるうえで有効な方略になり得ると考えられる．

4 今後の展望

質の高い医療を提供するために，チーム医療を実践し，異なる医療職間で積極的に連携・協働することのできる医療人の養成を目指し，臨床の現場におけるプログラムの実施などを含めて，今後もプログラム改善を重ねていきたいと考えている．

［前野 貴美］

［文献］
1) 大塚眞理子, 丸山 優, 新井利民, 他：事例を用いたインタープロフェッショナル演習の学習効果　実施前, 学科ごとの演習, インタープロフェッショナル演習の比較. 埼玉県立大学紀要, 7：21-25, 2005.

4 チーム医療教育における国際的な状況

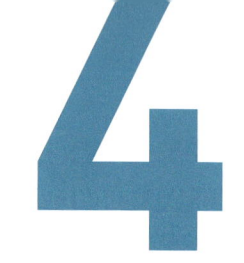

1 はじめに

　国際連合により 2000 年に「国連ミレニアム宣言」が採択され，2001 年にミレニアム開発目標「Millennium Developmental Goals（MDGs）」がまとめられた．MDGs はすべての人々が極度の貧困から解放され，教育と職業を与えられ，健康に恵まれ，そして男女の区別なくこうした環境が持続されることを目標としたものである[1]．2015 年の具体的な数値目標に向けて，各国政府やさまざまな国際機関，企業あるいは非営利団体がこれらの目標を達成するために，経済的にも，政策的にも，また学術的にもさまざまな取り組みが行われている．10 年を経た 2010 年に，MDGs の達成状況に対する中間評価の会議がニューヨークで開催された．その際，当時の菅　直人総理大臣が国際連合で日本の今後 5 年間の取り組みについて演説した[2]．この目標のなかで，保健医療に直接関係するものは，MDG 4：乳幼児死亡率の削減（Reduce child mortality），MDG 5：妊産婦の健康の改善（Improve maternal health），そして MDG 6：HIV/エイズ，マラリア，その他の疾病の蔓延防止（Combat HIV/AIDS, malaria and other diseases）である．

　これらの保健医療における目標を達成するためには，保健人材不足は大きな障壁となる．したがって，その育成は MDGs 達成に向けての重要な課題である．2008 年に WHO は，世界に必要な保健人材数を 430 万人と評価し，著しい保健人材不足を指摘した．特にアフリカでの人材不足は深刻であり，教育施設の不足，保健人材の都市部偏在や国外流失など，保健人材の有効な活用についての深刻な問題点も明らかにした[3]．こうした背景から，WHO 内に事務局を置く WHO partner の Global Health Workforce Alliance（GHWA）は，2008 年にアフリカのウガンダにあるカンパラで，WHO と協力して第 1 回の Global Forum on Human Resources for Health（Global Forum on HRH）を開催した．ここでは，カンパラ宣言（KD；Kampala declarations）とその実現のための Agenda for Global Actions（AGA）が発表され，必要とされる保健人材の数と質の育成のために各国政府に向けた提言が発表された[4]．WHO が進める保健人材育成の基本政策はこの KD/AGA であり，この行動計画の進捗状況を確認するために第 2 回の Global Forum on HRH が 2011 年 1 月にタイのバンコクで開催された．このフォーラムは WHO，GHWA に加えて日本国際協

力機構（Japan International Cooperation Agency, JICA）とタイの Prince Mahidol Award Conference（PMAC）の4組織により開催され，世界各国から総勢，1,000人以上の参加があり，教育内容，資金や政策など，さまざまな角度から討論が行われた[5]．そのなかでチーム医療（CP；collaborative practice）とその教育（IPE；interprofessional education）についての重要性が取り上げられた．

本項ではこうした国際情勢から IPE に向けられた国際社会の高い関心状況と，これまでチーム医療教育の国際学会 The International Association for Interprofessional Education and Collaborative Practice（InterEd）[6] を基盤にして世界各国でネットワークとして進められてきた，CP/IPE の国際的学術活動について述べる．

2　Community Health Worker 活用における IPE の必要性

WHO は保健医療人材の著しい不足状態に対して，一定の保健医療教育を行った地域住民が地域の保健医療に携わる Task shifting システムを進めている[7]．こうした人々を Community Health Worker（CHW）と呼び，その教育内容，業務内容，期間，人数などは国によって大きく異なるが，CHW の活動は MDGs に対して有効な成果を上げてきた．例えば，MDG6 のエイズ感染症の抑制に対して CHW の果たした役割は大きい[8]．CHW の活動の有効性を高めるためにはチーム活動が重要であることが指摘され，ブラジルでは1人の看護師が30名の CHW を監督・管理するシステムが構築された．しかしながら，こうした CHW の台頭に対して，保健職資格をもつ人たちのなかに不安感を抱く人がいることも事実である[8]．チーム活動を円滑に行うためには，良好なコミュニケーションを築く資質が非常に重要である．専門知識，専門技術を教えることに加えて，チームにおける自らの職種の役割とチームの他職種の役割を理解し，尊重する態度を養うための IPE が，すべての保健医療職の資格取得前に強く求められている．

3　21世紀の医療・保健人教育における IPE の位置づけ

2010年に，医学教育，看護師教育を含めたすべての保健職業人に対する21世紀の教育を検討する委員会（Commission on Education of Health Professionals for the 21st Century）が国際的に組織され，新世紀のトランスフォーマティブな職業教育を推進するための国際的な機運の高まりを要望する論文を発表した[9]．そのなかでは，保健医療の問題として，国内地域間および国家間のサービス提供の格差，新しい感染症や環境・生活習慣の危機があげられている．こうした課題に対して，現代の医学・保健学教育に存在する，患者

や地域社会が求めるニーズと教育される人材内容とのギャップ，チームワーク力の乏しさ，男女格差，技能の高度化，場当たり的な対処と高度病院指向，職場市場の不均衡，さらにこうした教育の問題を解決するために必要なリーダーの不足などの問題点が浮き彫りにされた．委員会はこれらの課題に対して，2つの改善案，すなわち教育内容の改善（instructional reforms）と制度・組織上の改善（institutional reforms）を提案している．それぞれが目標とする成果には，トランスフォーマテイブ学習（transformative learning）と教育における相互依存（interdependence in education）が設定されている．教育内容の改善には5つの取り組みがあげられており，その1つに保健医療職間（interprofessional），そして保健医療職以外の職種間（transprofessional）のチーム医療教育の促進があげられている[9]．この委員会では，新しいプロフェッショナリズムとして，社会からの要請に応えることを重要視しており[8]，こうした観点からも資格取得前のIPEは今後ますます重要となる．

国際的IPE教育の取り組み

IPEの取り組みは，その性格上，国内あるいは数カ国にまたがる大学などの教育機関のネットワークを基盤として行われてきた．先進的な取り組みとして，海外には1987年に英国に設けられたCentre for the Advancement of Interprofessional Education（CAIPE），オーストラリアとニュージーランドのAustralasian Interprofessional Practice and Education Network（AIPPEN），カナダのCanadian Interprofessional Health Collaborative（CIHC），欧州諸国のEuropean Interprofessional Education Network（EIPEN），北欧諸国のNordic Interprofessional Network（NIPNet）などが存在し[10]，このネットワークに所属する人たちが中心となって国際学会InterEdが運営され，これまでに5回の国際学術集会：All Together Better Health（ATBH）が開催されてきた[6]．日本においても，11大学がJapan Interprofessional Working and Education Network（JIPWEN）を結成し，日本のIPEの現状を紹介するために英文の書籍を出版し[11]，GHWAのメンバーとなって直接WHOとの連携活動を進めている[12]．また，2008年に日本保健医療福祉連携教育学会（Japan Association for Interprofessional Education；JAIPE）が発足し，年一度の学術集会を開催し，定期的な学術雑誌を刊行している[13]．現在，国際社会でIPEを推進している人々は，InterEdの構造改革を進め，個人を基盤とするものではなく，世界に存在するネットワークを基盤とした国際的総合ネットワーク（InterFed，仮称）の構築に向けたに組織改革を進めている．日本もJAIPE/JIPWENのネットワークを基盤としてこのInterFedに参加する予定であり，2012年の10月には日本において第6回の国際学術集会

（ATBH Ⅵ）を開催することになっている．

　これまでの海外における学術集会や英文雑誌の報告から得られた実績をもとに，2010年にWHOからIPE教育における今後の活動の枠組みが報告された[10]．これまでに発表されたIPEの成果を報告した過去の研究報告はかなりの数に上るが，保健医療現場に直結した成果をもたらしているというエビデンスは得られていない[10]．IPEの内容には，地域，社会情勢，学生と教員の構成，目的などにより，さまざまなものがあるため，グローバルスタンダードが存在しないのがIPEといっても過言ではない．しかしながら，これからIPEを立ち上げるとき，あるいはよりよいIPEに改善するために必要な基本的要素を探求する研究は重要である．わたしたちは，本学のIPEの客観的解析から，学生は4つの因子，すなわち①役割と責任（role and responsibility），②チームワークと連携（teamwork and collaboration），③自らの職種の独自性（professional identity），そして④実習施設の組織と機能（structure and function of training facilities）によってIPEを理解していることを明らかにした[14]．興味深いことに，これらの最初の3つの因子分析の結果は，まったく異なった教育を行った海外の他の大学で得られたものと一致していた．4つ目の因子は，わたしたちの実習科目が外部施設の臨地実習を行うことにより得られたものである．したがって，実習を基盤にしたIPEには，国や地域，大学を超えてこの4因子を取り入れた内容を構築する必要があると考えられる．この他に，IPE科目の実施時期やその効果の評価方法など，詳細な検討を行うべき課題がたくさん残っている．よいと思ったからIPEを行ったではなく，具体的内容の解析を行った結果，IPEをしたらこういう成果が上ったという具体的なエビデンスの発信が今後重要となるであろう．

5 今後の課題

　今まで述べたことは，MDGsの達成度の低い，いわゆる発展途上国に限った内容ではない．日本においても医師，看護師の都市偏在が社会的問題となっていることからもわかるように，地域保健医療の構築は重要な課題であり，欧米，アジア，アフリカ諸国の区別なく取り組むべき世界的な課題である．高度先進医療，慢性疾患に対する包括的医療，そして多くの保健医療職の高度専門化に対応するCPももちろん重要であるが，世界共通の課題として保健医療人材の地域指向を促す観点から，CPとそれを育成するIPEが大切となってきている．国際的課題であるMDGs達成を，日本の全国的な問題として保健医療に携わるすべての人々が考える時期がきている．

［渡邊 秀臣[1,5]，久留利菜菜[1]，李 範爽[1]，牧野 孝俊[2]，浅川 康吉[1]，相馬 仁[3]，伊藤 隆[4]］

[1] 群馬大学大学院保健学研究科　リハビリテーション学講座
[2] 群馬大学大学院保健学研究科　看護学講座
[3] 札幌医科大学　医療人育成センター　教育開発研究部門
[4] 新潟医療福祉大学　医療経営管理学部
[5] 日本保健医療福祉連携教育学会、国際委員会委員長

[文献]

1) WHO : Health and the Millennium Development Goals. World Health Organization, Geneva, 2005.
2) Government of Japan. Japan's Global Health Policy 2011-2015 Tokyo : Ministry of Foreign Affairs of Japan International Cooperation Bureau, 2010, http://www.mofa.go.jp/policy/oda/mdg/pdfs/hea_pol_exe_en.pdf
3) WHO : Working:together for health. The World Health Report 2006. World Health Organization, Geneva, 2006.
4) WHO/GHWA : The Kampala declaration and agenda for global action. World Health Organization, Geneva, 2008.
5) http://www.who.int/workforcealliance/forum/2011/en/index.html
6) http://www.interedhealth.org/
7) WHO : Task shifting Global Reommendations and Guidelines. World Health Organization, Geneva, 2008. http://www.who.int/healthsystems/task_shifting/en/
8) Celletti, F. et al. : Can the deployment of community health workers for the delivery of HIV services represent an effective and sustainable reponse to health workforce shortages? Results of a multicountry study. AIDS, 24, S45-S57, 2010.
9) Frenk, J. et al. : Health professionals for a new century : transforming education to strengthen health systems in an interdependent world. Lancet, 376, 1923-1958, 2010.
10) WHO : Framework for Action on Interprofessional Education & Collaborative Practice. World Health Organization, Geneva, 2010.
11) Advanced Initiatives in Interprofessional Education in Japan. Japan Interprofessional Working and Education Network (ed. by Watanabe, H., Koizumi, M.). Springer, Tokyo, 2009.
12) http://www.who.int/workforcealliance/members_partners/member_list/jipwen/en/index.html
13) http://www.jaipe.jp/
14) Ogawara, H. et al. : Systematic inclusion of mandatory interprofessional education in health professions curricula at Gunma University : a report of student self-assessment in a nine-year implementation. Hum Resour Health, 7 : 60, 2009.

IV チーム医療の今後の展望

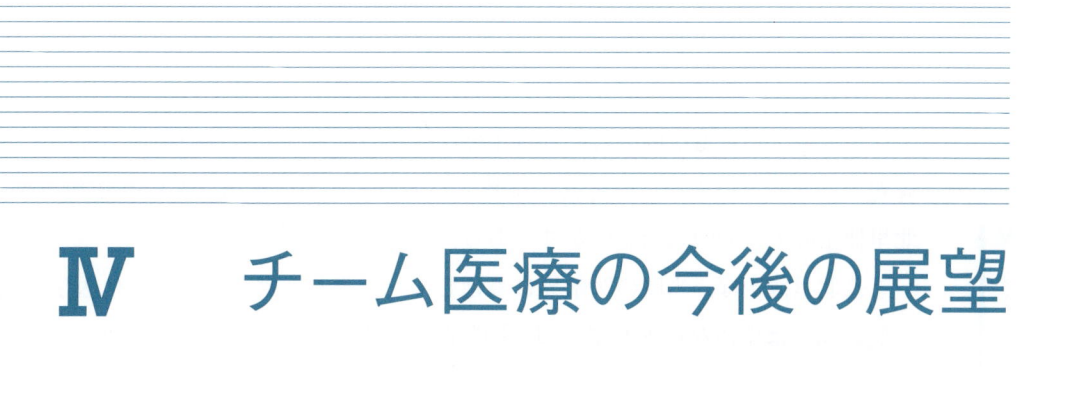

今後の展望

インタープロフェッショナル・ヘルスケア —チーム医療の実際と教育プログラム

はじめに

本題に入る前に，医療の本来あるべき姿，すなわち医療の本質について北里研究所創立者・北里柴三郎博士の教えを列記してみる．

大正3（1914）年，国立伝染病研究所（現在の東京大学医科学研究所の前身）がそれまでの内務省から文部省に移管されることになったとき，当時所長であった北里博士は文部省の所管のもとでは自分の学問の方針が破壊されるとして，「学問の神聖と独立」（福澤諭吉先生誕生記念会，大正4（1915）年）を断固として守るために，所長を辞任し野に下り，港区白金の地に新たに北里研究所を創立した．その際，門下生をはじめ全職員が行動をともにしたことはよく知られている．

北里博士が守ろうとした学問の方針は，北里研究所創立時の定款第1条に「本所は，各種疾病の原因及予防治療方法の学理及応用の研究並にそれに伴う治療施設及教育施設の設置運営を行い，之に関する智識の普及発達を図り，併せて予防消毒治療材料の検査及予防治療品の製造に従事し，国民保健の向上に寄与することを目的とする社団とする」と記されている．すなわち「臨床（予防，治療）・教育・研究」という3つの基本からなり，それぞれはけっして欠くことのできない重要な柱で，これらが融合して1本の太いベクトルとなって，「国民保健の向上」に寄与することであった．

なお，この研究所の名称には「伝染病の猖獗の時代にあり，研究すべきは伝染病のみにあらず」とあえて「伝染病」の3文字は用いられていない．創立以来，まもなく100年が経過しようとしているが，今まさに私たちは研究すべき多くの疾患を抱え，その病態および環境因子から遺伝因子にいたるまで，複雑多様化している病因など究明すべき多くの課題に直面している．この定款に記載されている「各種疾病」という語句を見るにつけ，北里博士の先見の明に驚くばかりである．

また北里博士は，当時の医学界に蔓延していた縦割り構造のもとでは医学の進歩，医療の質の向上は望めないとして，「現代科学の研究と云うものは各科が別々に，是迄通りに孤立して，さうして障壁を其の間に設けると云うことは今日では許しませぬ．一科の進歩と云うものは他科の発達を促すものでありまして，相助け合ひそれで甫めて人類の福利を増進することが出来るものであります」（開所の辞『北里柴三郎論説集』大正4（1915）

年）と述べている．

　この分立を排し，協調を尊ぶ精神は今日まで北里医学に脈々と承継されている．これらはまさしくチーム医療の考え方を示す原点といえよう．

　さかのぼって，明治11（1878）年，北里博士が25歳のときの，東京大学医学部予科から本科に昇級して間もないころの演説「医の真の使命とは，人民を導き，摂生し健康を保つ意義を理解させ，人の身（命）が何よりも尊いことを自覚させ，世の病を未然に防ぐこと，これが医道の使命である．しかし，その責任ある立場にいながら務めを果たさず，ただ生計の手段として病気を治療するだけで医者の務めを果たしているものとし，世間の権威や地位を望んで汲々とし，本来の責務を務めないのは本末転倒である」『医道論』に，北里博士の"医療における基本理念"をみることができる．また明治28（1895）年，佐伯理一郎の著した『普通看病学』にも「摂生は本にして治療は末なり」と前文を寄せている．このように医療は疾病の予防から治療までのすべての範囲に及ぶものであり，けっして治療を主とするものではない．むしろ治療は末であるとまで述べ，予防医学を重要視している．加えて注目すべき点は，民衆を医療従事者とともに，医療に参加すべき一員ととらえ，民衆への教育・啓発活動が重要であると説いていることである．

　次に，明治26（1893）年設立された土筆ヶ岡養生園（北里研究所病院の前身）に福澤先生より送られた手厳しい苦言を呈した手紙を紹介する．これは福澤家に養生園より配達されたミルクのビンが汚れていたことよるものである．

　「其の不潔なること何とも名状すべからず，いやしくも学医の病院に於いて，衆患者が生命を託する病院に於いて，薬品同様のミルクが此のざまにてはたとえ実際に無害にても人のフィーリングを如何せん．事小なるに似て，決して小ならず．一ビンのミルクは以って病院の百般を卜すべく，薬局の怠慢，料理場の等閑，医師診療所の不親切等実に恐るべき事に候．左れば此の罪は消毒場の下人のみに帰すべからず，第一に院長，医長，会計局員を始めとして其責に任ぜざるを得ず．凡そ大業に志す者は畢生の辛苦萬苦に成るものなり，細々百事に注意して辛うじて目的の半に達するの常なり．（後略）

　忽々頓首　　　　　　明治二十九年十月十五日朝　　諭吉

　追而　　此のビンは養生園の事業腐敗の記念として口の処に何か毛の如き汚物ある其ままミルクのあるまま保存致し度後日に至るまで小言の種と存候」

　この手紙を通して多くのことが汲み取れる．そのうち最も大事な1点は「人のフィーリングを如何せん」で，これは相手を思いやる心をもつこと，すなわち医療は常に患者の立場になって行うものである．もう1点はすべての医療行為はいかなる場合も全職員で責任をもってなされなければならず，職員同士も相手の立場になって互いに尊重し合うことが医療の基本であることを示している．これもまさしく"チーム医療"を彷彿させる．

私たち医療に携わる後進の徒は，この手紙の奥に潜んでいる真実の意義，学問の上を考える福澤先生の尊い精神を学ぶべきである．この手紙は研究所の宝物として代々受け継がれており，北里柴三郎記念室に掲げてある．

1 チーム医療の基本

医療の基本は，臨床，教育，研究が一体となり，国民保健の向上を目指すことであり，これは永久に変わることのない理念である．これに対し"チーム医療"はこの理念を実現する最も有効な方法の1つと位置づけられる．

一般に"チーム医療"は「医療に従事する多種多様な専門職がそれぞれの高い専門性を前提に，目的・到達目標・手段に関する情報を共有し，業務を分担しつつも互いに連携・補完し合い，患者の状況に的確に対応した医療を提供すること」と定義される．

しかしながら，これはあくまで臨床に偏った現時点でのものである．今後は"チーム医療"の概念を教育，研究面にまで広げ，一体化することが重要であり，実践の過程で日々変化し，進歩すべきものと考える．

❶臨床

肝臓病など特定の疾患のための「センター系医療チーム」，緩和ケアなど特定の課題のための「課題別医療チーム」の2つの体制を格子状に組み合わせて診療を行うことは最も推奨できる"チーム医療"の実践と思われる．

また，チームの構成員に専門研修修了者と基礎研修修了者を一対として組み合わせることや臨床研究を担当するCRC（クリニカル・リサーチ・コーディネーター）を新たに一員として参加させることも，臨床と教育・研究の連携の視点から重要である．

❷教育

医療に限らず，人材は大切である．したがって教育が最も重要視されなければならない．医療現場において各部門，各職種で独自の教育プログラム（基礎研修，専門研修，生涯研修）を作成し，実践する．こうしてスタッフ全員が個々の能力向上に努め，ひいては所属部門の向上を促す．言葉を変えれば，個々の自立，次いで各部門のidentityの確立（高い専門性の保証）はチーム医療の基本である．これらの条件なしにチーム医療は展開できない．

次に，医療機関（病院）内に各部門から教育委員を選出して構成する教育部門"臨床医学教育センター（仮称）"を設置する．ここでは各部門の教育プログラムを統括するとともに，チーム医療を意識した共通プログラムを展開する．これにより各部門がそれぞれ独立して教育を行うことで陥りやすい教育レベルの不均衡を是正し，また各部門の分立とい

う障壁を取り除くことができると思われる．

　近年医療系の学部教育において，個々の学部での医療現場での教育が進められている．この教育をさらに進め，チーム医療を意識して学部から病院内（医療現場）までの一貫した教育が望まれる．この実践にもこの"臨床医学教育センター"が中心となりうる．

❸研究

　臨床研究，特に各職種が参加する共同研究は，"チーム医療"の推進に最も有効で質の高い手段となる．これに対し，臨床のみに限定されたチーム医療体制では医療の進歩に対する貢献はさほど期待されない．

　臨床研究の目的は，疾病の予防，病因・病態の解明，治療方法の改善，そして患者のQOLの向上にある．現在最善と認められた治療であっても，その有効性・効率性および質については臨床研究を通じて絶えず再検証され，臨床にフィードバックされなければならない．この点を踏まえると医療の現場で臨床研究を行うことは非常に意義深い．さらにプロトコルの作成，倫理審査，被験者に対するインフォームド・コンセントと倫理的配慮，データ収集と解析，結果の公表といった臨床研究のプロセスそのものに，医療の質の向上に直結する重要な要素が多く含まれている．なぜなら，このような取り組みは問題発見・解決能力，マネジメント能力，コミュニケーション能力などの教育の貴重な機会となるからである．これらはけっして医師だけが対象ではなく，看護師，薬剤師などすべてのコメディカルスタッフに及ぶものである．全医療スタッフが臨床研究に関わることで組織の研究マインドが育まれ，ひいては研究だけにとどまらず医療水準全体を向上させることにつながるであろう．病院における臨床研究の活性化も医療水準を向上させる効率的で有効な手段といえる．

　さらに臨床研究の導入はチーム医療体制に新たな展開を誕生させる．従来の構成員に対し，基礎研究の部門，また研究内容によっては新たな部門もチームに加わることで，医療に対する視点も広がる．これにより医療の質の向上は確実になると思われる．"臨床医学教育センター"（教育の場）に研究分野（研究の場）も含めて"臨床医学教育・研究センター"とし，教育と研究の連携を強くすることも考慮すべきであろう．

❹定例教育講演会の定期的開催

　各部門の相互理解およびチーム医療のための共通認識を目的とした定例教育講演会（仮称）を全職員が参加して実施する．これはチーム医療の実施に伴い，発生が予想される医療チーム間の分立や対立を除き，「多年医界の宿弊たる各科の分立」の轍を踏まぬために必須である．

❺連携

　医師をはじめとするメディカルスタッフによる患者および市民を対象とした勉強会や対

話集会などの実施で，患者群をチームの一員と位置づける．このような方法で患者対医療従事者間の「信頼関係」という，医療にとって最も重要な基本を構築することが可能となる．

また，病院と他医療機関との連携（例えば医療連携推進会議の設立），特にチーム医療を意識した医療連携は今後のチーム医療の発展に有効な手段となる．

2 病院（医療現場）におけるチーム医療の実践

北里研究所病院では平成10（1998）年，新病院開院と同時に基本方針の1つとして"チーム医療の推進"を決定した．これは創立者である北里博士の基本理念を承継し，また病院の基本的考え方である"患者中心の医療""医療の質の向上"を目指すためには，医師や看護師だけでなく多くの医療職の連携・協働にもとづいた診断，治療および研究，教育などの推進が高度化した医療に必要不可欠となってきた現実を踏まえてのことである．

具体的方策として，まず旧棟でのナースセンターをスタッフセンターと改めた．さらにスタッフセンター内にサテライトファーマシーを設置し，薬剤師の病棟内常駐勤務を導入した．「第1段階：病棟に薬剤師が常駐することは便利である」「第2段階：常駐していないと困る」「第3段階：常駐しているのが当たり前」の標語を合言葉として，医師をはじめとする全職員の"チーム医療への意識改革"を開始した．第3段階に到達した時点で，チーム医療は病院に定着したものと判断し，あえて基本方針の項目の1つとして掲げる必要はないと考えた．

次いで定例教育講演会を開催し，病院の基本理念，行動指針，"研究・臨床（予防，治療）・教育"の3本柱，"チーム医療"などの基本方針を職員全員に周知，徹底するように努めた．

教育・研究においては，臨床医学教育・研究センターを設立し，教育・研究体制を一新した．

臨床においては，特定の疾患に対して複数の診療科・部門が協力して，先進的かつ包括的な医療を提供できる体制を整えた．診療だけにとどまらず，教育・研究活動も積極的に推進することを目標とする「センター系医療チーム」（予防医学センター，肝臓病，糖尿病，頭痛，腫瘍の各センターなど）と，診療における特定の課題に対して各医療部門が協力してチームを編成し，症例を中心に問題点を提起して解決策を検討し，適時主治医に進言することで医療の充実を図る「課題別医療チーム」（NST，ICT，緩和ケア，リビングウィルチーム，臨床治験チームなど）の2つのチーム体制を格子状に組み合わせる形で実践した．

北里研究所病院における実践は，「Ⅱ実践編　チーム医療の実践」に詳述されており，チー

ム医療に参加している構成員は，チーム医療を実践することにより，"患者中心の医療""各部門の成長が他の部門の成長を促す""医療の質の向上・効率化"さらには"医療の安全の保証"などの多くの効果・利点を実感していることが読み取れる．

　しかしながらまだ，チーム医療に常に新しい考え方や試みを導入・展開し，進歩を促すまでには至ってない．例えば，"チーム医療"の各チームには，リーダーやコーディネーターが必要であるが，現状では臨床医がリーダーシップをとることが多い．またコーディネーターは看護師などコメディカルスタッフが務めることが多い．はたしてこの組み合わせが絶対的なものといえるのであろうか．今後，チーム医療にいろいろな考え方や，それにもとづくチーム体制が生まれることが必要と思われる．

3　展望

　一般社会ではいかなる組織もチームで構成・運営されている．これら個々の組織を比較すると，組織内の各部門がお互いに緊張感をもって尊重し合う関係を保っている．なおかつお互いに各部門の成長が他の部門の成長を促し，日々の変化が惹起されている組織のみが進歩・発展を遂げていると思われる．

　病院をはじめとする医療機関もけっして特殊なものではなく同様である．しかし，なぜか医療の領域では医師，看護師，薬剤師などそれぞれが分立し，独自に発展するなど，チーム医療の概念が誕生しにくい環境が存在した．しかしながら，高度化・細分化した現在の医療において，さらに前進・進歩を促すため，チーム医療という方法が必然的に誕生したと思われる．

　以上のようなチーム医療の流れは，従来のままの方法論で現状に満足し，変化を求めなければ，それぞれの部門がお互いに頼り合う，進歩のない，マニュアル化された医療の時代を作りかねない．

　これからは遺伝環境の問題やオーダーメイド医療などの時代に突入し，計り知れない高度な医療が私たちの目の前に迫ってくるだろう．いかなる時代が到来しようとも，百数十年前，緒方洪庵の唱えた「道のため，人のため，社会のため」のごとく，研究，教育，診療が1本のベクトルとなり，変わることのない"患者中心の医療"，"国民保健の向上"という医療の本質を目指すためには"チーム医療"という概念が最も有効な方法と思われる．

［土本　寛二］

[和文索引]

あ行

- 医学研究 … 55
- 医学的適応（medical indication） … 50
- 医師 … 14
- 医師憲章 … 47
- 一方的なコミュニケーション（one way communication） … 66
- 医薬品情報業務（DI） … 15
- 医薬品の臨床試験の実施の基準に関する基準 … 58
- 医療安全 … 71
- 医療関連感染（HAI） … 108
- 医療関連専門職 … 2
- 医療計画 … 9
- 医療現場におけるコミュニケーション … 61
- 医療コミュニケーションの目的 … 66
- 医療システム … 9
- 医療情報技術（IT） … 73, 75
- 医療ソーシャルワーカー … 42
- 医療チーム（集合体） … 4
- 医療チームのスタイル … 65
- 医療の質 … 2
- 医療保険制度 … 10
- 医療倫理 … 49
- 医療倫理の4原則 … 52
- 院外管理 … 8
- インシデントレポート … 73
- インターフェロン（IFN） … 143
- インタープロフェッショナル教育（IPE） … 261
- 咽頭がん … 220
- 院内感染対策チーム（ICT） … 244
- 院内管理 … 8
- インフルエンザAパンデミック（A/H1N1pdm） … 215
- 衛生管理者 … 25
- 栄養サポートチーム（NST；nutrition support team） … 77, 90, 120, 244
- エジンバラ改訂 … 55
- エマニュエルによる，患者-医療従事者関係 … 63
- 嚥下障害 … 194
- 嚥下造影検査（VF） … 196
- 嚥下内視鏡検査（VE） … 196
- オーダーメイド医療 … 288

か行

- 介護士（ホームヘルパー） … 160
- 介護保険制度 … 155
- 外傷後ストレス障害（PSTD） … 190
- 化学療法 … 129
- 課題別医療チーム … 287
- 家庭医 … 11
- がん … 220
- がん看護専門看護師（OCNS） … 103
- 看護師 … 19
- 患者-医療従事者関係 … 63
- 患者の意向（patient preference） … 50
- 患者の権利 … 5
- 患者の権利章典 … 47
- 感染管理チーム（ICT） … 77
- 感染制御（infection control） … 108
- 感染制御チーム（ICT；infection control team） … 16, 108, 215, 219
- 感染予防対策（スタンダードプリコーション） … 219
- 冠動脈血行再建術（PCI） … 182
- 肝動脈塞栓術（TAE） … 138
- カンパラ宣言 … 276
- 肝部分切除術 … 138
- 管理栄養士・栄養士 … 21
- 緩和ケア … 99
- 緩和ケアチーム（PCT） … 243
- 機能的自立度評価法（FIM） … 96
- キャンサー・ボード（cancer board） … 227
- 救急救命士 … 37
- 救急救命処置 … 38
- 急性心筋梗塞 … 181
- 急性ストレス障害（ASD） … 190
- 居宅介護支援事業所 … 160
- 筋萎縮性側索硬化症（ALS） … 209
- クリニカル・リサーチ・コーディネーター … 285
- クリニカルパス（Clinical Path） … 81
- ケア・コロキウム（チームワーク演習） … 269
- ケアマネジャー（介護支援専門員） … 160
- 経皮胆管ドレナージ（PTCD） … 139
- 経皮的エタノール注入法（PEIT） … 138
- 血清アルブミン値（Alb） … 98
- 研究倫理審査委員会 … 57
- 健康食品管理士 … 24
- 健康全般に関するケア（health care） … 4
- 言語聴覚士 … 35
- 公共性 … 46
- 公的扶助 … 11
- 高度治療室（HCU） … 166
- 高齢者福祉 … 11
- 呼吸ケアチーム（RCT） … 165
- 呼吸療法サポートチーム（RST） … 165
- 国民保健サービス（NHS） … 11
- 国連ミレニアム宣言 … 276
- 個別化医療 … 152
- コミュニケーション … 61
- コミュニケーションエラー … 62
- 根拠にもとづく医療（EBM） … 87

さ行

- サーベイランス　114
- 災害医療　188
- 在宅医療　155
- 在宅人工呼吸療法　211
- 作業環境測定士　27
- 作業療法士　34
- 産業カウンセラー　40
- 事実と価値の区別　51
- 事前指示（advanced directives；living wills）　211
- 市中感染　108
- 質の評価の指標（QI；quality indicator）　106
- 自動体外式除細動器（AED）　182
- 視能訓練士　36
- 周囲の状況（Contextual Features）　50
- 集学的治療　220
- 就寝前軽食摂取（LES）　144
- 集団感染（アウトブレイク）　117
- 集中治療室（ICU）　166
- 主観的包括的アセスメント（SGA）　22
- ジュネーブ宣言　47, 56
- 守秘義務　52
- 障害者福祉　10
- 情報提供モデル（informative model）　64
- 諸外国の医療システム　11
- 職業倫理　45, 47
- 褥瘡対策　120
- 食品衛生管理者　23
- 助産師　17
- ジョンセンらの四分割表　50
- 自律性　46
- 自律尊重原則　52
- 腎移植　228
- 神経難病　209
- 人工呼吸器関連肺炎（VAP）　169
- 人工呼吸器関連肺損傷（VALI）　169
- 診察と治療（medical care）　4
- 心臓リハビリテーション　183
- 診断群分類包括評価（DPC）　84
- 心肺蘇生（CPR）　182
- 心理的力関係　64
- 心理的に対等なコミュニケーション　66
- 診療放射線技師　31
- スモールグループ・ディスカッション（SGD）　238, 257
- 正義原則　52
- 世界医師会「医の倫理マニュアル」　45
- 善行原則　52
- 先行的腎移植（PRT）　232
- 全人的医療（holistic medicine）　263
- 専門研修（subspecialty）　242
- 専門職（プロフェッション）　45
- 専門職集団　3
- 専門職連携教育　6
- 早期体験学習（early exposure）　238
- 双方向的なコミュニケーション（two way communication）　66
- 総リンパ球数（TLC）　98

た行

- 退院計画　160
- タスキギー事件　57
- 地域医療保険構想　13
- 地域包括支援センター　160
- 地域保健法　8
- チーム医療　2, 4, 277, 284
- チーム医療教育　6, 238
- チーム医療実習　242
- チーム医療の基本　284
- チーム医療の実践　286
- チーム医療の倫理　44, 55
- チームエラー　73
- チームケア　4
- チームワークと連携　279
- 中心静脈栄養法（TPN）　77
- 通訳モデル（interpretive model）　64
- 定位放射線照射療法（SRT）　138
- テーラーメイド（オーダーメイド）医療　5, 64, 152, 157
- 討議モデル（deliverative model）　152
- 糖尿病　146
- 糖尿病性腎症　201
- 閉じた質問（closed-ended question）　67
- ドナー移植コーディネーター（DTC）　228
- ドラッグ・ラグ（drug lag）　173
- トリアージ　189

な行

- 日常生活活動（ADL）　95, 183
- 日本インタープロフェッショナル教育機関ネットワーク（Japan Interprofessional Working and Education Network；JIPWEN）　268
- 日本国際協力機構（Japan International Cooperation Agency；JICA）　277
- 日本の研究指針　58
- 日本保健医療福祉連携教育学会（Japan Association for Interprofessional Education；JAIPE）　278
- ニュルンベルク綱領　56
- 脳血管障害　194
- 脳梗塞　194

は行

- パターナリズムモデル（paternalistic model）　63
- ハリス・ベネディクト（Harris-Benedict）　95

バンコマイシン耐性黄色ブドウ球菌（VRSA） 113
ビーチャー 57
非言語的コミュニケーション 68
ヒポクラテスの誓い 47
ヒューマンファクター（human factors） 73
病院感染 108
開いた質問（open-ended question） 67
福祉システム 10
プロジェクト管理方式（PERT） 82
プロジェクトチーム 3
プロフェッショナル 2
プロフェッション 46
ヘルシンキ宣言 55, 57, 174
ベルモントレポート 57
法律 44
保健医療職以外の職種間（transprofessional） 278
保健医療職間（interprofessional） 278
保健医療福祉のシステム 8
保健師 16
保健システム 8

ま行

末期がん 225
末期腎不全（ESRD） 229
末梢静脈栄養法（PPN） 77
マドリード宣言 46
慢性腎臓病（CKD） 229
自らの職種の独自性 279
ミレニアム開発目標（MDGs） 276
無危害原則 52
メチシリン耐性黄色ブドウ球菌（MRSA） 113
メディカルコントロール（MC） 39
メディケア（Medicare） 12

メディケイド（Medicaid） 12
問題解決型コミュニケーション 68

や行

薬剤師 15
薬物治療モニタリング（TDM） 15, 232
役割と責任 279
有害事象（インシデント） 71

ら行

ラジオ波焼灼療法（RFA） 138
理学療法士 32
リフィーディングシンドローム（refeedings syndrome） 94
臨床研究コーディネーター（CRC） 174
臨床検査技師 29
臨床現場即時検査（POCT） 153
臨床工学技士 30
臨床心理士 41
臨床倫理 49
倫理 44
倫理綱領 45, 47
倫理コンサルテーション 54
倫理的判断の一貫性 51
倫理的判断の公平性 51
倫理的問題 49
レシピエント移植コーディネーター（RTC） 228
レフラーの類型 48

わ行

ワレンベルク症候群 194

［欧文索引］

1次予防 187
2次予防 187
A/H1N1pdm 215
ADL；activities of daily living 82, 95, 183
advanced directives；living wills 211
AED；automated external defibrillator 182
Agenda for Global Actions（AGA） 276
AHRQ（Agency for Healthcare Research and Quality） 74
ASD；acute stress disorder 190
Bayles 46
BMI；body mass index 182
Butterworth 90
cancer board 227

cancer survivorship 100
Care Map 81
CBT；computer based test 14
CKD；chronic kindney disease 229
Clinical Path 81
closed-ended question 67
Community Health Worker 277
CP；collaborative practice 277
CPR；cardiopulmonary resuscitation 182
CRC；clinical reserch coodinator 174, 285
Critical Path Ways 81
DPC 84
DPC/PDPS；diagnosis procedure combination/per-diem payment system 77, 79

drug lag	173
DTC;donar transplant coordinator	228
EBM;evidence-based medicine	67, 87, 115, 172
ESRD;end stage renal disease	229
estimated GFR (eGFR)	207
FIM;functional indepence measure	96
GCP;good clinical practice	58, 173
GFR	201
Global Forum on Human Resources for Health (Global Forum on HRH)	276
Global Health Workforce Alliance (GHWA)	276
HAI;healthcare-associated infection	108
Harris-Benedict	95
HCU;high care unit	166
ICT;infection control team	16, 108, 215
ICU;intensive care unit	166
IFN;interferon	143
infection control	108
interprofessional	278
Interprofessional PBL (problem-based learning)	269
IPE;interprofessional education	6, 262
IPW;interprofessional work	4
IRB	57
IT;information technology	73
Japan Association for Interprofessional Education (JAIPE)	278
Japan International Cooperation Agency (JICA)	277
Japan Interprofessional Working and Educaion Network (JIPWEN)	268, 278
KD;Kampala declarations	276
LES;late evening snack	144
Maroniの式	206
Millennium Developmental Goals (MDGs)	276
MRSA;methicillin resistant *Staphylococcus aureus*	113
NINDS 分類	195
NST;nutrition support team	16, 21, 90
NST 加算	90
OCNS;oncology certified nurse specialist	103
one way communication	66
open-ended question	67
OSCE;objective structured clinical examination	14
outbreak	117

PCI;percutaneous coronary intervention	182, 183
PCT;parietal care team	243
PEIT;percutaneous ethanol injection therapy	138
PERT;program evaluation and review technique	82
POCT;point of care testing	153
PPM;potluck party method	90
PPN;peripheral parenteral nutrition	77
Prince Mahidol Award Conference (PMAC)	277
PRT;pre-emptive renal transplantation	231
PTCD;percutameous transheptatic cholangio drainage	139
PTSD;post traumatic stress disorder	190
QFT 検査	110
QI;quality indicator	106
QOL	2, 50, 77
RCT;respiratory care team	165
refeedings syndrome	94
RFA;radio frequency ablation	138
RRS;Rapid Response System	171
RST;respiratory support team	165
RTC;recipient transplant coordinator	228
RTP;rapid turnover protein	98
SGA;subjective global assessment	22
SGD;small group discussion	238
SRT;stereotactic radio therapy	138
STEPPS (Team strategies and Tool to Enhance Performance and Patient Safety)	74
TAE;transarterial embolization	138
TDM;therapeutic drug monitoring	15, 232
The International Association for Interprofessional Education and Collaborative Practice (InterED)	277
TPN;total parenteral nutrition	77
transprofessional	278
two way communication	66
VALI;ventilator-associated lung injury	169
VAP;ventilator-associated pneumonia	169
VE;videoendscopic examination of swallowing	196
VF;videofluoroscopic examination of swallowing	196
VRSA	113
WOC;wound ostomy and continence	124
WOC 認定看護師	121

インタープロフェッショナル・ヘルスケア
実践　チーム医療論
　　実際と教育プログラム　　　　　ISBN978-4-263-23557-7

2011年10月20日　第1版第1刷発行
2021年 1 月10日　第1版第9刷発行

　　編著者　水　本　清　久
　　　　　　岡　本　牧　人
　　　　　　石　井　邦　雄
　　　　　　土　本　寛　二
　　発行者　白　石　泰　夫
　　発行所　医歯薬出版株式会社
　　〒113-8612　東京都文京区本駒込 1-7-10
　　TEL. (03)5395-7618(編集)・7616(販売)
　　FAX. (03)5395-7609(編集)・8563(販売)
　　https://www.ishiyaku.co.jp/
　　郵便振替番号　00190-5-13816

乱丁，落丁の際はお取り替えいたします　　印刷・教文堂／製本・愛千製本所
© Ishiyaku Publishers, Inc., 2011. Printed in Japan

本書の複製権・翻訳権・翻案権・上映権・譲渡権・貸与権・公衆送信権（送信可能化権を含む）・口述権は，医歯薬出版(株)が保有します．
本書を無断で複製する行為（コピー，スキャン，デジタルデータ化など）は，「私的使用のための複製」などの著作権法上の限られた例外を除き禁じられています．また私的使用に該当する場合であっても，請負業者等の第三者に依頼し上記の行為を行うことは違法となります．

JCOPY ＜出版者著作権管理機構 委託出版物＞
本書をコピーやスキャン等により複製される場合は，そのつど事前に出版者著作権管理機構（電話 03-5244-5088，FAX 03-5244-5089，e-mail：info@jcopy.or.jp）の許諾を得てください．